药师处方审核培训教材（案例版）

超说明书用药处方审核要点

广东省药学会　组织编写

总 主 审　郑志华（广东省药学会副理事长兼秘书长）

　　　　　魏　理（广东省药学会药物治疗学专委会副主任委员）

总 主 编　吴新荣（广东省药学会药物治疗学专委会名誉主任委员）

　　　　　王若伦（广东省药学会药物治疗学专委会主任委员）

副总主编　刘　韬（广东省药学会药物治疗学专委会副主任委员）

　　　　　王景浩（广东省药学会药物治疗学专委会副主任委员）

　　　　　郑锦坤（广东省药学会药物治疗管理专家委员会副主任委员）

主　　编　邱凯锋（中山大学孙逸仙纪念医院）

　　　　　伍俊妍（中山大学孙逸仙纪念医院）

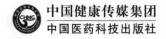

中国健康传媒集团

中国医药科技出版社

内 容 提 要

　　《超说明书用药处方审核要点》由广东省药学会组织编写，本书结合国内外的指南共识和权威药学研究数据库，参考了广东省药学会《超药品说明书用药目录》，对各主要专科领域疾病的常见超说明书用药进行点评分析。并对日常工作中常见超说明书用药处方进行归纳和整理，每个处方案例分析包括处方描述、超说明书用药类型、机制分析、循证依据和药师建议等部分，主要涉及抗肿瘤药物、抗菌药物、抗精神病药物、风湿免疫系统疾病药物、生殖系统领域药物、内分泌代谢系统疾病药物、心血管疾病药物和皮肤科疾病药物等。本书为国内医疗机构药师提供了全新的参考指引，旨在帮助医院药师更好地理解超说明书用药，并培养其问题发现和解决能力，掌握超说明书用药的循证评价方法，提高药学服务水平，促进临床安全、合理、有效、经济用药。

图书在版编目（CIP）数据

　　超说明书用药处方审核要点 / 邱凯锋，伍俊妍主编 .
北京：中国医药科技出版社，2024.10. --（药师处方
审核培训教材：案例版）. -- ISBN 978-7-5214-4887-0

　　Ⅰ. R192.8

　　中国国家版本馆 CIP 数据核字第 20240XN680 号

美术编辑　陈君杞
版式设计　友全图文

出版　**中国健康传媒集团** | 中国医药科技出版社
地址　北京市海淀区文慧园北路甲 22 号
邮编　100082
电话　发行：010-62227427　邮购：010-62236938
网址　www.cmstp.com
规格　710 × 1000 mm $^1/_{16}$
印张　26 $^3/_4$
字数　450 千字
版次　2024 年 12 月第 1 版
印次　2024 年 12 月第 1 次印刷
印刷　大厂回族自治县彩虹印刷有限公司
经销　全国各地新华书店
书号　ISBN 978-7-5214-4887-0
定价　**95.00 元**

获取新书信息、投稿、为图书纠错，请扫码联系我们。

编 委 会

写给读者的话

亲爱的读者们：

在这个医疗健康领域发展日新月异的时代，我们自豪地呈献给您——《药师处方审核培训系列教材（案例版）》；它既是广大药师对自身角色定位和转变的深刻理解，更是药学服务与实践经验的无私分享。

随着"健康中国"战略的深入推进，医疗卫生服务体系正经历着一场深刻的变革。药师，已从传统的调剂小角色，转向以患者为中心、提供全方位药学服务的新身份，成为人民大众安全、合理用药的重要守护者。

2018年，国家卫生健康委员会办公厅等联合发布的《医疗机构处方审核规范》，将广大医院药师确定为处方审核工作第一责任人，赋予了我们新的使命。这不仅是对药师专业地位的认可，也对药师服务水平提出了更高要求。

在这样的大背景下，广东省药学会及时顺应国家政策导向，满足药师同仁的迫切需求，率先在全国开展"处方审核能力"培训工作。自2018年7月开办全国第一个"审方培训班"起，我们先后组织了由资深药师组成的师资团队、出版了标准的"培训教材"、构建了系统的处方审核培训体系，在全省乃至全国范围内，开展了全方位、多模式处方审核培训。同时，为了满足基层特别是边远地区广大药师的审方培训需求，我们还开辟了线上培训渠道。截至2024年8月，已为全国各省市培训了超过20000名合格的审方药师，约占我国医院药师总人数的4%。基于我们审方培训项目的规范性、实用性，培训效果得到业界充分认可，深受广大药师欢迎，被亲切称为"广式审方培训"。经过培训的药师成为各地、各单位的审方骨干乃至培训老师。

为了规范和引领处方审核培训项目的深入开展，广东省药学会相继发布了《广东省药师处方审核能力培训标准》《处方审核标准索引》（2023年更新），并出版了国内首部审方教材《药师处方审核培训教材》以及配套的《临床处方审核案例详解丛书》。

在历时5年2个月、累计45期线下审方班以及药师自发的线上学习教学实践中，我们的培训专家们收集了大量宝贵的问题处方案例，这些案例对于提升审方药师的处方分析能力和技能具有重要的参考价值。因此，广东省药学会组织了各大医院的专业团队，在处方审核理论丛书的基础上，结合丰富的实战经验，增加了更多、更有代表性的典型案例分析和练习试题，共同编写了这套《药师处方审核培训系列教材（案例版）》。

本套教材可以当作《药师处方审核培训系列教材》的延伸学习材料，内容广泛而全面，实用性强。它不仅介绍了药师审方工作所涉及的法律、法规，审方药师的职责、规范的操作流程，审方所需的检索工具；还概述了各类系统疾病的药物使用原则、不同给药途径、不同应用类别药物的药理、药效学理论；更重要的是，陈述了案例的客观资料，总结了案例特征，并以药品说明书为基础，结合相关"指南"或"专家共识"，全面系统地分析了处方中药物使用的合理性及存在的问题。并列举了各类具有代表性的处方审核真实案例，对案例进行了问题提出、处方分析、干预建议的首创"三步式案例教学"，力求做到科学、规范、实用，真正做到给读者"授人以渔"的师者用心。

书中还提供了大量练习题，并附上答案。通过学习，能够使一线药师得到现场培训的效果，从而更有针对性地提升了药师独立学习、分析问题以及解决问题的思维和实战技能，使他们成为审方骨干。这种理论和案例充分结合的编写模式，也是本丛书的一大特色。

习题集中的不少案例来源于参加国内和广东省内举办的各期审方药师培训班的优秀学员在作业练习中提交的真实案例，具有很高的实用参考价值。在此，我们对所有贡献智慧和经验的学员表示衷心的感谢！

此外，本书也可作为临床药师、临床医师（特别是基层医疗机构年轻的医务人员）、护士、临床药学专业学生的宝贵参考资料。

我们深知，基于医药科技的迅猛发展和编者的知识、能力所限，本丛书所述的案例及机制分析可能存在滞后情况，有些案例的分析和干预建议可能存在一定程度的主观性和局限性。在此，恳请医药学界的专家和广大读者不吝赐教，提出宝贵的批评和指正，以便我们在再版修订时改进、完善。

最后，感谢您选择《药师处方审核培训系列教材（案例版）》。我们承诺，将继续致力于提供高质量的药学教育资源，以支持药师队伍的成长和药学服务水平的提升。

总编组

前　言

　　超药品说明书用药也称未注册用法，是指药品使用的适应证、剂量、疗程、途径或人群等未在药品监督管理部门批准的药品说明书记载范围内的用法。在临床医疗实践工作中超说明书用药往往难以避免。在普通成人用药中超说明书用药占7.5%～40%。欧洲一项儿科用药调查显示，46%的处方属于超说明书用药；儿童患者中超说明书用药高达67%。在某些疾病治疗领域，如抗肿瘤药、抗精神病药超说明书使用较为普遍，有报告称，5种使用最广泛的抗肿瘤药物的处方中有50%都是超说明书用药，对于使用抗精神病药的患者，57.6%为超说明书用药。因此，药师在日常工作中，无论是处方调配，还是处方点评、处方审核，都是不得不面对的一项重要课题。

　　国内多家学术组织先后出台编写了多部超说明书用药共识，包括广东省药学会编写的国内第一部行业规范《药品未注册用法专家共识》及《医疗机构超药品说明书用药管理专家共识》、中国药理学会的《超说明书用药专家共识》等。2012年北京市卫生局颁发的《北京市医疗机构处方专项点评指南（试行）》，则初步建立了超说明书用药的专项点评方法，制定了相关点评步骤、方法和评价点，为医院药师开展超说明书用药处方点评和处方审核提供了思路和参考。2022年3月1日起施行的新版《中华人民共和国医师法》首次将超说明书用药写入法条，明确指出在尚无有效或者更好治疗手段等特殊情况下，医师取得患者明确知情同意后，可以采用药品说明书中未明确但具有循证医学证据的药品用法实施治疗。与此同时，《医师法》规定医疗机构应当建立管理制度，对医师处方、用药医嘱的适宜性进行审核，严格规范医师用药行为。至此，我国医疗工作超说明书用药的法律地位得到认可。但条例中提及的基于循证医学证据的超说明书用药，以及医疗机构应对处方、医嘱应进行适宜性审核的规定，也给医院药师明确带来了对超说明书用药开展处方点评及处方审核工作的职责要求。

基于以上背景，广东省药学会组织具有丰富临床实践经验的临床药师编写的《药师处方审核培训教材（案例版）》之《超说明书用药处方审核要点》，将给医疗机构药师开展超说明书用药的处方点评与处方审核工作提供全新的参考指引。通过本书的介绍，将有助于医院药师对超说明书用药有更深刻的认识，培养其发现问题、分析解决问题的能力、帮助药师掌握超说明书用药循证评价的方法、提高临床诊疗意识及药学服务水平，从而更好融入临床药物治疗团队。

本书在广东省药学会《超药品说明书用药目录》收录的品种情况基础上，结合目前国内外指南共识及权威的药学研究数据库（专业网站），围绕各主要专科领域疾病的常见超说明书用药案例进行点评分析。主要专科疾病药物包括抗肿瘤药物、抗菌药物、抗精神病药物、风湿免疫系统疾病药物、生殖系统领域药物、内分泌代谢系统疾病药物、心血管疾病药物、皮肤科疾病药物等，并对特殊人群如青少年、孕产妇、老年人的超说明书用药进行针对性介绍。鉴于《药师处方审核培训教材（案例版）》各分册已对各种疾病的定义、诊断要点、治疗原则等知识要点进行了介绍，故本书不再进行阐述。每个处方案例分析包括【处方描述】【处方问题】【处方分析】【干预建议】等部分，对超说明书用药是否具备充分的、高质量循证依据进行结果呈现及分析，以期让医院药师掌握超说明书用药循证评价的基本方法，并对超说明书用药的合理性作出初步决策。

本书撰写得到了兄弟同行的指导和帮助，凝聚了各大医疗机构药师的集体智慧，在此表示衷心感谢！由于作者知识水平与经验有限，不足之处在所难免，文中知识点及案例可能存在一定程度的局限性，请各位批评指正。另外，由于超说明书用药的依据也会随着临床医学的不断发展而有所变化，故文中超说明书用药例也可能发生极大的改变，故敬请读者用辩证、循证思维阅读，我们也会做修订更正。

邱凯锋　伍俊妍

2024年9月

目 录

第九章 五官科疾病超说明书用药

第十章 抗肿瘤药物超说明书用药

第十一章 神经系统疾病超说明书用药

第十二章 骨科疾病超说明书用药

第十三章 妇产科疾病超说明书用药

第十四章 泌尿系统疾病超说明书用药

第一章 总 论

第一节 超说明书用药概述

一、概念

药品说明书是指药品生产企业提供，经国家药品监督管理部门批准的载明药品重要信息的法定文件，是选用药品的法定依据。药品说明书的内容包括药品的品名、主要成分、适应证或功能主治、用法用量、不良反应、注意事项等药品安全性、有效性重要信息，以及规格、生产企业、药品批准文号、产品批号、有效期等基本信息。说明书内容的修订，必须经国家药品监督管理部门重新审批。

超药品说明书用药（off-label drug use，OLDU）又称"药品说明书外用法""药品未注册用法"（unlicensed uses，off-label uses，unlabeled uses），指药品使用的适应证、剂量、疗程、用药途径或用药人群不在药品监督管理部门批准的说明书之内的用法。

二、超说明书用药现状

超说明书用药在临床医疗实践工作中难以避免，在世界各国临床实践中普遍存在。在某些疾病治疗领域，抗肿瘤药、抗精神病药超说明书使用尤为常见。有研究报道，5种使用最广泛的抗肿瘤药物处方中有50%都是超说明书用药，抗精神病药则有57.6%为超说明书用药。不同人群用药方面，普通成人的超说明书用药占7.5%～40%。对于儿童等特殊人群，超说明书用药比例更高。欧洲一项儿科用药调查显示，儿童患者中超说明书用药高达67%。因此，药师在日常处方调配、处方点评、处方审核等工作中，都不得不经常面对超说明书用药这一项重要问题。

三、超说明书用药相关法规规定与处方审核要求

《处方管理办法》（卫生部令第53号）规定医师应当根据医疗、预防、保

健需要，按照诊疗规范及药品说明书中的药品适应证、药理作用、用法用量、禁忌、不良反应和注意事项等开具处方。同时也指出"特殊情况需要超剂量使用时，应当注明原因并再次签名"。但对于"特殊情况"如何把握，则没有提及具体的适用范围条件，在临床实际中缺乏可操作性的指引。

2021年8月20日通过的《中华人民共和国医师法》（以下简称《医师法》）指出："医师应当坚持安全有效、经济合理的用药原则，遵循药品临床应用指导原则、临床诊疗指南和药品说明书等合理用药。在尚无有效或者更好治疗手段等特殊情况下，医师取得患者明确知情同意后，可以采用药品说明书中未明确但具有循证医学证据的药品用法实施治疗。"同时提到"医疗机构应当建立管理制度，对医师处方、用药医嘱的适宜性进行审核，严格规范医师用药行为。"《医师法》首次将超说明书用药写入法条，肯定了合理超说明书用药的合法性，但同时也提及了超说明书用药的使用条件及使用要求，明确了超说明书用药是基于高质量循证医学证据的行为，以及医疗机构应对处方、医嘱应进行适宜性审核的规定，确保超说明书用药的合理性。

2010年3月国家卫生部印发的《医院处方点评管理规范（试行）》第十一条规定，三级以上医院应当逐步建立健全专项处方点评制度。专项处方点评指医院结合临床药物应用现状，对某类或某种药物（包括超说明书用药在内）进行专门的处方点评，目的是掌握该类（种）药物在本医疗机构的不合理用药问题，并为采取干预措施提供依据。超说明书用药作为临床常见问题，一旦把握标准不严，容易演变为不合理用药，因此开展超说明书用药的处方评价与审核势在必行。

综上，超说明书用药的处方点评及审核工作，是医院药师的重要工作内容。医院药师应充分发挥药学专业技术角色，认真、扎实开展处方审核。超说明书用药处方审核工作任重道远。

四、超说明书用药处方审核的必要性

（一）保障患者用药安全需要

根据用药循证依据，超说明书用药可判断为合理及不合理。不合理的超说明书用药缺乏医疗诊疗规范或高质量指南指引支持，安全性较差，药品不良反应发生风险较高，对患者生命健康危害大。因此药师开展超说明书用药处方审核，加强超说明书用药后的疗效与安全性监测，有助于减少药品不良反应的发生，保障患者医疗安全。

（二）保障医疗机构合规医保收入需要

通常情况下，国家医保药品的报销范围依据为药品说明书，对某些药品确定了限定支付范围，但一般而言均不会超出药品说明书的适应证、用法用量、适用人群、用药途径等。在医疗技术上，超药品说明书用药虽然对患者的治疗也可能产生积极作用，但一般需患者自费，如未及时发现按医保支付结算，仍会受到医保部门的医保费用拒付，最终由医疗机构承担成本支出。因此，药师开展超说明书用药处方审核，有利于提前对不合理的超说明书用药及时干预，并提醒临床医生对具有循证依据超说明书用药告知患者需选择自费，避免因医保拒付造成医疗机构损失。

（三）降低医务人员法律风险，营造和谐医患关系需要

药品说明书是具有法律效应的文书，是医疗诉讼案件判决的重要考量依据。因此超说明书用药具有一定的法律风险隐患。《医疗事故处理条例》（中华人民共和国国务院令第351号）第5条规定：医疗机构及其医务人员在医疗活动中，必须严格遵守医疗卫生管理法律、行政法规、部门规章和诊疗护理规范、常规，恪守医疗服务职业道德。而《中华人民共和国民法典》第一千二百一十八条及第一千二百二十六条指出医疗机构及其医务人员如违反法律、行政法规、规章以及其他有关诊疗规范的规定，造成患者有损害的，将推定医疗机构有过错并承担相关赔偿责任。

药师进行超说明书用药审核，查证该超说明书用药有无充分的高质量循证依据支持，并及时对不合理的超说明书用药进行干预，将一定程度上减少因用药疗效不佳或用药安全问题所带来医疗投诉甚至医疗纠纷，降低了医务人员的诉讼法律风险，并有利于营造和谐的医患关系。

第二节　超说明书用药的规范化管理与应用

为进一步规范医疗机构内超说明书用药的管理与应用，国内各大学会、行业组织编写了多部超说明书用药管理指引或用药共识（表1-1，表1-2），包括广东省药学会2010年颁发的国内第一部行业规范《药品未注册用法专家

共识》及《医疗机构超药品说明书用药管理专家共识》、中国药理学会的《超说明书用药专家共识》、2021年由北京医院协会牵头编写的《中国超药品说明书用药管理指南（2021）》等。2012年北京市卫生局颁布的《北京市医疗机构处方专项点评指南（试行）》，建立了超说明书用药的点评要点和方法，为医院药师开展超说明书用药处方点评及处方审核提供重要参考。

表1-1 超说明书用药管理共识、专著与目录

时间	编写单位	文件名称	主要内容
2010年	广东省药学会	药品未注册用法专家共识	国内第一部专业学会发布的超说明书用药共识，首次提出超说明书用药的5大原则
2013年	中国药学会科技开发中心、北京协和医院	超药品说明书用药参考	利用MICROMEDEX循证分级系统对超药品说明书用药进行评价汇编了常见超说明书用药
2014年	广东省药学会	医疗机构超药品说明书用药管理专家共识	在国内首次规范医疗机构超说明书用药的审批与管理流程
2015年	中国药理学会	超说明书用药专家共识	进一步肯定了超说明书用药规范化管理的意义及要求
2015年	中国医药教育协会	抗菌药物超说明书用法专家共识	提出抗菌药物超说明书用药的管理要求及建议
2015年	广东省药学会	超药品说明书用药目录	引领国内专业学术组织的超说明书用药目录循证汇编工作，成为国内医疗机构超说明书用药合理应用重要参考。至2023年已更新至第九版
2016年	中华医学会儿科学会	中国儿科超说明书用药专家共识	提出了儿科超说明书用药的管理要求及建议
2016年	广东省药学会	超药品说明书用药药物经济学评价专家共识	提出通过经济学评价开展超说明书用药评价的建议
2017年	广东省药学会	超药品说明书用药诉讼案例分析	通过真实案例回溯及从临床药师、临床医师和律师不同视角展示临床用药问题及法院判决思路，分析了临床超药品说明书用药过程中容易出现的用药问题及法律风险
2019年	广东省药学会	超药品说明书用药中患者知情同意权的保护专家共识	阐明了超药品说明书用药中保护患者知情同意权的重要性及具体管理流程建议
2021年	广东省药学会	超说明书用药循证评价规范（团队标准）	制定了超说明书用药循证评价的程序

时间	编写单位	文件名称	主要内容
2021年	山东省药学会	山东省超说明书用药专家共识	介绍了山东省医疗机构超说明书用药品种情况
2021年	北京医院协会等	中国超药品说明书用药管理指南（2021）	基于当前已有研究证据，聚焦超说明书用药的定义、适用情形、证据分类、知情同意、法律依据、药物不良反应监测和评价、管理程序等9个问题，形成了23条推荐意见
2021年	广东省药学会	超药品说明书用药处方评价	基于超说明书用药评价流程进行的全面用药评价

表1-2 超说明书用药的临床应用共识

时间	编写单位	文件名称	主要内容
2013年	广东省药学会	DPP-4抑制剂超药物说明书用法专家共识	为DPP-4抑制剂的超药物说明书用药（药品说明书之外用法）提供参考意见
2014年	广东省药学会	风湿免疫病超药品说明书用药专家共识	总结了国内临床常用于治疗RA药物的药品说明书外用法
2018年	广东省药学会	广东省抗骨质疏松药物超药品说明书用法专家共识	对超药品说明书用药，特别是高发的糖皮质激素诱导的骨质疏松症以及男性骨质疏松症的治疗提供参考意见
2021年	广东省药学会	临床重症与药学超说明书用药专家共识（2021新增版）	总结了常用且有参考价值的临床重症药物超说明书使用循证医学证据
2022年	中华医学会	类风湿关节炎超药品说明书用药中国专家共识（2022版）	为临床医生超说明书用药治疗RA提供依据，进一步规范RA超药品说明书用药的临床实践
2023年	浙江省药学会	浙江省瑞戈非尼超说明书用药专家共识	为瑞戈非尼超说明书用药提供参考价值的药品说明书使用的循证医学证据，规范其药品超说明书使用
2023年	中华医学会结核病分会	抗结核药物超药品说明书用法专家共识	较为全面地涵盖了抗结核药物超说明书使用的相关内容，是临床工作者在超出药物说明书抗结核治疗用药的重要依据

续表

时间	编写单位	文件名称	主要内容
2023年	山东省药学会	抗凝药物超药品说明书用药专家共识	针对抗凝药物超药品说明书治疗总结出12条共识意见，涉及超适应证用药和超人群用药，以期为临床用药提供参考
2023年	辽宁省药学会	东北三省超说明书用药专家共识（实体瘤、血液病篇）	规范了实体瘤和血液病治疗相关药品超说明书使用，加强合理安全用药
2023年	中国初级卫生保健基金会风湿免疫学专业委员会	干燥综合征超药品说明书用药中国临床实践指南（2023版）	指南形成12个临床问题的21条推荐意见，包括2条强推荐、14条弱推荐和5条基于共识的推荐，为临床医师提供合理用药依据并为药学部门管理提供参考
2023年	四川省医科学院	国家重点监控药品超说明书临床合理应用专家共识	为医疗机构制订国家重点监控药品临床应用规范和处方（医嘱）审核点评规则提供参考与补充，确保重点监控药品使用的有效性和安全性
2023年	中华结核和呼吸杂志	新型冠状病毒感染主要治疗药物超说明书应用专家共识	基于循证医学证据，规范了治疗COVID-19药物超说明用药的使用，加强合理安全用药
2023年	中华风湿病学杂志	Janus激酶抑制剂治疗风湿免疫病超药品说明书用药中国专家共识	本共识包括超适应证、超人群、缩小国内说明书推荐的用药人群、特殊人群共12条推荐意见，为临床应用和药学部门管理JAKi超药品说明书用药提供参考
2024年	广东省药学会	罕见病超药品说明书用药专家共识（血液系统·2024年版）	提供血液系统罕见病诊疗中常用且有参考价值的药品超说明书使用的循证医学证据，规范相关药品超说明书使用，加强特殊人群个体化治疗中的药学监督管理

2015年，由广东省药学会组织、中山大学孙逸仙纪念医院牵头执笔《超药品说明书用药目录》，此为国内第一部由药学专业协会编写的超说明书用药目录，至2023年7月4日已发布第9版。2015—2017年，参与目录起草的成员单位均为广东省省内的医疗机构，包括中山大学系统附属医院，广州医科大学系统附属医院、广东省人民医院等。自2018年起，目录编写成员单位逐步扩展至省外医疗机构，至2022年，成员单位来自全国约15个省份、直辖市单位，约71家医疗机构。历年目录收录药物品种数和超说明书用药

条目数整体呈增长趋势，2015年版收录药品品种数34个，合计超说明书用药总条目数49条；2022年版收录药品品种数148个，合计超说明书用药条目数269条。目录的入编证据标准方面，自2018年起广东省药学会官网发布入编目录药品标准，必须满足5项条件之一，并在证据等级、临床需求等基础上进行评估筛选后进入目录。2021年，目录入编标准增加四大医学期刊（NEJM、The Lancet、JAMA、The BMJ）或本专业SCI的Ⅰ区期刊发表的RCT研究或meta分析证据材料。2023年，广东省药学会医院药学专业委员会联合深圳市药学会儿科药学专业委员会、深圳市临床药学质量控制中心和深圳市医院协会药事管理分会组织编写了《超药品说明书用药目录（儿科2023年版）》。

第三节 超说明书用药处方审核与循证评价方法

一、超说明书用药处方审核流程、审方系统与规则库

2017年7月，国家卫生计生委、国家中医药管理局联合发布《关于加强药事管理转变药学服务模式的通知》（以下简称《通知》），明确指出医疗机构要建立完善的处方审核制度，优化管理流程，确保所有处方经药师审核后调配发放，药师审核处方时，要与医师沟通并进行干预和纠正。药师调剂处方时须做到"四查十对"，加强处方审核调剂工作，减少和杜绝不合理用药及用药错误，保证患者的用药安全。《通知》的发出为药师审核处方提供了制度保障，也肯定了药师处方前置审核的重要性。2018年7月10日，国家卫生健康委发布的《医疗机构处方审核规范》（以下简称《规范》）中第四条规定，所有处方均应当经审核通过后方可进入划价收费和调配环节，未经审核通过的处方不得收费和调配。同时，《规范》指出医疗机构应当积极推进处方审核信息化，通过信息系统为处方审核提供必要的信息。《规范》第六条明确了药师是处方审核工作的第一责任人，为药师进行处方审核提供了强有力的依据，并为处方前置审核系统的应用及推广提供了有力支持。

传统审方效率低、滞后性、干预成功率低和实效性较差，因此利用信息化手段提高审核效率和准确性成为迫切需求。前置审核系统是指以合理用药

软件知识库或医院自定义知识库为基础，以计算机智能算法引擎为依托，运用智能识别、语义分析及深度学习等人工智能技术，对药品说明书、临床指南、药典、医学研究文献等进行分析，自动生成可由系统识别的药学规则库。处方前置审核系统内置上万条审核规则，能够在极短时间内完成一张处方的审核，并能实现医师与药师的实时在线沟通，既提高了审方效率和处方合格率，又加强了医师和药师的团队协作。

在医师开具医嘱/处方时，系统根据不适宜用药的严重程度进行分级处理，不适宜用药较严重的处方传递给审方药师进行二次审核，如药师审核不通过，则将问题处方返回给医师进行修改，修改后的处方再次进行系统的智能审核，如此循环模式，从而完成本次处方前置审核工作（图1-1）。

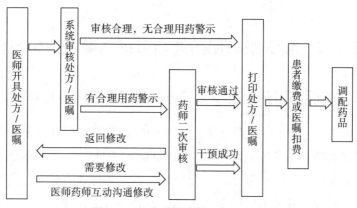

图1-1　处方前置审核干预流程图

处方审核是促进合理用药的关键。药品说明书是审核处方是否合理的重要依据，但说明书的更新往往有一定滞后性，仅凭药品说明书为标准进行"一刀切"的处方审核显然不符合临床医学实践的发展与需要。因此超说明书用药处方审核依据的构建十分重要。

构建超说明书用药知识库，一方面对医院在用药品品种分析整理，确认与知识库中的说明书为同一厂家、剂型、规格等，并为最新版本，做到审核信息准确；另一方面，超药品说明书用药须经医院药事管理与药物治疗学委员会（以下简称"药事会"）审批备案，经临床药师审核通过的最新版指南、共识或专著、经典研究文献，确认后将相关结果信息纳入规则知识库，从而完成审方系统的规则库设置。审方系统规则库的完善是个持续改进过程。在日常处方审核工作中，审方药师根据平时审方结果与发现问题，通过查证资料、临床沟通，经讨论确认在后台数据库进行规则修订，最终不断完善，提高审方效果。

前置审方信息系统提高了审方药师工作效率，更重要的是提升审方效果，明显改善临床用药不合理干预情况，保障临床用药合理性，同时也为医疗机构药品医保经费合理使用提供有力支撑后盾。

二、超说明书用药处方审核内容

根据超说明书用药的概念，超说明书用药处方审核内容主要针对超适应证用药、超给药剂量、超给药途径、超用药人群进行分析。

（一）超适应证用药

在超说明书用药四种类型中，超适应证用药最为常见。适应证即某种药物用于预防、治疗、诊断或辅助治疗某种疾病或者症状的范围，是药物的最基本属性。

一般而言，超适应证用药即处方上的诊断不在药品说明书纳入的适应证范围。但在实际工作中，处方诊断书写不完整、漏写等情况是常见现象。另一方面，一些审方系统未能获取患者的检查检验结果、临床症状等信息，审方药师短时间内也难以进行查询，因此经常造成超适应证的假阳性情况发生。因此，对于怀疑超适应证用药，一是需要与临床进行沟通、查阅病历或检验检查结果，了解患者用药实际情况。二是查阅相关指南共识，快速判断处方用药是否针对处方诊断的其他相关情况，如并发症或存在高危因素等。

（二）超给药剂量用药

药品说明书的"用法用量"一项列出了药物的用药方法、用药剂量、用药频次，有时会因疾病类型不同列出具体用药疗程。对于儿童、老年人或肝肾功能不全的患者，有些会提出剂量调整方法，但也有不少仅仅简单注明参照医嘱用药或尚不明确。

药物的剂量指用药量。剂量不同，药物的效应即机体对药物的反应程度也不一样。剂量过小，难以发挥药物效应；剂量过大，则容易发生药品不良反应甚至毒性反应。药物说明书的剂量是经过严格的临床试验验证得出来的适宜用量结论，因此处方用药量应遵守药品说明书规定。

超剂量用药包括超出药品说明书的单次剂量、一日总剂量或给药频次，有时超出给药总疗程剂量。超说明书用药中，超剂量用药可能会与超适应证同时发生，这时应首先确定该处方的超适应证用药循证依据是否充分，是否合理，确认超适应证用药合理后再进一步查阅该指南或文献中该适应证下有无具体用法用量要求。

（三）超给药途径用药

临床常用给药途径包括口服、注射、局部外用等方法。注射给药主要有肌内注射、静脉滴注、静脉注射、皮下注射、鞘内注射，局部用药有滴眼、滴耳、滴鼻、冲洗、含漱、喷雾、栓塞、涂抹等。

不同给药途径的药物吸收方式、分布与代谢速率不一样，故药物效应也不一样。例如硫酸镁，肌内注射可产生中枢抑制，而口服则导泻。临床实践中，医师会根据疾病特点或病情轻重缓急，结合药物的药理作用、剂型特点使用与说明书中不同的给药途径。有时则是因为药物剂型不足从而使用其他剂型替代所致，如滴眼剂作为滴耳剂使用。对于超给药途径用药，审方药师不仅需要从药理作用机制上分析该给药是否能解决疾病治疗问题，还要考虑其剂型特点是否可以在作用部位充分吸收从而起到良好药效。另一方面，超给药途径用药后，需要注意所使用剂型的制剂成分是否对人体有危害，是否会引发其他药品不良反应或危害。

（四）超适应人群用药

超适应人群用药即超出了药品说明书规定的用药人群范围，包括：性别，看药物是否男性或女性专属用药；妊娠期、哺乳期妇女用药；儿童用药，关注儿童由于生长发育特点的不同，是否容易产生与成人在药理、毒理或药代动力学方面的差异；老年用药，关注老年人因机体功能衰退而产生的各种特殊用药要求。

超人群用药更易发生不良后果，也更容易产生医疗纠纷。因此药师在处方审核时对超人群用药需要提高警惕，及时与医生沟通是否确需该种用药，以保障患者安全。如确需使用，提醒医生向患者务必做好用药知情同意。

三、超说明书用药循证评价流程

1.收集药品说明书信息，包括国内外的药品说明书，尤其是医疗发达国家的说明书。注意同一药品我国与国外说明书中适应证、用法用量、适用人群的差别。

2.收集相关临床诊疗规范、指南共识。注意诊疗规范、指南共识的编写组织是否行业权威机构，是否最新版本，指南中提及的相关药物治疗方案是否具体、有无证据级别。检索国内外文献研究结果，知晓该超说明书用药的有效性、安全性，掌握其用药作用机制。

3.收集临床研究文献。注意文献出处，建议为业内影响力较高的期刊，如中文核心期刊、影响因子分值较高的期刊等。对收集的文献进行证据质量等级、推荐强度评价。确定质量较高的研究文献后，关注其研究结论，包括疗效、安全性等结果。

4.根据上述收集整理获得的证据材料，对超说明书用药进行风险与获益评估，作出安全性、合理性评价，从而得出该超说明书用药是否适宜、合理的结论。

四、超说明书用药循证评价的证据与证据质量

（一）国外超说明书用药证据

以美国为例，据统计，有50%的抗癌药物是在美国食品药品管理局（FDA）批准的标签之外适应证使用。1993年美国《综合预算和解法案》（Omnibus Budget Reconciliation Act）规定，医疗保险为抗癌化疗方案中药物的超说明书使用提供保险，前提是这些超说明书使用得到了指定药典的支持。该法规列出了指定药典包括美国医学协会药物评估、美国医院处方服务药物信息（AHFSDI）和美国药典药物信息纲要。美国卫生与公众服务部（DHHS）部长拥有更新药典清单的自由裁量权。CMS在法规指定的药典列表中增加了四个新的参考手册：国家综合癌症网络（NCCN）药物和生物制剂纲要，Thomson Micromedex Drug Dex和临床药理学（表1-3）。如果超说明书使用没有包括在上述指定药典的目录中，那么医疗保险承包商可以依据发表在指定的26种期刊上进行同行评议研究。同行评审期刊包括美国医学杂志、内科学年鉴、肿瘤学年鉴、外科肿瘤学年鉴、血液和骨髓移植生物学、骨髓移植、英国癌症杂志、英国血液学杂志、英国医学杂志、癌症、临床癌症研究、欧洲癌症杂志（前身为欧洲癌症和临床肿瘤学杂志）、妇科肿瘤、国际放射学、肿

瘤学、生物学和物理学杂志、美国医学协会杂志、临床肿瘤学杂志、国家癌症研究所杂志、国家综合癌症网络杂志、泌尿学杂志、柳叶刀、柳叶刀肿瘤学、白血病、新英格兰医学杂志、放射肿瘤学。

表1-3　美国联邦医疗保险协会认可的抗肿瘤药物超说明书用药参考手册

参考手册	认可生效日期	访问网址
AHFS-DI	1993年	http：//www.thefebm.org
NCCN药物和生物制剂	2008年6月5日	http：//www.nccn.org
Thomson Micromedex Drug Dex	2008年6月10日	http：//www.micromedex.com/products/drugdex/
临床药理学	2008年7月2日	http：//www.clinicalpharmacology.com

（二）我国超说明书用药循证评价证据

1.国家卫生健康委指出的抗肿瘤药物循证证据　2021年12月27日，国家卫生健康委发布文件《新型抗肿瘤药物临床应用指导原则（2021年版）》指出，特殊情况下抗肿瘤药物应依据以下证据使用，包括：其他国家或地区药品说明书中已注明的用法，国际权威学协会或组织发布的诊疗规范、临床诊疗指南，国家级学协会发布的经国家卫生健康委认可的诊疗规范、临床诊疗指南和临床路径等。

2.广东省药学会发布的《超说明书用药目录（2023年版）》循证证据　①美国、欧洲、日本说明书收录；②《中国药典临床用药须知》《临床诊疗指南》收录；③国际主流指南或共识（如NCCN）收录；④Micromedex®有效性、推荐等级在Ⅱb级、证据等级B级或以上；⑤四大医学期刊（NEJM、TheLancet、JAMA、TheBMJ）或本专业SCI的Ⅰ区期刊发表的RCT研究或Meta分析证明适用。

3.《山东省超说明书用药专家共识（2021年版）》将循证证据　分为1～6级，由高到低优选排列如下。1级：美国、欧洲、日本药品说明书收录；2级：《中华人民共和国药典临床用药须知》《药物临床应用指导原则》、国际主流指南或《临床诊疗指南》最新版、普通高等教育本科国家级规划教材收录、国际经典药学工具书、参考书如《马丁代尔药物大典》和《热病》可根据具体内容研判；3级：治疗有效，有随机对照试验的荟萃分析或多个设计良好、大规模的随机对照临床试验，即随机对照试验文献（参考Micromedex有效性等级Ⅰ级）；4级：治疗证据支持有效，有随机对照试验的荟萃分析，多个随机临床试验（参考Micromedex有效性等级Ⅱa级）；5级：业内主流指南/专家共识；临床Meta分析、随机对照试验及系列案例或个案报道（核心期刊），专业参考书（医药卫生类）（参考Micromedex有效性等级Ⅱb级，有可能存在争议）；6级：相关临床研究等（Micromedex未见）。

4.《湖北省医疗机构药品拓展性临床应用管理专家共识》循证证据
①美国、欧洲、日本等国家或地区药品说明书收录；②《中华人民共和国药典临床用药须知》《马丁代尔药物大典》收录；③国内外主流指南或共识收录且满足以下条件之一：Thomson分级推荐等级在Ⅱb级、证据等级B级或以上，牛津证据分级推荐等级B级、证据等级2b级或以上，Grade分级强推荐、证据等级中等或以上，美国国立综合癌症网络（National Comprehensive Cancer Network，NCCN）指南推荐等级2A级或以上，中国临床肿瘤学会（Chinese Society of Clinical Oncology，CSCO）指南推荐等级Ⅱ级、证据等级2A级或以上；④Micromedex数据库收录且有效性、推荐等级在Ⅱb级、证据等级B级或以上；⑤在中国科学院文献情报中心期刊分区表中本学科1区或2区top期刊上发表的随机对照试验（randomized control trial，RCT）研究或纳入RCT Meta分析证明适用。

（三）Micromedex数据的Thomson分级系统

1.有效性等级

等级	是否推荐	含义
Class Ⅰ	治疗有效（effective）	药物治疗方案对特定适应证的证据和（或）专家意见表明治疗有效
Class Ⅱa	证据支持有效（evidence favors efficacy）	药物治疗方案对特定适应证有效性的证据和（或）专家意见存在分歧，但证据和（或）专家意见倾向有效
Class Ⅱb	有效性具有争议（evidence is inconclusive）	药物治疗方案对特定适应证有效性的证据和（或）专家意见存在分歧，证据和（或）专家意见对其有效性存在争议
Class Ⅲ	治疗无效（ineffective）	药物治疗方案对特定适应证的证据和（或）专家意见表明治疗无效

2.推荐等级

等级	是否有效	含义
Class I	推荐（recommended）	药物治疗方案已被证实有效，推荐使用
Class II a	大多数情况下推荐（recommended, inmost）	药物治疗方案通常认为是有效的，在大多数情况下推荐使用
Class II b	在某些情况下推荐（recommended, insome）	药物治疗方案可能有效，在某些情况下推荐使用，但大多数情况下不推荐使用
Class III	不推荐使用（not recommended）	药物治疗方案没有效果，应避免使用
Class Indeterminate	不明确	

3.证据等级

分类	含义
Category A	证据基于以下证据：随机对照试验的荟萃分析；多个、设计良好、大规模的随机临床试验
Category B	证据基于以下证据：结论冲突的随机对照试验的荟萃分析；小规模或研究方法有显著缺陷的随机对照试验；非随机研究
Category C	证据基于以下证据：专家意见或共识；个案报道或系列案例
No Evidence	没有证据

（四）超说明书用药的合理性及管理分级

1985年，世界卫生组织（WHO）将合理用药定义为安全、有效、简便、及时、经济地用药。我国原卫生部印发的《处方管理办法》要求用药需符合安全、有效、经济的原则。合理与不合理的判断应该依据诊疗规范：符合诊疗规范的是合理用药，不符合诊疗规范的属于不合理用药。而超说明书用药和非超说明书用药则以用药方法是否符合药品说明书为依据，超说明书用药可为合理用药，也可能为不合理用药。缺乏充分的循证医学证据，不符合诊疗规范的超说明书用药属于不合理用药。

但对患者个体、法律业界等非医学专业群体而言，合理用药与不合理用药是对立的两个方面，他们直接依据药品说明书认为用药是否合理，经常认为"超说明书用药均是不合理用药"。因此，加强医疗机构内的规范化管理，做好用药前的患者知情同意告知对于预防医疗纠纷十分有必要。

第四节　超说明书用药的风险与安全评估

一、超说明书用药的风险

（一）患者风险

据统计，不合理的超说明书用药即缺乏循证依据的超说明书用药不良事件发生率明显高于说明书内用药。在美国，有数据显示约73%超说明书用药缺乏研究数据支持，这意味着超说明书用药可能给患者带来极大的安全隐患。

有研究对近10年国内法院判决的涉及超说明书用药诉讼案例进行回顾性分析发现，某些药物即便有临床诊疗指南的推荐，但在超适应证使用时，即使常规剂量也可能造成患者严重人身损害，这些案件不乏发生在知名的大型三甲医院。与此同时，超说明书用药可能会造成过度医疗，增加医疗费用支出，给患者带来较大经济负担。

（二）医务人员的风险

超说明书用药属于探索性治疗，其安全性、有效性尚未得到充分论证，相比按照说明书用药具有更高的不良事件风险。医师选择超说明书用药主观上是出于患者疾病治疗需要，但好的主观愿望及医疗行为不能违反法规的规定。超说明书用药一旦对患者造成不良损害后果，难免将面临承担法律责任的风险。《医疗事故处理条例》第5条规定：医疗机构及其医务人员在医疗活动中，必须严格遵守医疗卫生管理法律、行政法规、部门规章和诊疗护理规范、常规，恪守医疗服务职业道德。《民法典》第1222条规定：违反法律、行政法规、规章以及其他有关诊疗规范的规定，造成患者有损害，推定医疗机构有过错。有学者对截至2021年在"北大法宝"上搜索到的57例超说明书用药医疗损害纠纷案例进行整理分析，从责任判定结果来看，案例中40.4%的超说明书用药被判定与医疗损害有因果关系；31.6%的案例中医方承担主要或同等责任，45.6%的案例中医方承担次要或轻微责任，仅有22.8%的案例中医方无责任。从案例统计结果可以发现，医疗机构和医师在面临医疗损害的法律纠纷时，往往处于不利地位，仅不到1/4的案例判决医方无责任。因此，超说明书用药的法律风险应引起医疗机构和医务人员的高度重视。

通过超说明书用药指导性文件和其他文献研究，现梳理出医疗机构超说明书用药管理与应用实施过程中的法律风险点（表1-4），以提醒医务人员关注和防范。

表1-4　超说明书用药管理与应用过程中的法律风险点

管理与应用环节	风险因素
1.在影响患者生活质量或危及生命的情况下，无合理的可替代药品	①可获得国家药品监督管理局批准的治疗相同适应证的其他药品； ②患者处于特殊生理状态（如儿童、孕产妇和老年人）或病理状态（如肝功能不全、肾功能不全和心功能不全）； ③患者或家属既往发生过医疗纠纷情况
2.具有一定的医学实践证据	①忽视药品说明书提示的禁忌证用药； ②循证医学证据等级不明确、有效性级别较低或具有一定有效性但安全性存在风险
3.保护患者的知情权	①医师未充分告知患者及家属超说明书用药治疗的风险和获益； ②患者或授权家属未签署书面知情同意书
4.医院相关管理机制	①未对超说明书用药进行药事会审批备案； ②未建立超说明书用药临床应用的疗效与安全性监测机制； ③病历未充分记录与超说明书用药相关病情或用药理由，知情同意书未归档

二、超说明书用药的获益／风险分析

（一）获益性分析

1.对临床医学与药学的发展有促进作用　医学与药学都属于实践型科学，需要医务工作者在临床不断探索和实践，才能促进其进步和发展。临床中的"老药新用"就是医师在持续临床用药实践中发现的安全有效用法。例如：解热镇痛药阿司匹林现可用于抗血小板聚集和心血管疾病一级预防。因此，在超说明书用药过程中不断进行药物治疗探索，再通过循证医学验证来促进其进步，有利于不断推动医学的向前发展。

2.弥补了医院药品品种供给不足和剂型被限制影响　在充分循证医学证据下的超说明书用药替代医院供应不足的药物品种和无剂型药品。医疗机构合理使用超说明书，既能满足临床药物需求，又能让患者从中获益。

3.弥补了"孤儿病""罕见病"患者的临床需求　很多罕见病在临床上没有相对应治疗药物，特别临床上的有些"孤儿病"基本无特效药可用，此时有合理的医学证据支持、有充分的文献报道、有可靠医学研究结果等循证证据支持下的超说明书用药，就能使患者获益。例如：西地那非片根据指南推荐治疗肺动脉高血压。这些特殊疾病在循证证据下使用超说明书用药获得了治疗，最大程度地满足了这些患者的临床治疗需求。

4.降低患者的经济成本费用　超说明书用药为患者提供了治疗的新思路、新方案，满足患者尽快救治的目的，让患者早治疗、早康复、早出院，减轻患者经济成本费用。

（二）风险性分析

超说明书用药让药物的不良反应风险性进一步增加，如果临床上再进行超说明书使用很可能会增加药品不良反应的发生率，此时医生更加不容易监控不良反应发生情况，增加患者用药的风险性，无循证依据的超说明书使用甚至还会加剧患者病情恶化。另一方面，如果超说明书用药引起患者的医疗损害，医生将会面临着被起诉侵权的法律风险。与此同时，患者的健康权、知情权没有保障，从而会进一步加剧医患关系复杂化。

三、获益 / 风险评估系统的建立

获益/风险评估是判断超说明书用药合理性的科学方法，在超说明书用药的有效性和安全性进行高质量科学循证证明的基础上，对其收益和风险进行全面评估后，方可授予超说明书用药使用许可。近年来，国内外学者提出了许多药物效益/风险评估的模型和工具，例如由欧洲药品管理局（EMA）开发的PROACT-URL和PhRMA利益风险评估（BRAT）框架。EMA获益/风险方法审查项目调整了用于评估药物获益和风险的PROACT-URL框架。2021年，在EMA和BRAT框架的基础上，为儿童制定了超说明书用药的获益/风险评估（Bravo）决策框架。该框架描述了是否应该以及如何对超说明书用药进行效益/风险分析，包括剂量选择，以最终优化药物疗效和安全性。

（一）Bravo框架介绍

为构建超说明书用药的获益/风险评估（Bravo）的框架并评估超说明书用药的决策，有学者提出了一种基于决策指南"问题、替代方案、目标、结果、权衡、不确定性、风险容忍和关联决策"的策略。该框架具有一般性的定性决策方法，可用于构建任何类型的评估决策：决定是否购买好的药物或使用药物。在这个框架内，根据回答框架中八个步骤有利和不利影响的关键问题来权衡评估超说明书用药的利益和风险。参考EMA框架，Bravo框架增加了专门针对评估单种药物儿科超说明书使用的受益和风险的描述，我们将描述转换为一组关键问题（表1-5）。回答这些问题可确保采用结构化方法来确定与预测超说明书用药的有效性、安全性和剂量相关的获益和风险。最后，我们添加了关于潜在信息源的附加指南，以帮助回答这些关键问题。

表1-5　超说明书用药的获益和风险评估（Bravo）的框架

Bravo框架	信息源
步骤1：问题	
如何定义未被满足的医疗需求？（医疗状况、严重程度、受影响人群）	
预期用途是什么（适应证、用药人群？）	
评估拟使用药物的许可状态？许可还是非许可？	
步骤2：替代方案	
还有哪些其他治疗方案？为什么认为它们不合适？	
多学科同行审查的临床指南或药物手册是否有针对该适应证和年龄组推荐该药物的超说明书使用？	国家和国际指南或药物手册
步骤3：目标（疗效、安全性、合适的剂量）	
哪些临床参数和指标定义了足够的疗效？	
成人或儿童人群使用的药物是否具有相同或相似的适应证？	原始病历报告书
根据这种作用机制，该药物是否可能对预期适应证有效？	如Pubmed、Embase
这种药物的毒性是什么？	国内外说明书
成人中报告的主要不良事件有哪些？	
在儿童临床研究中报告了哪些不良事件？	
不良反应是否呈剂量依赖性？最大耐受剂量是多少？	
可以采取哪些措施来防止或尽量减少伤害？	
可否根据目标药物浓度或PD（药效学）参数预测或监测临床反应？	
有哪些儿童PK（药代动力学）参数？	如Pubmed、Embase、Drugbank
临床研究中使用的剂量是多少？	如Pubmed、Embase
药物是否含有在预定年龄组使用时有毒的赋形剂？	

Bravo框架	信息源
步骤4：结果	
目标结果是什么？	
根据现有文献确定了哪些治疗益处？	
确定了哪些风险？	
步骤5：权衡	
这些益处是否具有临床相关性？	
剩余风险可以接受吗？	
步骤6：不确定性	
获益是否大于剩余风险？根据可用文献进行说明和论证	
证据质量程度如何？	Micromedex
鉴于已确定的风险，是否仍认为替代药物不合适？	
步骤7：风险容忍	
获益/风险评估是否由多学科团队进行/批准？	
多学科团队对获益/风险分析的结果有什么看法？	
步骤8：决策	
该决定是否与以前类似的决定或未来关于同一主题的决定一致？	
是否需要父母和患者明确的知情同意？	
是否记录并存档了预期获益和风险、评估的文献、有关获益–风险比的考虑因素和结论，以备将来检索？	
考虑公布评估结果，以便其他医疗保健专业人员从评估中学习	

（二）获益/风险评估流程

　　利用Bravo框架进行儿童超说明书用药获益/风险评估的过程简单明了（图1-2），因此建议将其作为儿童药物超说明书使用的获益/风险评估的决策框架。根据Bravo框架中关键问题的答案，从而得出该超说明书用药有利和不利影响的明确判断。根据判断来权衡评估超说明书用药的风险和获益，当获益具有临床相关性且剩余风险可接受时，获益/风险评估被视为阳性。如果风险大于获益［即有证据表明超说明书使用无效或不安全（高风险）］，则不应超说明书使用。

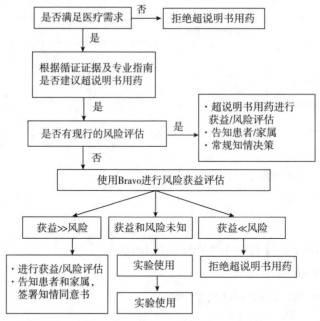

图1-2　Bravo获益/风险评估超说明书用药流程图

四、超说明书用药中患者知情同意书的签署

知情同意是医疗活动中必须遵循的基本准则，体现了医患之间平等的权利义务关系，也体现了对患者的尊重和保护，并具有一定分担医患之间医疗风险的功能。

2021年1月1日施行的《中华人民共和国民法典》第一千二百一十九条规定，医护人员在诊疗活动需要实施"特殊治疗"时，须向患者或其近亲属说明医疗风险等情况，并取得患者或其近亲属的明确同意。若医务人员未尽到前款义务，造成患者损害的，医疗机构应当承担相应赔偿责任。《民法典》中虽然没有特别指出"特殊治疗"的概念和范畴，但在临床实践中，鉴于超说明书用药超出了具有法律效应的说明书用法，故超说明书用药在业内通常视为特殊治疗，使用前应取得患者的知情同意。

综上所述，超说明书用药属于特殊治疗方法，医务人员应当及时向患者说明其医疗风险、替代医疗方案等情况。医疗风险即该超说明书用药可能出现的并发症、不良反应、后遗症等风险。替代医疗方案主要根据临床最新指南共识、诊疗规范等，告知患者目前可供选择的医疗方案有哪些，各种医疗方案的风险和预期效果，以及不采取替代医疗方案的理由等。

考虑目前临床超说明书用药的普遍性，建议各家医疗机构结合自身实际，建立及完善超说明书用药的分级管理，对不同级别的超说明书用药进行通过口头或书面的告知，以获得患者的知情同意。但需注意的是，签署知情同意书不能成为因医疗过失导致医疗损害的免责事由。国内某些医疗机构根据超说明书用药的循证医学证据等级，对超说明书用药进行了分级管理，并对允许使用的超说明书用药进行不同的知情同意要求。

A级：同意使用，即证据级别高、疗效确定、安全性与经济性好的超说明书用药。"同意使用"级别的超说明书用药，全院所有医师都可开具使用。此类超说明书用药通常为国外说明书已批准的用法或国际权威指南推荐的一线用法，已得到较多的临床使用经验验证，故可由医师进行口头或书面的知情同意告知。但如涉及医保支付问题，建议选择自费，并与患者签署书面的知情同意告知书。

B级：限制使用，即限制处方医师的技术职称级别与使用科室。通常为证据级别较高、疗效较好、但相对A级治疗风险和（或）经济成本较高的超说明书用药。此类超说明书用药有效性等级一般为Ⅰ～Ⅱa级，证据等级为B级及以上，推荐级别为Ⅱa级。开具B级超说明书用药，建议与患者或其家属签署知情同意书。

C级：特殊使用。即证据级别较低、疗效尚有争议、治疗风险较高、经济成本较高的超说明书用药。此类超说明书用药的有效性等级一般为Ⅱb级，证据等级为B级及以上，推荐级别为Ⅱb级。此类级别超说明书用药风险比较高，建议医院药事会严谨审核，必要时需通过伦理委员会审批。必须严格控制该级别的处方医师职称权限和使用科室范围。用药前必须签署知情同意书，并密切监控不良反应发生情况。

D级：禁止使用。即对证据级别低、治疗风险、经济成本高或曾出现过医疗事故、医疗纠纷事件的超说明书用药。

（邱凯锋　何红艳）

参考文献

［1］American Society of Hospital Pharmacists.ASHP statement on the use of medications for unlabeled use［J］. AmJHospPharm, 1992, 49（8）: 2006-2008.

［2］超药品说明书用药中患者知情同意权的保护专家共识［J］.今日药学，2019，29（6）：7.

［3］刘利军.超说明书用药现状及管理对策研究［D］.北京协和医学院，2011：10.

［4］吴凯珊，伍俊妍，郑志华，等.超说明书用药的处方审核基本要素与方法［J］.医药导报，2020，39（9）：7.

［5］张帆，邓琴.对临床超说明书用药的评价和管理实践［J］.西南国防医药，2014，000（010）：1141-1143.

［6］胡瑞学，莫美，于丹丹，等.我国超说明书用药情况的现状分析［J］.中国中药杂志，2020，45（17）：8.

［7］易湛苗，刘芳，翟所迪.药品标示外使用的循证医学评价方法探讨［J］.中国循证医学杂志，2011，11（12）：1464-1467.

［8］陈耀龙，李幼平，杜亮等.医学研究中证据分级和推荐强度的演进［J］.中国循证医学杂志，2008，8（2）：127-133.

［9］Marqueling AL，Oza V，Frieden IJ，et al. Propranolol and infantile hemangiomas four years later：a systematic review［J］. Pediatric Dermatology，2013，30（2）：182-191.

［10］许宇彪.超说明书用药的法律风险及防范策略［J］.法制博览，2020，824（36）：180-182.

［11］Meng M，Liu E，Zhang B，et al. Guideline for the management of pediatric off-label use of drugs in China（2021）［J］.BMC Pediatrics，2022，22（1）：1-11.

［12］Phillips LD，AlE.Benefit-risk methodology project：work package 2 report：applicability of current tools and processes for regulatory benefit-risk assessment.［J］.LSE Research Online Documents on Economics，2011.

［13］None.Recent developmentsin medicare coverage of off-label cancer therapies.［J］.Journal of Oncology Practice，2009，5（1）：18-20.

［14］丁瑞琳，邵蓉.超说明书用药的法律风险分析及政策完善建议［J］.上海医药，2022，43（S02）：99-105.

［15］秦小莉，高秀容，徐敏，等.历年广东省药学会超药品说明书用药目录概况与分析：以抗肿瘤药品为例［J］.中国医院药学杂志，2022，42（15）：4.

第二章　抗感染药物超说明书用药

第一节　抗感染药物常见超说明书用药分析

广东省药学会《超药品说明书用药目录》（2023年版）中，收录抗感染药物共8种，分别为抗分枝杆菌药1种、抗菌药4种、抗真菌药2种、抗病毒药1种。超说明书用药类型共10个，其中超适应证用药8个、超用药人群1个、超剂量用药1个。以下为目录内抗菌药物超说明书用药介绍。

（一）利福平片/胶囊

超说明书用药内容	超说明书用药类型
用于肺炎链球菌脑膜炎	超适应证

1.【NMPA说明书收录情况】

（1）与其他抗结核药联合用于各种结核病的初治与复治，包括结核性脑膜炎的治疗。

（2）与其他药物联合用于麻风、非结核分枝杆菌感染的治疗。

（3）与万古霉素（静脉）可联合用于甲氧西林耐药葡萄球菌所致的严重感染；与红霉素联合方案用于军团菌属严重感染。

（4）用于无症状脑膜炎奈瑟菌带菌者，以消除鼻咽部脑膜炎奈瑟菌。

2.【国外说明书收录情况】 美国FDA未批准用于肺炎链球菌脑膜炎。

3.【国外指南共识】

（1）美国传染病学会（IDSA），《细菌性脑膜炎治疗指南》（2004）：可用利福平联合三代头孢菌素和（或）万古霉素治疗对青霉素或头孢菌素高度耐药的肺炎链球菌脑膜炎。一般只有当应用其他抗菌药临床效果不好且致病菌对利福平敏感时，才联合利福平。推荐剂量为成人600mg，qd，口服。

（2）欧洲临床微生物与感染性疾病学会（ESCMID），《急性细菌性脑膜炎诊断和治疗指南》（2016）。

4.【MICROMEDEX数据库收录结果】 有效性级别Class Ⅱa；推荐等级Class Ⅱb；证据强度Category C。

5.【作用机制】 细菌性脑膜炎是中枢神经系统严重的感染性疾病，致病菌以脑膜炎球菌常见，依次为流感杆菌、肺炎球菌、大肠埃希菌及其他革兰阳性杆菌、葡萄球菌、李斯特菌、厌氧菌等。

利福平为利福霉素类半合成广谱抗菌药，对多种病原微生物均有抗菌活性。其中对需氧革兰阳性菌也具良好抗菌作用，包括葡萄球菌产酶株及甲氧西林耐药株、肺炎链球菌、其他链球菌属、肠球菌属、李斯特菌属、厌氧球菌等。对需氧革兰阴性菌如脑膜炎奈瑟球菌、流感嗜血杆菌、淋病奈瑟球菌亦具高度抗菌活性。

6.【用药监护】

（1）最常见的不良反应为消化道反应，口服本品后可出现厌食、恶心、呕吐、上腹不适、腹泻等。

（2）肝功能严重不全、胆道阻塞者和3个月以内妊娠期妇女禁用。

7.【用药交代】

（1）应于餐前1小时或餐后2小时服用，清晨空腹一次服用吸收最好，因进食影响本品吸收。

（2）服药后尿、唾液、汗液等排泄物均可显橘红色。

（二）莫西沙星片

超说明书用药内容	超说明书用药类型
用于耐多药结核病（MDR-TB），400~800mg/d	超适应证、超剂量用药

1.【NMPA说明书收录情况】 用于治疗成人（≥18岁）敏感细菌所引起的感染，包括：急性细菌性鼻窦炎、慢性支气管炎急性发作、社区获得性肺炎、非复杂性皮肤和皮肤组织感染、复杂性皮肤和皮肤组织感染、复杂性腹腔内感染、鼠疫等。

2.【国外说明书收录情况】 美国FDA未批准用于耐多药结核病（MDR-TB）。

3.【国内指南共识】

（1）中国防痨协会，《耐药结核病化学治疗指南》（2019年简版）：在耐多药结核病化学治疗方案中氟喹诺酮类药品是最有效的。建议优先选择高代氟喹诺酮类药品，左氧氟沙星或莫西沙星是治疗耐多药结核病的首选氟喹诺酮类药品。每日用量为7.5~10mg/（kg·d），成人每日用0.4g。每日量1次或分次服用，以1次顿服为佳。

（2）中华医学会结核病学分会《抗结核药物超说明书用法专家共识》编写组，《抗结核药物超说明书用法专家共识》（2018）。

4.【国外指南共识】《2022WHO综合指南：结核病——治疗：耐药结核病治疗》推荐莫西沙星应纳入MDR/RR-TB患者的长期治疗方案中（强推荐，中等级别证据）。

5.【MICROMEDEX数据库收录结果】　有效性级别Class Ⅰ；推荐等级Class Ⅱb；证据强度Category C。

6.【作用机制】　莫西沙星是具有广谱活性和杀菌作用的氟喹诺酮类抗菌药，抗菌谱覆盖了全部呼吸道主要致病菌。

杀菌作用机制为干扰拓扑异构酶Ⅱ和Ⅳ。莫西沙星通过抑制MTB脱氧核糖核酸旋转酶A亚单位，阻止DNA的复制和转录而杀菌，对结核分枝杆菌（MTB）具有较强的抗菌活性。

7.【用药监护】

（1）妊娠期、哺乳期妇女禁用。

（2）患有肝功能损伤（Child-Pugh C级）的患者和转氨酶升高大于5倍正常值上限的患者应禁止使用。

（3）18岁以下患者禁用。

（4）不应与其他能延长Q-T间期的药物同时使用。

（5）其他禁用的患者包括：Q-T间期延长患者；电解质紊乱，尤其是未纠正的低钾血症患者；心动过缓患者；心力衰竭并伴有左心室射血分数降低患者；既往发生过有症状的心律失常患者。

8.【用药交代】

（1）注意肌腱病和肌腱断裂，在发生肌腱疼痛，肿胀，炎症或断裂后，应停止使用本品。

（2）注意过敏反应，在第一次出现皮疹或其他任何过敏迹象时停止使用。

（3）如发生低血糖，需立即停用。

（4）应该避免过度暴露于光源下。

（三）左氧氟沙星片

超说明书用药内容	超说明书用药类型
耐多药结核病（MDR-TB）	超适应证

1.【NMPA说明书收录情况】 适用于治疗成人（≥18岁）由敏感菌株所引起的轻、中、重度感染，包括：医院获得性肺炎、社区获得性肺炎、急性细菌性鼻窦炎、慢性支气管炎的急性细菌性发作、复杂性皮肤及皮肤结构感染、非复杂性皮肤及皮肤软组织感染、慢性细菌性前列腺炎、复杂性尿路感染、急性肾盂肾炎、非复杂性尿路感染、吸入性炭疽（暴露后）。

2.【国外说明书收录情况】 美国FDA未批准用于耐多药结核病（MDR-TB）。

3.【国内指南共识】 中华医学会结核病学分会《抗结核药物超说明书用法专家共识》编写组，《抗结核药物超说明书用法专家共识》（2018）。

4.【国外指南共识】

（1）《2022WHO综合指南：结核病——治疗：耐药结核病治疗》推荐，高剂量左氧氟沙星（750～1000mg/d）用于治疗MDR-TB，是治疗MDR-TB的核心药物，在氟喹诺酮类药物中应首选左氧氟沙星。

（2）《美国胸科学会（ATS）/美国疾病控制与预防中心（CDC）/美国感染病学会（IDSA）指南：耐药结核的治疗》（2019），建议将莫西沙星或左氧氟沙星纳入MDR-TB患者的治疗方案。

5.【MICROMEDEX数据库收录结果】有效性级别Class Ⅱa；推荐等级Class Ⅱb；证据强度Category C。

6.【作用机制】 左氧氟沙星是氧氟沙星（消旋体）的左旋体，为喹诺酮类抗菌药物。左氧氟沙星通过抑制MTB脱氧核糖核酸旋转酶A亚单位，阻止DNA的复制和转录而杀菌，对MTB有较强的抗菌活性，在抗结核治疗中被广泛使用。

7.【用药监护】

（1）应当在使用下述药物前后至少2小时服用：含镁抗酸剂、铝、硫糖铝、金属阳离子如铁离子、含锌的多种维生素制剂、去羟肌苷咀嚼片/分散片或儿科冲剂。

（2）建议在至少进食前1小时或进食后2小时服用。

（3）妊娠期及哺乳期妇女、18岁以下患者禁用。

（4）已知重症肌无力史的患者避免使用。

8.【用药交代】

（1）如出现肌腱炎和肌腱断裂、肌无力，应停药并及时就诊。

（2）如发生过敏反应、低血糖等现象，需立即停用。

（3）应该避免过度暴露于光源下。

（四）注射用头孢噻肟钠

超说明书用药内容	超说明书用药类型
外科手术的围手术期预防用药（例如，腹部手术、经阴道子宫切除术、胃肠手术、泌尿生殖道手术）	超适应证

1.【NMPA说明书收录情况】 适用于敏感细菌所致的呼吸道、泌尿道、骨和关节、皮肤和软组织、腹腔、胆道、五官、生殖器等部位的感染，对烧伤、外伤引起的感染，以及败血症、中枢感染。

2.【国外说明书收录情况】 美国FDA已批准头孢噻肟用于外科手术的围手术期预防用药（例如，腹部手术、经阴道子宫切除术、胃肠手术、泌尿生殖道手术），在手术开始前30~90分钟，静脉滴注1g，可以降低上述手术感染的发生率。

3.【国内指南共识】 中国医药教育协会感染疾病专业委员会、中华结核和呼吸杂志编辑委员会、中国药学会药物临床评价研究专业委员会，《抗菌药物超说明书用法专家共识》（2015）。

4.【MICROMEDEX数据库收录结果】 有效性级别Class Ⅰ；推荐等级Class Ⅱb；证据强度Category B。

5.【作用机制】 头孢噻肟能通过干扰细菌细胞壁的合成而产生抗菌作用。头孢噻肟为第三代头孢菌素，抗菌谱广，对大肠埃希菌、奇异变形杆菌、克雷伯菌属和沙门菌属等肠杆菌科细菌等革兰阴性菌有强大活性。对普通变形杆菌和枸橼酸杆菌属亦有良好作用。对溶血性链球菌、肺炎链球菌等革兰阳性球菌的活性强。术前注射头孢噻肟，可减少外科手术（如腹部或阴道子宫切除术、胃肠道和泌尿生殖道手术）中某些感染的发生率。

6.【用药监护】

（1）婴幼儿不能肌内注射。

（2）对头孢菌素类过敏者禁用。

（3）本品与氨基糖苷类抗生素联合应用时，应分开给药，不能混在同一容器中，并应在应用期间注意肾功能情况。

（4）本品不能与碳酸氢钠混合。

7.【用药交代】 用药后如出现皮疹、发热、腹泻、恶心、呕吐、食欲不振等情况，及时告知医生。

（五）注射用头孢西丁钠

超说明书用药内容	超说明书用药类型
预防未受污染的胃肠道手术、阴道子宫切除术、腹部子宫切除术或剖宫产患者的感染	超适应证

1.【NMPA说明书收录情况】

（1）适用于对本品敏感的细菌引起的感染，包括：上下呼吸道感染、泌尿道感染包括无并发症的淋病、腹膜炎及其他腹腔内，盆腔内感染，败血症（包括伤寒），妇科感染，骨、关节软组织感染，心内膜炎。

（2）因为本品对厌氧菌有效及对β-内酰胺酶稳定，故特别适用需氧及厌氧混合感染，以及对于由产β-内酰胺酶而对本品敏感细菌引起的感染。

2.【国外说明书收录情况】 美国FDA已批准头孢西丁用于预防未受污染的胃肠道手术、阴道子宫切除术、腹部子宫切除术或剖宫产患者的感染，成人术前30～60分钟静脉应用2g，以后24小时内每6小时静脉滴注1g。用于剖宫产时，2g静脉滴注单剂治疗，或先2g静脉滴注，4小时和8小时后追加1次（2g）。

3.【国内指南共识】 中国医药教育协会感染疾病专业委员会、《中华结核和呼吸》杂志编辑委员会、中国药学会药物临床评价研究专业委员会，《抗菌药物超说明书用法专家共识》（2015）。

4.【MICROMEDEX数据库收录结果】 有效性级别Class Ⅰ；推荐等级Class Ⅱb；证据强度Category B。

5.【作用机制】 注射用头孢西丁钠通过抑制细菌细胞壁合成而杀灭细菌，且由于本品结构上的特点使其对细菌产生的β-内酰胺酶具有很高的抵抗性。

6.【用药监护】

（1）本品与氨基糖苷类抗生素配伍时，会增加肾毒性。

（2）注意观察静脉注射或肌内注射后局部反应，静脉注射后可发生血栓性静脉炎，肌内注射局部疼痛、硬结。

7.【用药交代】　如发生过敏等不适，应及时告知医师。

（六）泊沙康唑口服混悬液

超说明书用药内容	超说明书用药类型
侵袭性曲霉病	超适应证

1.【NMPA说明书收录情况】　适用于预防13岁和13岁以上因重度免疫缺陷而导致侵袭性曲霉菌和念珠菌感染风险增加的患者。

2.【国外说明书收录情况】　美国FDA已批准泊沙康唑注射剂及缓释片剂用于治疗侵袭性曲霉菌病，负荷剂量：第一天静脉滴注300mg，每天2次；维持剂量：每天静脉注射一次300mg，建议总治疗时间为6～12周。

3.【国外指南共识】　美国感染病学会（IDSA），《曲霉病诊断和管理实践指南》（2016版）：三唑类药物是大多数患者治疗和预防侵袭性曲霉病（IA）的首选药物（强烈推荐；高质量的证据）。建议IA高危的异基因造血干细胞移植（HSCT）患者使用泊沙康唑预防（强烈推荐；高质量的证据）。对于接受三唑类药物为基础治疗的IA患者、延长唑类预防或预期药物与唑类药物相互作用的其他治疗的患者，建议治疗达到稳定状态后进行药物监测（TDM）。

4.【MICROMEDEX数据库收录结果】　有效性级别Class Ⅱa（注射剂及缓释片剂）；推荐等级Class Ⅱb（注射剂及缓释片剂）；证据强度Category B（注射剂及缓释片剂）。

5.【作用机制】　泊沙康唑为三唑类抗真菌药，是羊毛甾醇14-脱甲基酶的强效抑制剂，后者是麦角固醇生物合成关键步骤的催化酶。泊沙康唑通过干扰曲霉菌细胞麦角甾醇的合成而发挥作用。

6.【用药监护】

（1）禁止本品与西罗莫司联合使用。联合用药可导致西罗莫司血液浓度约升高9倍，从而导致中毒。

（2）禁止本品与CYP3A4底物（如匹莫齐特和奎尼丁）联合使用。本品可导致后者血浆浓度升高，导致Q-Tc间期延长和尖端扭转型室性心动过速。

（3）禁止本品与主要通过CYP3A4代谢的HMG-CoA还原酶抑制剂（如阿托伐他汀、洛伐他汀和辛伐他汀）联合使用。联合使用后这些药物的血药浓度会增加，从而导致横纹肌溶解。

（4）泊沙康唑会导致麦角生物碱（麦角胺和双氢麦角胺）血浆浓度升高，可能导致麦角中毒。

（5）与咪达唑仑联用时，必须密切监测血浆浓度过高导致的不良反应，并且必须备有苯二氮䓬受体拮抗剂用于逆转这些反应。

7.【用药交代】

（1）泊沙康唑肠溶片和口服混悬液的用药剂量不同，两个剂型不可互换使用。

（2）使用前请充分振摇本品，用提供的量匙给药，每次给药后和储存前用水清洗量匙。

（3）必须在进餐期间或进餐后立刻（20分钟）服用本品，以增加泊沙康唑的口服吸收。

（七）伊曲康唑胶囊

超说明书用药内容	超说明书用药类型
过敏性支气管肺曲霉病（ABPA）	超适应证

1.【NMPA说明书收录情况】

（1）适用于敏感菌属引起的侵及皮肤、毛发、甲板和黏膜的真菌感染。

（2）适用于敏感菌属引起的侵及皮肤及皮下组织的真菌感染，包括孢子丝菌病、曲霉菌病。

（3）适用于治疗系统性真菌病，包括系统性曲霉菌病、念珠菌病、双相型真菌病（芽生菌病、组织胞浆菌病、副球孢子菌病）和其他各种少见的系统性真菌病。

2.【国外说明书收录情况】 美国FDA未批准用于过敏性支气管肺曲霉病（ABPA）。

3.【国外指南共识】《美国感染病学会（IDSA）临床实践指南：曲霉病的诊断和管理》（2016）：皮质类固醇是治疗ABPA病情恶化的基石，伊曲康唑有明显的皮质类固醇保留作用，建议治疗药物首选伊曲康唑口服200mg，bid，备选方案为口服伏立康唑（每12小时200mg）或泊沙康唑（剂量取决于配方）。

4.【MICROMEDEX数据库收录结果】 有效性级别Class Ⅱa；推荐等级Class Ⅱa；证据强度Category B（成人）、Category C（儿童）。

5.【作用机制】 伊曲康唑可以破坏真菌细胞膜中麦角甾醇的合成。麦

角甾醇是真菌细胞膜的重要组成部分，干扰它的合成将最终产生抗真菌作用。伊曲康唑治疗ABPA的基本原理是干扰真菌合成，减少真菌数量和由此产生的抗原刺激，降低血清免疫球蛋白IgE水平，发挥抗真菌作用。

6.【用药监护】

（1）禁忌与多种CYP3A4底物合用：例如美沙酮、奎尼丁、麦角生物碱类（如双氢麦角胺）、伊立替康、口服咪达唑仑、非洛地平、雷诺嗪、西沙必利、洛伐他汀、辛伐他汀、替格瑞洛、阿司咪唑、咪唑斯汀、特非那定、伊伐布雷定、多潘立酮等。

（2）除治疗危及生命或严重感染的病例，禁用于有心室功能障碍的患者。

（3）除非危及生命的病例，禁用于妊娠期妇女。

7.【用药交代】

（1）伊曲康唑胶囊和伊曲康唑口服液不应互换使用。

（2）为达到最佳吸收，应餐后马上给药。

（3）如果出现异常疲乏、厌食、恶心和（或）呕吐、黄疸、尿色深或灰白粪便等症状，应立即停止治疗，并进行肝功能检查。

（4）如果出现任何听力损失的症状，建议停止治疗，并通知其医师。

（5）如发生头晕或视物模糊/复视，建议不应开车或操纵机器。

（6）使用本品的育龄妇女，应采取确保有效的避孕措施。

（八）替比夫定片

超说明书用药内容	超说明书用药类型
围产期妇女，围产期慢性乙型病毒性肝炎传播预防	超用药人群、超适应证

1.【NMPA说明书收录情况】　适用于有病毒复制证据以及有血清转氨酶（ALT或AST）持续升高或肝组织活动性病变证据的慢性乙型肝炎成人患者。

2.【国外说明书收录情况】　美国FDA未批准用于围产期慢性乙型病毒性肝炎传播预防。

3.【国内指南共识】　中华医学会感染病学分会和肝病学分会，《慢性乙型肝炎防治指南》（2019年更新版）指出：替比夫定在阻断母婴传播中具有良好的效果和安全性。对于妊娠期间首次诊断慢性乙型肝炎（CHB）的患者，其治疗适应证同普通CHB患者，可使用替比夫定抗病毒治疗。

4.【**国外指南共识**】

（1）美国肝病学会，《慢性乙型肝炎的预防，诊断和治疗》（2018年更新版），建议替比夫定用于围产期慢性乙型病毒性肝炎传播预防治疗用法为口服600mg，qd，于妊娠第28周开始治疗，产后第4周停止治疗。

（2）加拿大妇产科医生协会（SOGC），《乙型肝炎与妊娠指南》（2017）。

5.【**MICROMEDEX数据库收录结果**】 有效性级别Class Ⅱ a；推荐等级Class Ⅱ b；证据强度 Category B。

6.【**作用机制**】 替比夫定是一种合成的胸腺嘧啶核苷类似物，具有抑制乙型肝炎病毒脱氧核糖核酸（HBV–DNA）聚合酶的活性。替比夫定–5′–三磷酸盐通过与HBV–DNA聚合酶（逆转录酶）的天然底物–胸腺嘧啶–5–三磷酸盐竞争，抑制该酶活性。替比夫定–5′–三磷酸盐掺入病毒DNA可导致DNA链合成终止，从而抑制HBV复制。研究显示，替比夫定能显著降低妊娠期女性的血清HBV–DNA和乙型肝炎e抗原（HBeAg）以及ALT水平，阻断HBV的母婴传播（MTIT），进而预防慢性乙型病毒性肝炎传播。

7.【**用药监护**】 出现乳酸性酸中毒或者有明显的肝脏毒性（包括肝大、脂肪变性、即使没有明显的转氨酶升高）时需要停药。

8.【**用药交代**】 出现原因未明的肌肉酸痛、疼痛、触痛或无力时应暂停用药并及时就诊。

第二节　抗感染药物超说明书用药案例

案例 **1**

【**处方描述**】

性别：男　　年龄：10岁

临床诊断：急性中耳炎；鼻炎

处方内容

红霉素片	0.125mg×28片	0.75mg	bid	po.
地氯雷他定糖浆	30ml×1瓶	2.5ml	qn	po.
玉屏风颗粒	5g×15袋	5g	bid	po.

【处方问题】

红霉素片超适应证用药。

【处方分析】

美国儿科学会指南指出红霉素在治疗流感嗜血杆菌和肺炎链球菌方面有效性有限，因此不推荐红霉素用于（初始治疗或延期治疗）青霉素过敏，初始治疗失败的儿科患者急性中耳炎治疗。

【干预建议】

建议将红霉素改为其他抗菌药物，儿童急性中耳炎常见的3种致病菌包括肺炎链球菌、未分型流感嗜血杆菌和卡他莫拉杆菌。根据国内外指南、文献报道及临床实践经验，推荐选用口服阿莫西林或选择大环内酯类的口服阿奇霉素等。

案例 ❷

【处方描述】

性别：男　　年龄：35岁

临床诊断：慢性化脓性中耳炎；慢性阻塞性肺疾病

处方内容：

环丙沙星氯化钠注射液	0.2g×12瓶	0.4g	bid	iv.gtt.
复方甲氧那明胶囊	1×42粒	2粒	tid	po.
沙美特罗替卡松粉吸入剂	1盒	1吸	bid	吸入

【处方问题】

环丙沙星超适应证用药。

【处方分析】

环丙沙星氯化钠注射液说明书无中耳炎适应证。

环丙沙星通过抑制细菌DNA复制、转录、修复或重组所需的拓扑异构酶Ⅱ（DNA螺旋酶）和拓扑异构酶Ⅳ活性，产生杀菌作用。日本口服制剂说明书已批准环丙沙星适用于中耳炎；《抗菌药物超说明书用法专家共识》（2015版）指出环丙沙星可用于慢性化脓性中耳炎，成人用药剂量为每次400mg，1次8或12小时，推荐疗程为7～14天（A级）。

【干预建议】

具有较充分的证据支持环丙沙星超适应证用于治疗中耳炎，建议做好患者知情告知。

案例 ③

【处方描述】

性别：男　　年龄：25岁

临床诊断：细菌性脑膜炎；胃溃疡

处方内容：

阿米卡星注射液	0.2g×42支	0.3g	q8h	iv.gtt.
0.9%氯化钠注射液	250ml×21袋	250ml	q8h	iv.gtt.
注射用兰索拉唑	30mg×7支	30mg	qd	iv.gtt.
5%葡萄糖注射液	250ml×7袋	250ml	qd	iv.gtt.

【处方问题】

阿米卡星超适应证用药，兰索拉唑注射液溶媒选择不适宜。

【处方分析】

1.硫酸阿米卡星注射液说明书：本品适用于铜绿假单胞菌及部分其他假单胞菌、大肠埃希菌、变形杆菌属、克雷伯菌属、肠杆菌属、沙雷菌属、不动杆菌属等敏感革兰阴性杆菌与葡萄球菌属（甲氧西林敏感株）所致严重感染，如菌血症或败血症、细菌性心内膜炎、下呼吸道感染、骨关节感染、胆道感染、腹腔感染、复杂性尿路感染、皮肤软组织感染等。

阿米卡星是一种氨基糖苷类抗生素，作用于细菌核糖体的30S亚单位，抑制细菌合成蛋白质。FDA已批准阿米卡星用于成人细菌性脑膜炎。具体用法如下。①静脉注射：每日15mg/kg，一次8小时，治疗时不应单独使用阿米卡星；②脑室内注射：推荐剂量为每日5~50mg，常规剂量为每日30mg。

2.兰索拉唑是脂溶性弱碱性化合物，其水溶液不稳定；而5%葡萄糖注射液pH为3.5~5.5，呈酸性，pH降低会造成其不稳定性增加，分解速度加快。

【干预建议】

治疗细菌性脑膜炎不应单独使用阿米卡星，建议联合其他抗菌药物如氨苄西林治疗。

处方注射用兰索拉唑选择的溶媒不适宜，建议更换溶媒为0.9%氯化钠注射液。

案例 ④

【处方描述】

性别：男　　年龄：7岁

临床诊断：肺部感染；支原体感染

处方内容：

多西环素片	100mg×14片	100mg	q12h	po.
丙卡特罗口服溶液	60ml×1瓶	5ml	q12h	po.
酮替芬片	1mg×12片	1mg	bid	po.

【处方问题】

多西环素超人群用药。

【处方分析】

多西环素是治疗肺炎支原体肺炎（MPP）的替代药物，对耐药 MPP 具有确切疗效，用于可疑或确定的MPP耐药的大环内酯类药物无反应性肺炎支原体肺炎（MUMPP）、难治性肺炎支原体肺炎（RMMP）、重症肺炎支原体肺炎（SMPP）治疗。

由于可能导致牙齿发黄和牙釉质发育不良，仅适用于8岁以上儿童。8岁以下儿童使用属超说明书用药，需充分评估利弊，并取得家长知情同意。多西环素：推荐剂量为一次2mg/kg，q12h，口服或者静脉给药。一般疗程为10天。处方未注明患儿体重，按100mg用量计算，该患儿体重应为50mg，需注意是否超量。

【干预建议】

建议处方中补充患儿体重，确认用量是否正确。

（辛　莉）

参考文献

[1] 中华医学会结核病学分会.抗结核药物超说明书用法专家共识［J］.中华结核和呼吸杂志，2018，41（6）：447-460.

[2] 王颖琳，赵泉，张蓓，等.山东省超药品说明书用药专家共识（2022版）

系列——抗菌药物超药品说明书用药专家共识［J］.中国合理用药探索，2022，19（11）：46-58.

［3］沈昊，谢利军.莫西沙星与左氧氟沙星治疗耐多药结核病有效性及安全性Meta分析［J］.南京医科大学学报（自然科学版），2014，34（12）：1800-1807.

［4］泊沙康唑与伏立康唑在侵袭性曲霉病初始治疗中的比较：一项随机、对照、非劣效性Ⅲ期临床试验［J］.中国新药与临床杂志，2023，42（01）：58-62.

［5］Abbotsford J，Foley DA，Goff Z，Bowen AC，Blyth CC，Yeoh DK.Clinical experience with SUBA-itraconazole at atertiary paediatric hospital［J］. J Antimicrob Chemother，2021，76（1）：249-252.

［6］Xia H，Zheng Y，Liu D，et al. Strong increasein moxifloxacin resistance rateamong multidrug-resistant mycobacterium tuberculosis isolatesin China，2007 to 2013［J］. Microbiol Spectr，2021，9（3）：e0040921.

［7］张波，郑志华，李大魁.超药品说明书用药参考［M］.北京：人民卫生出版社，2019.

［8］赵顺英，钱素云，陈志敏，等.儿童肺炎支原体肺炎诊疗指南（2023年版）［J］.新发传染病电子杂志，2024，9（01）：73-79.

第三章　精神类疾病超说明书用药

第一节　精神类疾病药物常见超说明书用药分析

广东省药学会《超药品说明书用药目录》（2023年版）中，收录精神类疾病药物21种，分别为非经典抗精神病药物14种、抗焦虑药及抗抑郁药7种。超说明书用药类型共38个，包括超适应证用药34个、超用药人群10个、超剂量3个。以下为目录内抗菌药物超说明书用药介绍。

（一）阿戈美拉汀片

超说明书用药内容	超说明书用药类型
广泛性焦虑障碍	超适应证

1.【NMPA说明书收录情况】　适用于治疗成人抑郁症。

2.【国外说明书收录情况】　暂未收录。

3.【国内指南共识】　中华医学会，《广泛性焦虑障碍基层诊疗指南》（2021年）暂未收录阿戈美拉汀片用于广泛性焦虑障碍。

4.【国外指南共识】　世界生物精神病学会联合会（WFSBP），《焦虑，强迫症以及创伤后应激障碍的治疗指南》（第3版，2022），表明研究证实了阿戈美拉汀用于广泛性焦虑障碍的有效性，用法为25～50mg/qd。

5.【MICROMEDEX数据库收录结果】　暂未收录。

6.【作用机制】　阿戈美拉汀对MT_1和MT_2受体有较高亲和性，激活MT_1和MT_2受体后，抑制cAMP的形成，并呈剂量依赖性地抑制SCN部位神经元的放电率。也可阻断$5-HT_{2C}$受体，可以增强前额叶皮质多巴胺和去甲肾上腺素的神经传递。

7.【用药监护】

（1）乙肝、丙肝病毒携带者/患者、肝功能损害患者或转氨酶升高超过正常上限者禁用。

（2）本品禁止与强效CYP1A2抑制剂（如氟伏沙明，环丙沙星）合用。

8.【用药交代】

（1）妊娠期妇女应避免使用。

（2）常见的副作用为胃肠道不适和中枢神经系统疾病。

（二）阿立哌唑片

序号	超说明书用药内容	超说明书用药类型
1	用于成人及10～17岁儿童青少年双相Ⅰ型障碍相关的躁狂发作和混合发作的急性期治疗	超人群用药
2	重性抑郁障碍：作为抗抑郁症药的辅助治疗	超适应证

1.【NMPA已批准的适应证】 适用于精神分裂症。

2.【国外说明书收录的用法】

（1）美国FDA已批准阿立哌唑作为成人及10～17岁儿童/青少年双相Ⅰ型障碍相关的躁狂发作和混合发作的急性期治疗（单用或作为锂盐或丙戊酸的增效治疗）。用法一般为10mg/d，联用锂剂或丙戊酸钠。儿童滴定起始剂量为2mg/d，推荐剂量为15mg/d，根据反应情况以5mg每天的剂量增加。成人及儿童最大剂量为30mg/d。

（2）美国FDA已批准阿立哌唑用于重症抑郁的辅助用药。对于已经服用抗抑郁症药的成人患者，阿立哌唑作为辅助治疗的推荐起始剂量2～5mg/d，推荐剂量2～15mg/d。

3.【国内指南共识】

（1）中国双相障碍协作组，《中国双相障碍防治指南》（第二版），将阿立哌唑列入了双相躁狂发作急性期药物治疗的首选推荐，但未对青少年等特殊群体进行详细的用药推荐。

（2）《阿立哌唑临床应用专家建议》（2014年）指出，对于SSRI/SNRI单药疗效不佳的MDD患者，采用阿立哌唑辅助治疗可以显著改善患者抑郁症状和社会功能。基于临床经验，起始剂量为1～3mg/d，目标剂量为5～10mg/d。剂量选择应谨慎进行，以最大程度减少不良反应并优化治疗效果。

4.【国外指南共识】

（1）成人及10～17岁儿童青少年双相Ⅰ型障碍相关的躁狂发作和混合发作的急性期　加拿大情绪和焦虑治疗网络国际双相情感障碍联盟，《双相障碍伴混合特征患者的管理》（2021年）。成人的推荐起始剂量为15mg/d作为单药治疗，10～15mg/d作为锂或丙戊酸盐的辅助治疗。根据临床反应，剂量可增加到30mg/d。对于10～17岁儿童青少年作为单药治疗，推荐起始剂量为2mg/d，

2天后的目标剂量为10mg/d。作为锂或丙戊酸盐的辅助治疗的推荐剂量是相同的。如果需要，随后应增加5mg/d给药。

（2）重性抑郁障碍　作为抗抑郁药的辅助治疗：法国精神科相关专家小组，《抗抑郁治疗管理指南》（2019年）。成人：对于已经服用抗抑郁药的患者，阿立哌唑作为辅助治疗的推荐起始剂量为2~5mg/d。推荐剂量范围为2~15mg/d。剂量应逐渐调整至5mg/d，间隔时间不少于1周。应定期对患者进行重新评估，以确定是否需要继续维持治疗。

5.【MICROMEDEX数据库收录结果】

（1）阿立哌唑片用于治疗成人及10~17岁儿童/青少年双相Ⅰ型障碍相关的躁狂发作和混合发作的急性期治疗（单用或作为锂盐或丙戊酸的增效治疗）。

单药治疗时：有效性级别Class Ⅰ（成人），Class Ⅱa（儿童）；推荐等级Class Ⅱb；证据强度Category B。

作为锂盐或丙戊酸的增效治疗：有效性级别Class Ⅱa；推荐等级Class Ⅱb；证据强度Category B（成人），Category C（儿童）。

（2）阿立哌唑片用于治疗用于重症抑郁的辅助用药：有效性级别Class Ⅱa；推荐等级Class Ⅱb；证据强度Category B。

6.【作用机制】　阿立哌唑与D_2、D_3、$5-HT_{1A}$、$5-HT_{2A}$受体具有高亲和力，与D_4、$5-HT_{2C}$、$5-HT_7$、α_1、H_1受体及5-HT重吸收位点具有中度亲和力，阿立哌唑是D_2和$5-HT_1A$受体的部分激动剂，也是$5-HT_{2A}$受体的阻断剂。

7.【用药监护】

（1）阿立哌唑应慎用于已知心血管（心肌梗死或缺血性心脏病、心力衰竭或传导异常病史）患者、脑血管病患者或诱发低血压的情况（脱水、血容量降低和降压药治疗）；慎用于有癫痫病史或癫痫阈值较低的患者；慎用于有吸入性肺炎危险的患者；不能用于痴呆相关精神病患者的治疗。

（2）因其能拮抗α_1-肾上腺素能受体，故阿立哌唑有可能增强某些抗高血压的作用。

8.【用药交代】

（1）建议哺乳期妇女停止哺乳。

（2）成人可能引起无力、体重下降、厌食；儿童可能引起血胰岛素升高、遗尿。

（三）艾司西酞普兰片

序号	超说明书用药内容	超说明书用药类型
1	用于12～17岁青少年重度抑郁障碍	超人群用药
2	用于广泛性焦虑障碍	超适应证
3	强迫-冲动障碍（强迫症）	超适应证

1.【NMPA说明书收录情况】 适用于治疗抑郁症，治疗伴有或不伴有广场恐怖症的惊恐障碍。国内说明书指出本品不适用于儿童和18岁以下青少年。

2.【国外说明书收录情况】

（1）美国FDA已批准艾司西酞普兰用于12岁以上青少年及成人的重度抑郁症的治疗。推荐剂量10mg，每天1次。

（2）美国FDA已批准艾司西酞普兰治疗成人广泛性焦虑障碍的急性治疗。推荐剂量10mg，每天1次。

（3）美国FDA未批准艾司西酞普兰用于强迫-冲动障碍（强迫症）。

3.【国内指南共识】

（1）用于12岁以上青少年及成人的重度抑郁症的治疗：中华医学会精神病学会，《中国抑郁障碍防治指南》（第二版，2015）指出，艾司西酞普兰可用于治疗儿童青少年抑郁症，有效率为56％～78％。也可以单独使用SNRIs药物。

（2）用于广泛性焦虑障碍：中华医学会、中华医学会杂志社、中华医学会全科医学分会，等。《广泛性焦虑障碍基层诊疗指南》（2021年）。指出提及艾司西酞普兰是FDA批准治疗广泛性焦虑障碍（GAD）的有效药物。通常起始剂量5～10mg/d，治疗剂量10～20mg/d，剂量递增为10mg/q1～2w。

（3）用于强迫-冲动障碍（强迫症）：中华医学会精神医学分会《中国强迫症防治指南》（2016）、中华人民共和国国家卫生健康委员会《精神障碍诊疗规范》（2020年版）。《中国强迫症防治指南》（2016）指出强迫症的二线治疗药物包括三环类药物氯米帕明（1/A）、SSRIs药物西酞普兰（2/B）和艾司西酞普兰（1/A）。

4.【国外指南共识】 用于强迫-冲动障碍（强迫症）：美国精神病学学会（APA），*Practice guide line for the Treatment of Patients With Obsessive-Compulsive Disorder*（2007）。口服起始剂量及增加剂量为10mg/d，常用目标剂量为20mg/d，常用最大剂量为40mg/d，特殊情况下最大可用至60mg/d。

5.【MICROMEDEX数据库收录结果】

（1）用于12岁以上青少年及成人的重度抑郁症的治疗：有效性级别 Class Ⅰb（儿童）；推荐等级 Class Ⅱb（儿童）；证据强度 Category B（儿童）。

（2）治疗成人广泛性焦虑障碍：有效性级别 Class Ⅰ；推荐等级 Class Ⅱa；证据强度 Category B。

（3）强迫－冲动障碍（强迫症）：有效性级别 Class Ⅱa；推荐等级 Class Ⅱb；证据强度 Category B。

6.【作用机制】 艾司西酞普兰是二环氢化酞类衍生物西酞普兰的单一 S-对映体。艾司西酞普兰属于5-羟色胺再摄取抑制剂，通过抑制5-羟色胺的再摄取，增强中枢功能，发挥较好的抗抑郁作用。

7.【用药监护】

（1）禁止与非选择性、不可逆性单胺氧化酶抑制剂（MAOI）合用，禁止与利奈唑胺合并用药，禁止与匹莫齐特合并用药，禁用于已知患有Q-T间期延长或先天性Q-T综合征的患者。

（2）躁狂抑郁症的患者转为躁狂发作的患者应停止使用本品。癫痫发作的患者若发作频率增加，应停止使用本品。

8.【用药交代】

（1）停用本品，可能出现易怒、激越、感觉异常、焦虑等停药症状。

（2）哺乳期妇女禁用或用药期间停止哺乳。

（四）奥氮平片

序号	超说明书用药内容	超说明书用药类型
1	13～17岁青少年精神分裂症	超人群用药
2	用于化疗相关呕吐	超适应证
3	用于13～17岁青少年与双相Ⅰ型障碍相关的躁狂或混合发作的急性治疗	超用药人群
4	用于10～17岁儿童、青少年联合氟西汀治疗与双相情感障碍Ⅰ型相关的抑郁发作	超用药人群
5	用于联合氟西汀治疗难治性抑郁症	超适应证

1.【NMPA说明书收录情况】 适用于治疗成人精神分裂症，中、重度躁狂发作。对奥氮平治疗有效的躁狂发作患者，奥氮平可用于预防双相情感障碍的复发。

2.【国外说明书收录情况】

（1）美国FDA已批准用于治疗13~17岁儿童精神分裂症。推荐剂量10mg/d，最大剂量20mg/d。

（2）美国FDA已批准用于青少年（13~17岁）与双相Ⅰ型情感障碍相关的躁狂或混合发作的急性治疗和双相Ⅰ型情感障碍的维持治疗。推荐剂量10mg/d，最大剂量20mg/d。

（3）美国FDA已批准奥氮平–氟西汀胶囊治疗与双相Ⅰ型情感障碍相关的抑郁发作（成人及10~17岁青少年）。10~17岁儿童青少年初始剂量为奥氮平2.5mg/d与氟西汀20mg/d，qn。

（4）美国FDA已批准奥氮平–氟西汀胶囊用于治疗难治性抑郁症。推荐剂量奥氮平5~20mg/d和氟西汀25~50mg/d范围内，可根据疗效和耐受性调整剂量。

3.【国内指南共识】

（1）用于治疗13~17岁青少年精神分裂症：中华医学会精神医学会，《精神分裂症防治指南》（2015）。起始剂量为2.5~5mg/d，以2.5~5mg幅度增减，目标剂量为10mg/d，最大剂量为20mg/d。

（2）化疗相关呕吐：中国抗癌协会癌症康复与姑息治疗专业委员会，中国临床肿瘤学会抗肿瘤药物安全管理专家委员会，《肿瘤治疗相关呕吐防治指南》（2014版）。高致吐方案：5~10mg/d，第1~4日；中致吐方案5~10mg/d，第1~3日。

4.【国外指南共识】

（1）用于13~17岁儿童青少年双相Ⅰ型情感障碍，急性混合性或躁狂发作：《儿童和青少年双相情感障碍（BPAD）临床实践指南》（2019）。口服起始剂量为2.5mg/d或5mg/d，以2.5~5mg幅度增减，目标剂量为10mg/d，最大剂量为20mg/d。

（2）化疗相关呕吐：《NCCN临床实践指南：止吐》（2023.V2）。方案1：奥氮平5~10mg/d、第2/3/4天，阿瑞吡坦80mg/d、第2/3天（如果在第1天使用阿瑞吡坦），地塞米松8mg/d、第2/3/4天。方案2：奥氮平5~10mg/d，第2/3/4天。

（3）青少年（13~17岁）与双相Ⅰ型障碍相关的躁狂或混合发作的急性治疗和双相Ⅰ型障碍的维持治疗：印度精神病学会（IPS），《儿童和青少年双相情感障碍（BPAD）临床实践指南》（2019）。起始阶段2.5~5mg/qd；推荐剂量，10mg/qd。

5.【MICROMEDEX数据库收录结果】

（1）用于治疗13~17岁儿童精神分裂症：有效性级别Class Ⅱa（儿童）；推荐等级Class Ⅱb（儿童）；证据强度Category B（儿童）。

（2）化疗相关呕吐：有效性级别Class Ⅰ；推荐等级Class Ⅱa；证据强度Category B。

（3）13~17岁青少年与双相Ⅰ型障碍相关的躁狂或混合发作的急性治疗：有效性级别Class Ⅱa（儿童）；推荐等级Class Ⅱb（儿童）；证据强度Category B（儿童）。

（4）10~17岁儿童、青少年联合氟西汀治疗与双相情感障碍Ⅰ型相关的抑郁发作：有效性级别Class Ⅱa；推荐等级Class Ⅱb；证据强度Category B。

（5）联合氟西汀治疗难治性抑郁症：有效性级别Class Ⅱa；推荐等级Class Ⅱb；证据强度Category B。

6.【作用机制】 奥氮平属于常用多受体作用药物，能够调节多巴胺等物质的合成、分泌，有效抑制大脑皮层活动，缓解精神分裂症症状。还可与毒蕈碱受体结合影响乙酰胆碱的浓度，是一种多受体阻断剂，其阻断的神经递质与化疗相关性呕吐相关的神经递质之间存在许多重叠之处。

7.【用药监护】 氟伏沙明是一种P4501A2抑制剂，可以显著地抑制奥氮平的代谢，对于正在使用氟伏沙明或其他P4501A2抑制剂（如环丙沙星）的患者，应考虑降低奥氮平的剂量。

8.【用药交代】

（1）已知有窄角性青光眼危险患者禁用。

（2）可能会出现神经中枢抑制或锥体外系反应等。

（五）度洛西汀胶囊

序号	超说明书用药内容	超说明书用药类型
1	7岁以上儿童患者广泛性焦虑障碍	超人群用药
2	纤维肌痛	超适应证
3	糖尿病周围神经病性疼痛	超适应证

1.【NMPA说明书收录情况】 适用于治疗成人抑郁症和广泛性焦虑障碍。

2.【国外说明书收录情况】 美国FDA已批准度洛西汀用于7岁以上儿童的广泛性焦虑障碍（起始剂量30mg/d，两周后可增加至60mg/d）、纤维肌痛（起始剂量30mg/d，治疗一周后可调整至60mg/d）、糖尿病周围神经病性疼痛（60mg/qd）。

3.【国内指南共识】

（1）纤维肌痛：中华中医药协会风湿病分会，《中国纤维肌痛综合征诊疗指南》（2023版）。起始剂量从30mg/qd，治疗1周后可增加至60mg/qd。

（2）糖尿病周围神经病性疼痛：中华医学会糖尿病分会，《中国2型糖尿病诊治指南》（2020版）。起始剂量为60mg/qd；对于担心耐受性的患者，可考虑降低起始剂量。

4.【国外指南共识】

（1）儿童（7岁以上）的广泛性焦虑障碍：美国儿童和青少年精神病学会（AACAP），《临床实践指南：儿童青少年焦虑症的评估和治疗临床实践指南》（2020版）。起始剂量30mg/qd，持续两周后可增加至60m/qd，最大剂量为120mg/d。

（2）纤维肌痛：意大利风湿病学学会（SIR），《纤维肌痛的诊断和治疗指南》（2021版）。起始剂量30mg/qd，持续1周，再增加至60mg/qd。

（3）糖尿病周围神经病性疼痛：美国糖尿病学会（ADA），《糖尿病医学诊疗标准》（2022版）。成人推荐剂量为60mg/qd。

5.【MICROMEDEX数据库收录结果】

（1）儿童（7岁以上）的广泛性焦虑障碍：有效性级别Class Ⅱa（儿童）；推荐等级Class Ⅱb（儿童）；证据强度Category B（儿童）。

（2）纤维肌痛：有效性级别Class Ⅰ（成人）Class Ⅱa（13岁以上儿童）；推荐等级Class Ⅱa（成人）Class Ⅱb（13岁以上儿童）；证据强度Category A（成人）Category B（13岁以上儿童）。

（3）糖尿病周围神经病性疼痛：有效性级别Class Ⅰ；推荐等级Class Ⅱa；证据强度Category A。

6.【作用机制】 度洛西汀能够抑制大脑和脊髓中5-HT和NE的再摄取，从而升高两种神经递质的浓度，可改善抑郁和焦虑，用于治疗抑郁症和广泛型焦虑障碍，而5-HT和NE同时参与了对疼痛的下行抑制机制，因此应用度洛西汀还可提高机体对疼痛的耐受力，并因此能够治疗纤维肌痛、慢性肌肉骨骼疼痛、糖尿病周围神经病理性疼痛等疼痛性疾患。

7.【用药监护】

（1）由于会增加发生五羟色胺综合征的危险，正在使用MAOI（如利奈唑胺或静脉注射用亚甲基蓝）的患者不应该开始服用本品。

（2）度洛西汀主要通过CYP1A2和CYP2D6代谢，应避免合并使用强CYP1A2抑制剂、强CYP2D6抑制剂。

（3）如果出现黄疸或肝功能障碍时，应停用度洛西汀。

（4）不应用于终末期肾病或严重肾脏损害的患者（肌酐清除率＜30ml/min）。

8.【用药交代】

可能出现胃肠道不适、中枢神经混乱等副作用。

（六）氟西汀片

序号	超说明书用药内容	超说明书用药类型
1	经前焦虑障碍	超适应证
2	惊恐障碍	超适应证
3	与奥氮平联用治疗双相情感障碍Ⅰ型相关的抑郁发作	超适应证

1.【NMPA说明书收录情况】 适用于治疗成人抑郁症、强迫症和神经性贪食症。

2.【国外说明书收录情况】

（1）美国FDA已经批准氟西汀用于经前焦虑障碍。20mg/d，最大剂量80mg/d。

（2）美国FDA已经批准氟西汀用于惊恐障碍。推荐剂量20mg/d，最大剂量60mg/d。

（3）美国FDA已批准奥氮平–氟西汀胶囊治疗双相Ⅰ型障碍相关的抑郁发作。成人剂量奥氮平5～12.5mg/d，氟西汀20～50mg/d；儿童和青少年（10～17岁）起始剂量奥氮平2.5mg/d，氟西汀20mg/d，如果需要，根据疗效和耐受性调整剂量。

3.【国内指南共识】 国内指南共识暂无收录。

4.【国外指南共识】 国外指南共识暂无收录。

5.【MICROMEDEX数据库收录结果】

（1）氟西汀用于经前焦虑障碍：有效性级别Class Ⅰ；推荐等级Class Ⅱa；证据强度Category B。

（2）氟西汀用于惊恐障碍：有效性级别Class Ⅰ；推荐等级Class Ⅱa；证据强度Category B。

（3）氟西汀分散片与奥氮平联用治疗双相情感障碍Ⅰ型相关的抑郁发作：有效性级别Class Ⅰ；推荐等级Class Ⅱa；证据强度Category B。

6.【作用机制】 氟西汀是一种选择性的5-羟色胺再摄取抑制剂（SSRI），其能有效地抑制神经元从突触间隙中摄取5-羟色胺，增加间隙中可供实际利用的这种神经递质，从而改善情感状态。

7.【用药监护】

（1）接受抗抑郁药治疗的所有患者都应当进行适当监测，密切观察是否出现临床加重、自杀和行为异常。使用氟西汀时应给予能够控制病情的最少的药物剂量。

（2）正在使用氟西汀或停用氟西汀者5周内禁止使用单胺氧化酶抑制剂。在停用单胺氧化酶抑制剂后的14天内也禁止使用氟西汀；由于5-羟色胺综合征发生风险可能升高，禁止正在使用利奈唑胺或静脉注射亚甲蓝的患者使用氟西汀进行治疗。

（3）同时使用氟西汀和NSAIDs、阿司匹林、华法林或其他影响凝血的药物时，伴有出血风险。

（4）存在先天性长Q-T综合征、Q-T间期延长病史、长Q-T综合征家族史或心脏猝死，以及其他容易引起Q-T间期延长和室性心律失常情况的患者应慎用氟西汀。

8.【用药交代】

（1）如有服用匹莫齐特或硫利达嗪，禁止使用氟西汀。

（2）常见的不良反应有胃肠道不适、中枢神经系统疾病和流感综合征等。

（七）甲磺酸齐拉西酮冻干粉针

超说明书用药内容	超说明书用药类型
双相Ⅰ型障碍相关激越症状	超适应证

1.【NMPA说明书收录情况】　适用于治疗精神分裂症患者的急性激越症状。

2.【国外说明书收录情况】　美国FDA已批准用于治疗双相Ⅰ型障碍相关激越症状。一次2mg，肌内注射。

3.【国内指南共识】　中国精神科相关专家小组，《齐拉西酮注射液超说明书用药的中国专家共识》（2021）。一次2mg，肌内注射，24小时内最大剂量为40mg，单次用药间隔时间不小于2小时。

4.【国外指南共识】　加拿大情绪和焦虑治疗网络（CANMAT）、国际双相情感障碍学会（ISBD），《双相情感障碍患者管理指南》（2018年版）。一次2mg，肌内注射，24小时内最大剂量为20mg。

5.【MICROMEDEX数据库收录结果】　有效性级别Class Ⅱa；推荐等级Class Ⅱa；证据强度Category B。

6.【作用机制】　甲磺酸齐拉西酮对额前叶纹状体皮质中活性有增强效果，对机体多巴胺D_2受体和$5-HT_2$受体有阻断效果，改善患者认知缺损、焦虑抑郁症状、阴性症状。

7.【用药监护】

（1）禁用于具有Q-T间期延长病史的患者、近期出现急性心肌梗死的患者、失代偿性心力衰竭的患者。在治疗过程中，如果发现患者出现了持续性Q-Tc＞500ms，应停用齐拉西酮。

（2）使用齐拉西酮的患者有报告伴嗜酸性粒细胞增多及全身症状的药物反应（DRESS），如果疑诊为DRESS，应停用齐拉西酮。

（3）如果齐拉西酮治疗的患者出现迟发性运动障碍的症状或体征，应考虑停药。

8.【用药交代】　可能出现椎体外系疾病、中枢神经系统疾病、胃肠道疾病和心血管疾病等。

（八）喹硫平片

序号	超说明书用药内容	超说明书用药类型
1	10～17岁青少年双相Ⅰ型障碍相关的躁狂发作的急性期	超用药人群
2	双相Ⅰ型情感障碍的维持期治疗：作为锂盐或双丙戊酸的增效治疗	超适应证
3	13～17岁青少年精神分裂症	超用药人群
4	双相障碍相关的抑郁发作的急性期	超适应证

1.【NMPA说明书收录情况】 适用于治疗成人精神分裂症和双相情感障碍的抑郁发作。

2.【国外说明书收录情况】

（1）美国FDA批准喹硫平单药用于治疗青少年（10～17岁）双相Ⅰ型障碍相关的躁狂发作的急性期。推荐剂量400～800mg/d，最大剂量800mg/d。

（2）美国FDA批准喹硫平用于双相Ⅰ型情感障碍的维持期治疗：作为锂盐或双丙戊酸的增效治疗。推荐剂量400～800mg/d，每日分2次服用。

（3）美国FDA批准喹硫平用于治疗青少年（13～17岁）精神分裂症。推荐剂量400～800mg/d，最大剂量800mg/d。

（4）美国FDA批准喹硫平用于成人双相障碍相关的抑郁发作的急性期治疗。推荐剂量300mg/d，最大剂量300mg/d。

3.【国内指南共识】《精神分裂症防治指南（第二版）》。

4.【国外指南共识】

（1）青少年（10～17岁）双相Ⅰ型障碍相关的躁狂发作的急性期治疗：ANMAT/ISBD，《双相障碍患者的管理》（2018）（第一天剂量为50mg、第二天剂量为100mg、第三天剂量为200mg、第四天剂量为300mg、第五天剂量为400mg，皆分两次给药；进一步的调整应在400～600mg/d的推荐剂量范围内以不超过100mg/d的增量进行；根据疗效和耐受性，可每日给药3次）。

（2）成人双相Ⅰ型情感障碍的维持期治疗：作为锂盐或双丙戊酸的增效治疗：NMAT/ISBD，《双相障碍患者的管理》（2018）（维持日剂量为400～800mg/d，分两次服用，最大日剂量为800mg/d）。

（3）成人双相障碍相关的抑郁发作的急性期治疗：NMAT/ISBD，《双相障碍患者的管理》（2018）（第1天剂量为50mg、第2天剂量为100mg、第3天剂量为200mg、第4天剂量为300mg，药物睡前服用，每日推荐最大剂量为300mg）。

（4）青少年（13～17岁）精神分裂症：IPS，《临床实践指南：儿童和青少年精神分裂的管理》（2019）（第1天剂量为50mg、第2天剂量为100mg、第3天剂量为200mg、第4天剂量为300mg、第5天剂量为400mg，皆分2次给药；进一步的调整应在400～800mg/d的推荐剂量范围内以不超过100mg/d的增量进行；根据疗效和耐受性，可每日给药3次）。

5.【MICROMEDEX数据库收录结果】

（1）用于双相Ⅰ型障碍相关的躁狂发作的急性期治疗（10~17岁青少年）：有效性级别Class Ⅱa（儿童）；推荐等级Class Ⅱb（儿童）；证据强度Category B（儿童）。

（2）用于双相Ⅰ型情感障碍的维持期治疗：作为锂盐或丙戊酸的增效治疗：有效性级别Class Ⅱa；推荐等级Class Ⅱa；证据强度Category B。

（3）用于精神分裂症（13~17岁青少年）：有效性级别Class Ⅱa（儿童）；推荐等级Class Ⅱb（儿童）；证据强度Category B（儿童）。

（4）用于双相障碍相关的抑郁发作的急性期治疗：有效性级别Class Ⅱa；推荐等级Class Ⅱa；证据强度Category B。

6.【作用机制】　喹硫平能够竞争性结合患者体内5-羟色胺受体及多巴胺受体，发挥较强的亲和力，可在一定程度上对机体免疫系统进行调节，抑制效应性T细胞增殖，有助于减轻局部病灶部位T细胞浸润状况。并且能够充分结合多巴胺D_1、D_2受体，有效减轻锥体外系反应，而且还能够作用于肾上腺素受体，对其发挥有效抑制作用，进而起到良好的镇静效果。

7.【用药监护】

（1）喹硫平和肝药酶诱导剂（如卡马西平）联合使用可能使喹硫平全身暴露量大量减低，如果同时使用肝药酶诱导剂，应根据临床反应需要考虑使用较高剂量喹硫平。

（2）当患者中心粒细胞$< 1.0 \times 10^9$/L，应停止使用喹硫平。应观察这些患者感染的体征和症状，并跟进中性粒细胞的计数直至1.5×10^9/L。

（3）患有痴呆相关精神病的老年患者使用抗精神病药治疗时，死亡的风险增加。应密切监测患者可能出现的自杀、自伤念头。

8.【用药交代】

（1）突然停用喹硫平可出现急性戒断症状，如失眠、恶心和呕吐，建议逐步停药。

（2）可能出现心血管疾病、中枢神经抑制和锥体外系症状等。

（3）治疗会伴发神经阻滞剂恶性综合征。出现该病症状，应停用本品并给予治疗。

（4）长期服用可能出现迟发性运动障碍。出现该病体征或症状，应考虑减少剂量或停用。

（九）喹硫平缓释片

超说明书用药内容	超说明书用药类型
重度抑郁症的辅助治疗	超适应证

1.【NMPA说明书收录情况】 适用于治疗精神分裂症和双相情感障碍的抑郁发作。

2.【国外说明书收录情况】 美国FDA已批准硫平缓释片用于治疗成人重度抑郁症的辅助治疗。推荐剂量150～300mg/d，最大剂量300mg/d。

3.【国内指南共识】 暂未收录。

4.【国外指南共识】 英国国家卫生与临床优化研究所（NICE），《成人抑郁症的治疗和管理指南》（2022）。第一天剂量为50mg、第二天剂量为50mg、第三天剂量为150mg，推荐剂量范围150～300mg/d，最大剂量为300mg/d。

5.【MICROMEDEX数据库收录结果】 有效性级别Class Ⅱa；推荐等级Class Ⅱb；证据强度Category B。

6.【作用机制】 喹硫平通过干扰去甲肾上腺素再摄取，促使突触间隙去甲肾上腺素浓度升高，以增强抗抑郁效果，减少抑郁、焦虑等情绪滋生，从而纠正患者异常精神状态。

7.【用药监护】

（1）增加剂量最短时间间隔1天，每日剂量增加幅度不得超过300mg。

（2）肝功能损伤的患者根据个体疗效和耐受性，可以将剂量逐日增加50mg，直至有效剂量。

（3）对已有糖尿病的患者给予监测，以观察可能出现的糖尿病恶化现象。

8.【用药交代】

（1）哺乳期妇女服用喹硫平期间应避免哺乳。

（2）可能出现中枢神经系统疾病、心血管疾病和锥体外系等症状。

（十）氯氮平片

超说明书用药内容	超说明书用药类型
难治性精神分裂症	超适应证、超剂量用药

1.【NMPA已批准的适应证】 适用于急性与慢性精神分裂症。

2.【国外说明书收录的用法】 美国FDA已批准氯氮平用于治疗难治性精神分裂症。推荐剂量300~450mg/d，最大剂量900mg/d。

3.【国内指南共识】 中华医学会精神医学分会，《中国精神分裂症防治指南》（第二版）。

4.【国外指南共识】 APA，《精神分裂症治疗指南》（2020）。起始剂量为12.5mg，qd或bid。如果耐受良好，每日总剂量可增加25~50mg，以在2周结束时达到300~450mg/d的目标剂量（分次给药）。随后，剂量可以每周增加1~2次，增量最高可达100mg。最大剂量为900mg/d。

5.【MICROMEDEX数据库收录结果】 有效性级别Class Ⅱa；推荐等级Class Ⅱa；证据强度Category B。

6.【作用机制】 对脑内的5-羟色胺（5-HT）受体和多巴胺（DA）受体具有阻断的作用。另外对胆碱、组胺以及肾上腺素也有一定的作用，可以阻断胆碱、组胺及肾上腺素的部分作用，且能减少多巴胺能神经元放电，具有比较强大的镇静和催眠的作用。

7.【用药监护】

（1）引起粒细胞缺乏的风险较高，可导致严重感染或死亡。故一般仅适用于治疗至少2种不同抗精神病药足量、足疗程治疗仍无效的难治性精神分裂症。

（2）治疗的前一个月需进行心动过速的监测，一旦怀疑患者发生心肌炎，应立即停止服用氯氮平并至专科就诊。

（3）如果需要突然停用，应仔细监测精神病症状的复发情况和胆碱能反跳症状，如大量出汗、头痛、恶心、呕吐和腹泻。

8.【用药交代】

（1）8.1心肌炎、心肌病和二尖瓣功能不全的患者，尽量避免服用本药。

（2）可能导致嗜睡、体位性低血压、运动和感觉不稳，服用本品应尽量避免驾驶、登山、游泳等行为，坐躺后请缓慢起身。

（十一）氯硝西泮片

超说明书用药内容	超说明书用药类型
难惊恐障碍	超适应证

1.【NMPA说明书收录情况】 适用于控制各型癫痫，尤适用于失神发作、

婴儿痉挛症、肌阵挛性、运动不能性发作及Lennox-Gastaut综合征。

2.【国外说明书收录情况】 美国FDA已经批准氯硝西泮用于治疗成人惊恐障碍。起始剂量0.25mg，bid，大多数患者的目标剂量可在3天后增加至1mg/d。

3.【国内指南共识】 暂未收录。

4.【国外指南共识】 暂未收录。

5.【MICROMEDEX数据库收录结果】 有效性级别Class I；推荐等级Class II a；证据强度Category A。

6.【作用机制】 可结合到GABA-A的α和γ亚基，诱导GABA-A受体构象变化，促使细胞超极化，从而对中枢神经系统起到抑制作用。

7.【用药监护】

（1）严重的精神抑郁可使病情加重，甚至产生自杀倾向，应采取预防措施。

（2）超量或中毒宜及早对症处理，包括催吐或洗胃以及呼吸循环方面的支持疗法。此外，苯二氮䓬受体阻断剂氟马西尼可用于该类药物过量中毒的解救和诊断。中毒出现兴奋异常时，不能用巴比妥类药。

8.【用药交代】

（1）妊娠期妇女、婴幼儿禁用。

（2）可能出现共济失调、神经过敏易激惹（反常反应）、肌力减退等症状。

（3）癫痫患者突然停药可引起癫痫持续状态。

（十二）帕利哌酮（注射剂）

超说明书用药内容	超说明书用药类型
作为单一疗法和作为情绪稳定剂或抗抑郁药的辅助治疗成人分裂情感障碍	超适应证

1.【NMPA说明书收录情况】 适用于精神分裂症急性期和维持期的治疗。

2.【国外说明书收录情况】 美国FDA已经批准帕利哌酮作为单一疗法和作为情绪稳定剂或抗抑郁药的辅助治疗成人分裂情感障碍。推荐剂量78~234mg/qm，最大剂量234mg/qm。

3.【国内指南共识】 暂未收录。

4.【国外指南共识】 澳大利亚与新西兰皇家精神科医师学会（RANZCP），《RANZCP临床实践指南：精神分裂症及其相关疾病的管理》（2016年版）。治疗第1天初始剂量为234mg，一周后剂量为156mg。之后每个月维持剂量为78~234mg，每个月最大剂量为234mg。

5.【MICROMEDEX数据库收录结果】 有效性级别Class Ⅱa；推荐等级Class Ⅱb；证据强度Category B。

6.【作用机制】 通过阻断中枢多巴胺2（D_2）受体和5-羟色胺2（$5HT_2A$）受体的联合作用发挥抗精神病作用。

7.【用药监护】

（1）严重的精神抑郁可使病情加重，甚至产生自杀倾向，应采取预防措施。

（2）超量或中毒宜及早对症处理，包括催吐或洗胃，以及呼吸循环方面的支持疗法。苯二氮䓬受体阻断剂氟马西尼可用于该类药物过量中毒的解救和诊断。中毒出现兴奋异常时，不能用巴比妥类药。

（3）应避免在本品1个月的给药间隔期内使用强效CYP3A4和（或）P-gp诱导剂（例如卡马西平、利福平）。

（4）中度或重度肾脏功能损害患者禁用。

8.【用药交代】

（1）妊娠期妇女、婴幼儿禁用。

（2）常见不良反应：共济失调、行为紊乱异常兴奋、神经过敏易激惹（反常反应）、肌力减退等。

（3）癫痫患者突然停药可引起癫痫持续状态。

（十三）帕利哌酮缓释片

序号	超说明书用药内容	超说明书用药类型
1	分裂情感性障碍	超适应证
2	双向情感障碍躁狂发作急性期	超适应证

1.【NMPA说明书收录情况】 适用于成人及12~17岁青少年（体重≥29kg）精神分裂症的治疗。

2.【国外说明书收录情况】 美国FDA已经批准帕利哌酮作用于治疗成人分裂情感性障碍。维持剂量3~12mg/d，最大剂量12mg/d。

3.【国内指南共识】

（1）《分裂情感性障碍：精神分裂症防治指南》（第二版）。未收录帕利哌酮（缓释片）用于分裂情感性障碍。

（2）《双向情感障碍躁狂发作急性期：中国双相障碍防治指南》（第二版）。推荐帕利哌酮（缓释片）用于双向情感障碍躁狂发作急性期治疗药物。

4.【国外指南共识】

（1）分裂情感性障碍：《BAP循证指南：精神分裂症的药物治疗》（2019年版）。推荐剂量为6mg/d。如果需要增加剂量，一般应间隔4天以上，建议每次增加3mg，最大推荐剂量为12mg/d。

（2）双向情感障碍躁狂发作急性期：CANMAT/ISBD，《双相情感障碍管理指南》（2018）。初始剂量，口服6mg/d，并根据疗效和耐受性调整剂量，按照3mg/d增加或降低剂量，保持剂量范围为3～12mg/d。

5.【MICROMEDEX数据库收录结果】

（1）成人分裂情感性障碍：有效性级别Class Ⅱa；推荐等级Class Ⅱa；证据强度Category B。

（2）双向情感障碍躁狂发作急性期的治疗，推荐剂量6～12mg，口服：有效性级别Class Ⅱa；推荐等级Class Ⅱb；证据强度Category B。

6.【作用机制】 通过阻断中枢DA_2（D_2）受体和$5-HT_2$（$5HT_{2A}$）受体阻断的联合作用发挥抗精神疾病作用。

7.【用药监护】 根据患者肾功能情况进行个体化的剂量调整。

8.【用药交代】

（1）老年痴呆相关性精神病患者禁用。

（2）常见不良反应有胃肠道不适、中枢神经系统疾病和心血管疾病等。

（3）体重增加的发生率较高。

（十四）帕罗西汀片

超说明书用药内容	超说明书用药类型
广泛性焦虑障碍	超适应证
创伤后应激障碍	超适应证

1.【NMPA说明书收录情况】 适用于抑郁症、强迫症、伴有或不伴有广场恐怖的惊恐障碍、社交恐怖症/社交焦虑症。

2.【国外说明书收录情况】

（1）美国FDA已经批准盐酸帕罗西汀用于广泛性焦虑障碍。推荐剂量20～50mg/d。

（2）美国FDA已经批准盐酸帕罗西汀用于创伤后应激障碍。起始剂量为20mg/d，最大剂量为50mg/d。

3.【国内指南共识】《广泛性焦虑障碍：中华医学会广泛性焦虑障碍基层诊疗指南》（2021年）。起始剂量10～20mg/d，治疗剂量20～50mg/d，根据患者情况可10mg/1～2周剂量递增。

4.【国外指南共识】 创伤后应激障碍：NICE，《创伤后应激障碍指南》（2018）；WFSBP，《焦虑，强迫症以及创伤后应激障碍的治疗指南》（第3版，2022）。起始剂量为20mg/d，最大剂量为50mg/d；对于应答不良的患者，根据耐受性，以10mg/d的剂量递增，每次增量至少间隔1周。

5.【MICROMEDEX数据库收录结果】

（1）广泛性焦虑障碍：有效性级别Class Ⅰ；推荐等级Class Ⅰ；证据强度Category B。

（2）创伤后应激障碍：有效性级别Class Ⅰ；推荐等级Class Ⅱa；证据强度Category B。

6.【作用机制】 帕罗西汀可选择性地抑制5-HT转运体，阻断突触前膜对5-HT的再摄取，延长和增加5-HT的作用，从而产生抗抑郁作用；还能产生抗血小板聚集功效，能保护患者血管内皮，同时抑制炎症因子。

7.【用药监护】

（1）严重肾功能损害（肌酐清除率＜30ml/min）或严重肝损害的患者，服用本品后血药浓度较健康人高。

（2）对本品及其赋形剂过敏者禁用，不应与单胺氧化酶抑制剂合用或在单胺氧化酶抑制剂治疗结束后两周内使用。

8.【用药交代】

（1）年龄小于18岁的儿童或青少年禁用。

（2）妊娠期和哺乳期妇女禁用。

（3）常见不良反应包括抑郁症、强迫症、焦虑症和创伤后应激障碍等。

（4）不宜突然停药。

（十五）齐拉西酮胶囊

序号	超说明书用药内容	超说明书用药类型
1	双相障碍Ⅰ型躁狂或混合发作急性期	超适应证
2	双相Ⅰ型障碍维持期治疗，与碳酸锂或丙戊酸钠合用	超适应证

1.【NMPA说明书收录情况】 适用于成人精神分裂症。

2.【国外说明书收录情况】

（1）美国FDA已经批准盐酸齐拉西酮用于治疗成人双相Ⅰ型情感障碍躁狂或混合发作的急性期治疗。推荐一次剂量40~80mg/bid。

（2）美国FDA已经批准盐酸齐拉西酮用于（与锂盐或丙戊酸合用）双相Ⅰ型情感障碍的维持期治疗。推荐一次剂量40~80mg/bid。

3.【国内指南共识】

（1）双相Ⅰ型情感障碍躁狂或混合发作的急性期：中国双相障碍协作组，《中国双相障碍防治指南》（第二版）。

（2）双相Ⅰ型情感障碍的维持期治疗：《精神分裂症防治指南》（第二版）。

4.【国外指南共识】

（1）双相Ⅰ型情感障碍躁狂或混合发作的急性期治疗：CANMA/ISBD，《双相障碍患者的管理》（2018）。第1天40mg，bid，与食物同服；第2天60mg或者80mg，bid，与食物同服；然后根据耐受性和疗效进行用药剂量调整，剂量范围为40~80mg，bid。

（2）双相Ⅰ型情感障碍的维持期治疗：CANMAT/ISBD，《双相障碍患者的管理》（2018）。推荐一次剂量40~80mg，bid，与食物同服，与锂或者丙戊酸钠合用。

5.【MICROMEDEX数据库收录结果】

（1）双相Ⅰ型情感障碍躁狂或混合发作的急性期治疗：有效性级别Class Ⅱa；推荐等级Class Ⅱa（成人）、Class Ⅱb（儿童）；证据强度Category B。

（2）双相Ⅰ型情感障碍的维持期治疗：有效性级别Class Ⅰ；推荐等级Class Ⅱb；证据强度Category B。

6.【作用机制】 齐拉西酮作为DA受体、5-HT$_{2A}$的双重阻断剂，能够阻断黑质纹状体通路、中脑皮质及多巴胺系统5-HT$_{2A}$受体，同时作用于前额叶皮质5-HT$_{2A}$受体，与碳酸锂合用可通过协同作用更好地抑制INH、ACh升高，增高GABA、DA水平。

7.【用药监护】

（1）因肝硬化导致的轻至中度肝功能损伤（Child-Pugh A 级或 B 级）的患者，应考虑降低剂量。

（2）不应与延长 Q-T 间期的药物合用，以及作用于 DA 能和 5-HT 能系统的药物合用。

8.【用药交代】

（1）服药期间不宜饮用酒精。

（2）常见不良反应包括胃肠道反应、锥体外系反应、心血管疾病、真菌性皮炎、共济失调、感知觉紊乱、运动功能紊乱等。

（3）服用过量可能出现：锥体外系症状、嗜睡、震颤和焦虑。

（十六）舍曲林片

序号	超说明书用药内容	超说明书用药类型
1	创伤后应激障碍	超适应证
2	经前焦虑症	超适应证
3	社交恐惧症	超适应证
4	早泄	超适应证

1.【NMPA说明书收录情况】 适用于治疗抑郁症的相关症状和强迫症。

2.【国外说明书收录情况】

（1）美国FDA已经批准舍曲林用于治疗成人创伤后应激障碍。起始剂量 25mg/d，最大剂量 200mg/d。

（2）美国FDA已经批准舍曲林用于治疗成人经前焦虑症。起始剂量 50mg/d，最大剂量 1500mg/d。

（3）美国FDA已经批准舍曲林用于治疗成人社交恐怖症。起始剂量 25mg/d，最大剂量 200mg/d。

3.【国内指南共识】 早泄：中华医学会男科学分会、《早泄诊断与治疗指南》编写组，《早泄诊断与治疗指南》（2022）。推荐舍曲林用于早泄治疗药物，推荐剂量 25～200mg/d。

4.【国外指南共识】

（1）成人创伤后应激障碍：退伍军人卫生署和美国国防部（VA/DoD），《创伤后应激障碍和急性应激障碍的管理指南》（2017）；WFSBP，《焦虑，强迫症以及创伤后应激障碍的治疗指南》（第3版，2022）。推荐起始剂量25mg，治疗剂量范围50～200mg。如果反应不充分，可根据耐受性，以每25～50mg/d的剂量递增，每周1次，最多200mg/d。

（2）成人经前焦虑症：英国皇家妇产科医师学院（RCOG），《经前期综合征的管理（No.48）》（2016）。推荐起始剂量为50mg/d，可以连续给药（在整个月经周期中每天给药）或间歇给药（仅在月经周期的黄体期给药，即在预计月经来潮前14天开始每天给药，并持续到月经来潮）。连续给药：对50mg剂量无反应的患者可在每个月经周期以50mg为单位增加剂量，最多150mg/d增加。间歇给药：对50mg剂量无反应的患者可在下一个月经周期（及随后的周期）按以下方法增加剂量，最多100mg/d：在用药的前3天为50mg/d，然后在用药周期的剩余天中为100mg/d。

（3）成人社交恐怖症：韩国精神病学协会（KNA），《社交恐惧症的药物治疗指南》（2018）。初始剂量25mg/d，治疗剂量范围50～200mg/d。如果反应不充分，可根据耐受性，以每25～50mg/d的剂量递增，每周1次，最多200mg/d。

（4）早泄：欧洲泌尿外科学会（EAU），《勃起功能障碍，早泄，阴茎弯曲和异常勃起指南》（2019版）。25～200mg/d。

5.【MICROMEDEX数据库收录结果】

（1）成人创伤后应激障碍：有效性级别Class Ⅰ；推荐等级Class Ⅰ；证据强度Category B。

（2）成人经前焦虑症：有效性级别Class Ⅰ；推荐等级Class Ⅱa；证据强度Category B。

（3）成人社交恐怖症：有效性级别Class Ⅰ；推荐等级Class Ⅰ；证据强度Category B。

6.【作用机制】 舍曲林是选择性5-HT再摄取抑制药，用于治疗抑郁症相关症状，包括伴随焦虑、有或无躁狂史的抑郁症等。其作用机制与其对中枢神经元5-HT再摄取的抑制有关。下丘脑视交叉中央等区域存在对射精起重要调节作用的5-HT能神经，该神经兴奋可直接抑制射精发生，增加5-HT浓度可抑制射精中枢，达到延长射精潜伏期的目的。

7.【用药监护】

（1）舍曲林的清除半衰期为24小时，剂量调整间隔不应短于1周。

（2）应当从最小剂量开始，并配合良好的患者管理，以减少过量用药的危险。

（3）与其他使Q-Tc间期延长的药物（如某些抗精神病药物和抗生素）合用会导致Q-Tc延长或室性心律失常（例如TdP）的风险增加。

（4）禁止与单胺氧化酶抑制剂、匹莫齐特合用。

8.【用药交代】 常见不良反应包括失眠、头晕、头痛、腹泻、恶心。

（十七）文拉法辛胶囊

序号	超说明书用药内容	超说明书用药类型
1	成人惊恐障碍伴有或不伴有广场恐怖	超适应证
2	成人社交焦虑症	超适应证

1.【NMPA说明书收录情况】 适用于抑郁症（包括伴有焦虑的抑郁症）及广泛性焦虑障碍。

2.【国外说明书收录情况】

（1）美国FDA已经批准文拉法辛用于成人惊恐障碍，伴有或不伴有广场恐惧症。推荐剂量为75mg/d，最大剂量为225mg/d。

（2）美国FDA已经批准文拉法辛用于成人社交恐惧症。推荐剂量为75mg/d，最大剂量为75mg/d。

3.【国内指南共识】 暂未收录。

4.【国外指南共识】

（1）成人惊恐障碍，伴有或不伴有广场恐惧症：《NICE指南：成人广泛性焦虑障碍和惊恐障碍：管理（CG113）》（2011年版）。推荐的起始剂量为37.5mg/d，持续7天。对75mg/d无反应的患者可增加剂量，每次最多增加75mg/d且要间隔至少7天，最大剂量为225mg/d。

（2）成人社交恐怖症：KNA，《社交恐惧症的药物治疗指南》（2018）。75mg/d，单剂量给药。

5.【MICROMEDEX数据库收录结果】

（1）成人惊恐障碍，伴有或不伴有广场恐惧症：有效性级别Class Ⅰ；推荐等级Class Ⅱa；证据强度Category B。

（2）成人社交恐怖症：有效性级别Class Ⅰ；推荐等级Class Ⅱa；证据强度Category B。

6.【作用机制】 文拉法辛可阻断去甲肾上腺素和5–HT的再摄取，升高去甲肾上腺素和5–HT浓度而发挥双重抗抑郁作用，对DA的重摄取有轻微的抑制作用。

7.【用药监护】

（1）轻度至中度肝功能不全的患者每日总剂量必须减少50%。

（2）肾功能不全患者每天总剂量必须减少25%～50%。接受透析治疗的患者，每日总剂量必须减少50%。

（3）文拉法辛治疗与血压升高呈剂量相关性。建议患者在服用期间应定期监测血压。

（4）禁用于正在接受利奈唑胺或静脉用亚甲蓝等MAOI治疗的患者，因其会增加5–HT综合征的风险。至少停用14天以后才能开始使用本品。

（5）使用文拉法辛超过6周，建议逐渐减量。如果在减药或停药过程中出现不能耐受的反应，可以考虑恢复至先前的处方剂量，之后可以再以更慢的速度减量。

（6）药物过量最常报告的事件包括心动过速、意识水平改变（从嗜睡到昏迷）、瞳孔扩大、癫痫发作和呕吐。其他报告的事件包括心电图变化（例如，Q-T间期延长、束支性传导阻滞和QRS延长）、室性心动过速、心动过缓、低血压、横纹肌溶解、眩晕、肝坏死、5–HT综合征和死亡。

8.【用药交代】 常见不良反应包括恶心、头痛和出汗。

（十八）西酞普兰片

超说明书用药内容	超说明书用药类型
强迫–冲动障碍（强迫症）	超适应证

1.【NMPA说明书收录情况】 适用于抑郁症。

2.【国外说明书收录情况】 适用于重度抑郁症。

3.【国内指南共识】 中华医学会精神医学分会，《中国强迫症防治指南》（2016）；中华人民共和国国家卫生健康委员会，《精神障碍诊疗规范》（2020年版）。

4.【国外指南共识】 APA，《强迫性障碍患者治疗的临床实践指南》（2007）。口服起始剂量及增加剂量为10mg/d，常用目标剂量为20mg/d，常用最大剂量为40mg/d，特殊情况下最大可用至60mg/d。

5.【MICROMEDEX数据库收录结果】 有效性级别Class Ⅱ a；推荐等级 Class Ⅱ b；证据强度Category B。

6.【作用机制】 西酞普兰是选择性5-HT再摄取抑制剂（SSRIS）之一，可选择性抑制中枢神经系统对5-HT再摄取，使突触间隙中5-HT浓度增高，发挥抗强迫及抑郁作用并减轻焦虑。

7.【用药监护】

（1）老年患者应将剂量减少至建议剂量的一半，即每日10～20mg。建议最大剂量为20mg/d。

（2）在50岁及以上患者接受去甲肾上腺素和选择性5-HT再摄取抑制剂类药物（SSRI），以及三环类抗抑郁药（TCA）患者的骨折风险会增加。

（3）禁止与利奈唑胺合并用药，除非对血压进行密切观察和监测。

（4）本品禁用于正在接受单胺氧化酶抑制剂（MAOI）治疗的患者（司来吉兰日剂量超过10mg的患者）。在不可逆性MAOI停药后的14天期间内不应给予本品。在本品停药后的7天内，不应给予MAOI。

（5）在已知患有Q-T间期延长或先天性Q-T综合征的患者中，禁止使用本品。

（6）禁止与匹莫齐特合并用药。

8.【用药交代】

（1）治疗的第1～2周出现不良反应最为频繁，随后逐渐缓解。

（2）本品停药（尤其是突然停药）会出现停药症状，一般为轻度至中度，呈自限性，个别患者为重度和（或）时间延长。

（十九）甲苯磺酸瑞马唑仑注射液

超说明书用药内容	超说明书用药类型
持续30分钟以内手术的程序性镇静诱导及维持	超适应证

1.【NMPA说明书收录情况】 适用于胃镜、结肠镜检查的镇静。

2.【国外说明书收录情况】 美国FDA已批准瑞马唑仑用于持续30分钟以内手术的程序性镇静诱导及维持。程序性镇静的诱导：1分钟内注射5mg（成人）；程序性镇静的维持：15秒内注射2.5mg（成人）在使用任何补充剂量前要至少间隔2分钟。

3.【国内指南共识】 中华医学会内镜学分会麻醉协作组，《常见消化内镜手术麻醉管理专家共识》（2019年版）。①程序性镇静的诱导：a.一般成年人建议在1分钟内注射5mg瑞马唑仑。b.美国麻醉师协会身体状态分类系统（ASA）分级Ⅲ级和Ⅳ级的患者建议根据患者的总体情况，在1分钟内注射2.5～5mg。②程序性镇静的维持：a.一般成年人建议在15秒内注射2.5mg。在使用任何补充剂量之前必须至少经过2分钟。b. ASA分级Ⅲ级和Ⅳ级的患者建议根据患者的总体情况，在15秒内注射1.25～2.5mg瑞马唑仑。在使用任何补充剂量之前必须至少经过2分钟。

4.【国外指南共识】 国外指南共识暂未收录甲苯磺酸瑞马唑仑（注射液）用于持续30分钟以内手术的程序性镇静诱导及维持。

5.【MICROMEDEX数据库收录结果】 有效性级别Class Ⅰ；推荐等级Class Ⅱa；证据强度Category B。

6.【作用机制】 甲苯磺酸瑞马唑仑作用于γ-亚基的氨基丁酸A型受体，进而增加氯离子内流量，使细胞膜发生超极化，然后抑制中枢活动，产生镇静催眠效应。

7.【用药监护】

（1）静脉推注，推荐初始剂量为5mg，初始剂量给药1分钟；在初始剂量给药结束后，每间隔1分钟，可以根据需要追加一次2.5mg，每15分钟时间段内追加不推荐超过5次。

（2）被判定为呼吸道管理困难（改良马氏评分为Ⅳ级）的患者慎用本品。

（3）对于既往病史中已知有严重心绞痛发作、心律失常的患者慎用本品。

（4）慢性肾衰竭、慢性肝损害患者慎用。

8.【用药交代】

（1）本品与其他麻醉剂、镇静催眠药物合用会导致各自药理作用增强。

（2）长期酗酒及吸毒人群慎用本品。

（3）本品可能导致头晕、头痛并引起反应力下降。服用本品后应至少24小时内不得驾车或操作机械。

（4）不良反应包括：恢复期的运动障碍和头晕。常见（1%～10%）的不良反应包括：低血压、呼吸抑制、恶心。偶见（0.1%～1%）的不良反应包括：嗜睡、头痛、运动障碍、震颤、感觉减退、喉部疼痛、呃逆、呼吸频率降低、乏力、注射部位痛、眩晕、心动过缓、心动过速、高尿酸血症、麻醉剂气道并发症、呕吐。

（二十）利培酮注射微球

超说明书用药内容	超说明书用药类型
单药或锂盐、丙戊酸盐的辅助疗法用于双相Ⅰ型情感障碍成人患者的维持治疗	超适应证

1.【NMPA说明书收录情况】 适用于急性和慢性精神分裂症以及其他各种精神病性状态的明显的阳性症状和明显的阴性症状。可减轻与精神分裂症有关的情感症状。

2.【国外说明书收录情况】 美国FDA已批准利培酮作为单药或锂盐、丙戊酸盐的辅助疗法用于双相Ⅰ型情感障碍成人患者的维持治疗。推荐剂量为25mg/q2w，im.。25mg无效的患者可以从37.5mg或50mg（最大剂量）中获益。用药频率不应超过4周一次。在给予利培酮（注射微球）的同时给予7天的口服利培酮。

3.【国内指南共识】 中华医学会精神医学分会，《精神分裂症防治指南》（第二版）暂未收录。

4.【国外指南共识】 CANMAT/ISBD，《双相障碍患者的管理指南》（2018）暂未收录。

5.【MICROMEDEX数据库收录结果】 有效性级别Class Ⅰ；推荐等级Class Ⅱa；证据强度Category B。

6.【作用机制】 利培酮对5-HT$_2$受体以及多巴胺D$_2$受体都具有较好的亲和力，同时对D$_2$受体具有一定的阻断作用。

7.【用药监护】 对于从未使用利培酮的患者，建议在给予本品治疗之前先确定对口服利培酮的耐受性。

8.【用药交代】 不良反应包括：失眠、焦虑、头痛、上呼吸道感染、帕金森症和抑郁。与剂量相关的药品不良反应包括帕金森病和静坐不能。上市后报道了严重的注射部位反应，包括注射部位坏死、脓肿、蜂窝织炎、溃疡、血肿、囊肿和结节。

（二十一）盐酸鲁拉西酮片

序号	超说明书用药内容	超说明书用药类型
1	13～17岁青少年精神分裂症	超用药人群
2	10–17岁儿童、青少年单药治疗成人和儿童青少年（10～17岁）双相情感障碍Ⅰ型抑郁相	超用药人群

序号	超说明书用药内容	超说明书用药类型
3	成人双相情感障碍Ⅰ型抑郁相的增效治疗（与锂盐或丙戊酸联合使用）	超适应证
4	精神分裂症（初始剂量：40mg/d；推荐剂量：40mg–160mg/d）	超剂量用药

1.【NMPA说明书收录情况】 适用于精神分裂症。

2.【国外说明书收录情况】 美国FDA已批准鲁拉西酮用于青少年（13～17岁）精神分裂症（推荐剂量40～80mg/d）、用于单药治疗成人和儿童青少年（10～17岁）双相情感障碍Ⅰ型抑郁相（推荐剂量20～80mg/d）、成人双相情感障碍Ⅰ型抑郁相的增效治疗（与锂盐或丙戊酸联合使用）（推荐剂量20～120mg/d）、治疗成人精神分裂症（推荐剂量40～160mg/d）。

3.【国内指南共识】

（1）用于13～17岁青少年精神分裂症：中国精神科相关专家小组，《鲁拉西酮治疗精神分裂症临床应用专家建议》（2022年）。建议起始剂量为40mg/d，推荐剂量在40～80mg的剂量范围内有效。最大剂量为80mg/d。

（2）用于精神分裂症（初始剂量：40mg/d；推荐剂量：40～160mg/d）：中国精神科相关专家小组，《鲁拉西酮治疗精神分裂症临床应用专家建议》（2022年）。成人建议起始剂量为40mg/d，推荐剂量40～160mg/d，最大剂量160mg/d。

4.【国外指南共识】 单药治疗成人和儿童青少年（10～17岁）双相情感障碍Ⅰ型抑郁相：IPS，《IPS临床实践指南：儿童和青少年双相情感障碍》（2019）。推荐起始剂量为20mg/qd，单药治疗，不需要初始剂量滴定；最大推荐剂量为80mg/d。

5.【MICROMEDEX数据库收录结果】

（1）13～17岁青少年精神分裂症：有效性级别Class Ⅰ；推荐等级Class Ⅱa；证据强度Category A。

（2）单药治疗成人和儿童青少年（10～17岁）双相情感障碍Ⅰ型抑郁相：有效性级别Class Ⅱa；推荐等级Class Ⅱb；证据强度Category B。

（3）成人双相情感障碍Ⅰ型抑郁相的增效治疗（与锂盐或丙戊酸联合使用）：有效性级别Class Ⅱa；推荐等级Class Ⅱb；证据强度Category B。

（4）精神分裂症（初始剂量：40mg/d；推荐剂量：40～160mg/d）：有效性级别Class Ⅰ；推荐等级Class Ⅱa；证据强度Category A。

6.【作用机制】 鲁拉西酮是一种多巴胺D_2、5-HT受体阻断剂，对5-HT_7

受体具有高度亲和力，不仅对常见多巴胺受体的激动和阻断作用，同时对D_2、$5-HT_7$等新靶点发挥阻断作用，有效调节多巴胺等神经递质的释放，对于肾上腺素能受体α_1和α_2，以及$5-HT_{2C}$受体都有较低的亲和力。不仅减轻精神分裂患者阳性症状和阴性症状，还能提高患者的认知功能。

7.【用药监护】

（1）增加痴呆相关精神病老年患者死亡率。

（2）增加脑血管不良反应，包括增加痴呆相关精神病老年患者的中风发生率。

（3）慎用于有癫痫发作病史或癫痫发作阈值降低（例如阿尔茨海默病）的患者。

8.【用药交代】

（1）可能发生头晕、心动过速或心动过缓，尤其是在治疗初期和剂量递增过程中。

（2）可能引起嗜睡、体位性低血压、运动和感觉不稳定，这些可能导致跌倒，进而导致骨折或其他损伤。

（3）妊娠期及哺乳期妇女慎用。

第二节　精神类疾病超说明书用药案例

案例 1

【处方描述】

性别：女　　年龄：35 岁

临床诊断：广泛性焦虑障碍

处方内容

艾地苯醌片	30mg × 90 片	30mg	tid	pc.
阿戈美拉汀片	25mg × 30 片	25mg	qd	po.
乌灵胶囊	0.33g × 270 粒	0.99g	tid	po.

【处方问题】

阿戈美拉汀片超适应证用药，用药时间不适宜。

【处方分析】

阿戈美拉汀片说明书适应证为成人抑郁症。

阿戈美拉汀通过增强前额叶皮质多巴胺和去甲肾上腺素的神经传递，使抑郁情绪缓解，改善患者焦虑情绪、睡眠状态及性功能。WFSBP，《焦虑，强迫症以及创伤后应激障碍的治疗指南》（2022）中提及阿戈美拉汀片可用于治疗广泛性焦虑障碍，25mg/qd，于睡前服用；若治疗2周疗效不明显，则可增量至50mg/d，疗程至少持续6个月。

【干预建议】

具有较充分的证据支持阿戈美拉汀片超适应证用于广泛性焦虑障碍，建议做好患者知情告知。并调整阿戈美拉汀片用药时间由无固定时间口服改为睡前服用。

案例 ❷

【处方描述】

性别：男　　年龄：15 岁

临床诊断：双相 Ⅰ 型情感障碍相关的抑郁发作

处方内容

盐酸氟西汀分散片	20mg×30 片	20mg	qd	po.
文拉法辛缓释片	75mg×30 片	75mg	qd	po.
氟哌噻吨美利曲辛片	1×30 片	1 片	qd	po.
奥氮平片	10mg×14 片	2.5mg	qn	po.

【处方问题】

奥氮平片超用药人群。

【处方分析】

奥氮平片说明书适应证为成人精神分裂症、躁狂发作、预防双相情感障碍复发。

美国FDA已批准奥氮平联用氟西汀胶囊治疗与双相 Ⅰ 型情感障碍相关的抑郁发作（成人及10~17岁青少年）。口服氟西汀联合使用：从2.5mg/qn奥氮平和20mg/qn氟西汀开始。

【干预建议】

具有较充分的证据支持奥氮平片超用药人群用于10~17岁青少年的双相情感障碍 Ⅰ 型相关的抑郁发作，建议做好患者知情告知。

案例 ③

【处方描述】

性别：男　　年龄：56 岁

临床诊断：糖尿病周围神经病性疼痛

处方内容

甲钴胺片	0.5mg × 90 片	0.5mg	tid	po.
普瑞巴林胶囊	75mg × 60 片	150mg	qn	po.
度洛西汀胶囊	30mg × 60 片	30mg	bid	po.

【处方问题】

度洛西汀胶囊超适应证用药。

【处方分析】

度洛西汀胶囊说明书适应证为抑郁症、广泛性焦虑障碍、慢性肌肉骨骼疼痛。

《中国 2 型糖尿病诊治指南》（2020 版）；美国糖尿病学会（ADA），《糖尿病医学诊疗标准》（2022 版）推荐度洛西汀作为糖尿病周围神经病性疼痛的初始治疗药物之一，推荐剂量 60mg/d。

【干预建议】

具有较充分的证据支持度洛西汀胶囊超适应证用于糖尿病周围神经病性疼痛，建议做好患者知情告知。

案例 ④

【处方描述】

性别：男　　年龄：33 岁

临床诊断：早泄

处方内容

西地那非片	50mg × 7 片	50mg	prn	po.
盐酸舍曲林片	50mg × 7 片	50mg	qd	po.
复方利多卡因软膏	10g × 1 支	2g	prn	us.ext.

【处方问题】

舍曲林片超适应证用药。

【处方分析】

舍曲林片说明书适应证为治疗抑郁症的相关症状，包括伴随焦虑、有或无躁狂史的抑郁症；也用于治疗强迫症。

中华医学会男科学分会，《早泄诊断与治疗指南》（2022）；欧洲泌尿外科学会（EAU），《勃起功能障碍，早泄，阴茎弯曲和异常勃起指南》（2019版）。使用范围为 25～200mg/d。

【干预建议】

具有较充分的证据支持舍曲林片超适应证用于早泄，建议做好患者知情告知。

（李华宇）

参考文献

[1]广东省药学会，《超药品说明书用药目录（2023年版）》（粤药会〔2023〕72号），2023-07-04.http://www.sinopharmacy.com.cn/notification/2797.html.

[2]阿戈美拉汀说明书（维度新，NMPA），核准日期：2011年04月02日，修改日期：2017年04月01日.

[3]阿立哌唑片说明书（NMPA），核准日期：2014年12月09日，修改日期：2021年03月30日.

[4]艾司西酞普兰片说明书（来士普，NMPA），核准日期：2006年10月27日，修改日期：2013年05月15日.

[5]奥氮平片说明书（再普乐，NMPA），核准日期：2006年11月13日，修改日期：2014年08月10日.

[6]度洛西汀胶囊说明书（欣百达，NMPA），核准日期：2006年07月28日，修改日期：2021年09月10日.

[7]氟西汀分散片说明书（百优解，NMPA），核准日期：2006年11月12日，修改日期：2012年09月22日.

[8]氟西汀片说明书（开克，NMPA），修改日期：2021年05月31日.

［9］注射用甲磺酸齐拉西酮说明书（NMPA），核准日期：2012年07月23日，修改日期：2020年07月30日.

［10］富马酸喹硫平片说明书（思瑞康，NMPA），核准日期：2007年02月20日，修改日期：2011年12月02日.

［11］富马酸喹硫平缓释片（思瑞康XR，NMPA），核准日期：2013年10月24日，修改日期：2014年01月23日.

［12］氯氮平片说明书（NMPA），核准日期：2007年4月22日，修改日期：2010年10月01日.

［13］氯硝西泮片说明书（NMPA），核准日期：2006年08月02日，修改日期：2015年12月01日.

［14］棕榈酸帕利哌酮注射液说明书（善思达，NMPA），核准日期：2011年12月19日，修改日期：2021年08月27日.

［15］棕榈酸帕利哌酮缓释片说明书（芮达，NMPA），核准日期：2008年09月28日，修改日期：2021年11月02日.

［16］盐酸帕罗西汀片剂说明书（乐友，NMPA），核准日期：2007年06月07日，修改日期：2018年02月14日.

［17］齐拉西酮胶囊说明书（卓乐定，NMPA），核准日期：2007年01月10日，修改日期：2022年01月06日.

［18］盐酸舍曲林片说明书（左洛复，NMPA），核准日期：2007年03月09日，修改日期：2021年11月12日.

［19］盐酸文拉法辛缓释胶囊说明书（怡诺思，NMPA），核准日期：2006年10月23日，修改日期：2021年11月11日.

［20］氢溴酸西酞普兰片说明书（喜普妙，NMPA），核准日期：2006年11月10日，修改日期：2021年05月27日.

［21］注射用甲苯磺酸瑞马唑仑（瑞倍宁，NMPA），核准日期：2019年12月26日，修改日期：2021年01月15日.

［22］注射用利培酮微球（恒德，NMPA），核准日期：2007年02月20日，修改日期：2021年05月06日.

［23］盐酸鲁拉西酮片（罗舒达，NMPA），核准日期：2019年01月24日，修改日期：2020年06月30日.

第四章 风湿免疫系统疾病超说明书用药

第一节 风湿免疫系统疾病常见超说明书用药分析

广东省药学会《超药品说明书用药目录》（2023年版）中，收录风湿免疫系统疾病超说明书用药的药物共14种，分别为免疫抑制药12种、肿瘤坏死因子拮抗剂1种、抗抑郁药1种，超说明书用药类型为超适应证用药，共21个。以下为目录内风湿免疫系统疾病超说明书用药介绍。

（一）阿达木单抗注射液

超说明书用药内容	超说明书用药类型
用于银屑病关节炎	超适应证

1.【NMPA说明书收录情况】 类风湿关节炎：本品与甲氨蝶呤（MTX）合用，用于治疗成年中重度活动性类风湿关节炎患者，可以减缓患者关节损伤的进展（X线显示），并且可以改善身体功能；强直性脊柱炎：用于常规治疗效果不佳的成年重度活动性强直性脊柱炎患者；银屑病：用于需要进行系统治疗的成年中重度慢性斑块状银屑病患者。

2.【国外说明书收录情况】 美国FDA批准阿达木单抗用于活动性银屑病关节炎。推荐用法成人：皮下是初始剂量80mg，在初始剂量后一周开始每隔一周给予40mg。

3.【国内指南共识】《中国关节病型银屑病诊疗共识》（2020）编写委员会专家组，《中国关节病型银屑病诊疗共识》（2020）。推荐用法：阿达木单抗首次80mg，第2周40mg，此后每2周40mg皮下注射，可用于4岁以上儿童。

4.【国外指南共识】 美国风湿病学会（ACR）/联合国家银屑病基金会（NPF），《银屑病关节炎的治疗》（2018），如果患者有严重的皮肤表现，对目前的MTX治疗有部分反应（伴有葡萄膜炎），可以考虑MTX和英夫利昔单抗（或阿达木单抗）联合治疗。

5.【MICROMEDEX数据库收录结果】 有效性级别Class Ⅱa；推荐等级Class Ⅱa；证据强度Category B。

6.【作用机制】 阿达木单抗与肿瘤坏死因子α（TNF-α）特异性结合，

阻断其与 p55 和 p75 细胞表面 TNF 受体的相互作用。TNF 是一种在正常的炎症和免疫反应中自然产生的细胞因子。在银屑病关节炎的滑液中可发现 TNF 浓度升高，且 TNF 在病理性炎症和关节破坏中起重要作用。

7.【用药监护】

（1）如果患者出现严重感染或败血症，请停止使用本品。大多数发生感染的患者都同时服用免疫抑制剂，如甲氨蝶呤或皮质类固醇。

（2）在使用本品前和治疗期间对患者进行潜伏结核病的检测。

（3）正在使用治疗指数窄的细胞色素 CYP450 底物治疗的患者，建议监测治疗效果（如华法林）或药物浓度（如环孢菌素或茶碱）。

（4）不推荐本品和阿那白滞素、阿巴西普等生物类抗风湿药物和 TNF 拮抗剂联合用药；避免本品与活疫苗同时使用。

8.【用药交代】

（1）如出现任何严重超敏反应症状时，立即就医。

（2）如有以下症状：充血性心力衰竭、神经系统疾病、自身免疫性疾病或血细胞减少、瘀伤、出血或持续发热，应立即就医。

（二）巴利昔单抗注射剂

超说明书用药内容	超说明书用药类型
用于肝移植抗排斥反应的预防	超适应证

1.【NMPA 已批准的适应证】
用于预防肾移植术后的早期急性器官排斥。通常与环孢素和皮质类固醇激素为基础的二联免疫抑制剂治疗方案（成人和儿童），或与环孢素、皮质类固醇激素和硫唑嘌呤/吗替麦考酚酯为基础的三联免疫抑制剂治疗方案（仅成人）联合使用。

2.【国外说明书收录情况】
美国 FDA 未批准巴利昔单抗用于肝移植抗排斥反应的预防。

3.【国内指南共识】

（1）亚洲肝脏移植网，《ALTN 临床指南：肝移植中的免疫抑制》（2018）。

（2）中华医学会器官移植学分会，《中国肝移植免疫抑制治疗与排斥反应诊疗规范》（2019 版）。推荐用法：巴利昔单抗（术前 20mg）+ 甲泼尼龙（术中 5mg/kg）诱导后，术后给予低剂量他克莫司维持，并在术后第 4 天给予第 2 剂巴利昔单抗；GVHD：连用 3 天，之后每隔 2 天使用 1 次。

4.【**国外指南共识**】《欧洲肝脏研究学会临床实践指南：肝移植》（2015）。

5.【**MICROMEDEX数据库收录结果**】 有效性级别Class Ⅱ a；推荐等级 Class Ⅱ b；证据强度Category B。

6.【**作用机制**】 巴利昔单抗则能特异地与激活的T淋巴细胞上的免疫抑制因子CD25抗原结合，从而阻断白介素IL-2与其受体，亦即阻断了使T细胞增殖的信息。

7.【**用药监护**】

（1）肿瘤和感染：器官移植后，患者接受免疫抑制治疗，会增加患淋巴细胞增殖性疾病（LPD）（如淋巴瘤）和机会性感染（如巨细胞病毒）的风险。

（2）本品可能会频繁地引起念珠菌病，咳嗽，呼吸困难或发热。

8.【**用药交代**】

（1）如出现任何过敏反应时，立即停用。

（2）本品可能引起腹痛，呕吐，乏力，头晕，失眠，水肿，贫血或排尿困难，严重者应立即停药及就诊。

（三）度洛西汀胶囊

超说明书用药内容	超说明书用药类型
用于纤维肌痛	超适应证

1.【**NMPA说明书收录情况**】 用于治疗抑郁症、广泛性焦虑障碍和慢性肌肉骨骼疼痛。

2.【**国外说明书收录情况**】 美国FDA批准度洛西汀用于纤维肌痛。推荐剂量（成人）：每次60mg，每日1次；在使用推荐剂量前，从"每次30mg，每日1次"的剂量开始治疗1周。

3.【**国内指南共识**】 中华中医药协会风湿病分会，《中国纤维肌痛综合征诊疗指南》（2023版）。对合并心理疾病的纤维肌痛综合征（FMS）患者，建议进行包括心理科在内的多学科联合治疗，可采用认知行为疗法或正念疗法的非药物疗法治疗（2C），亦可考虑给予度洛西汀或普瑞巴林治疗（2D）。

4.【**国外指南共识**】 意大利风湿病学学会（SIR），《纤维肌痛的诊断和治疗指南》（2021版）。在FMS治疗中，可使用5-羟色胺再摄取抑制剂（氟西汀和帕罗西汀）和去甲肾上腺素（度洛西汀）或三环类抗抑郁药物（阿米替林）（1级，A级）。

5.【MICROMEDEX数据库收录结果】 有效性级别。成人：Class Ⅰ，13岁以上儿童：Class Ⅱa。推荐等级。成人：Class Ⅱa，13岁以上儿童：Class Ⅱb；证据强度。成人：Category A，13岁以上儿童：Category B。

6.【作用机制】 度洛西汀是一种选择性的5-羟色胺与去甲肾上腺素再摄取抑制剂（SSNRI）。度洛西汀抗抑郁与中枢镇痛作用机制被认为与其增强中枢神经系统5-羟色胺与去甲肾上腺素功能有关。

7.【用药监护】

（1）可增加重度抑郁症儿童、青少年和青年的自杀思维和行为的风险。密切监测所有年龄段的患者是否有临床恶化和出现自杀思想和行为。

（2）禁止在已经用单胺氧化酶抑制剂（MAOI）治疗精神疾病的患者中联用度洛西汀，会增加患者发生血清素综合征的风险。停用本品5日内禁用MAOI，或停用MAOI后14日内禁用本品。

（3）避免同时服用阿司匹林或非甾体类抗炎药，会发生潜在的出血风险。

8.【用药交代】

（1）本品可能引起眩晕和嗜睡。

（2）副作用可能包括恶心、口干、便秘、食欲不振、多汗症、尿潴留和直立性低血压。

（3）建议不要突然停药以防戒断症状。

（4）服药期间避免摄入酒精，容易导致肝损伤。

（四）环孢素胶囊

序号	超说明书用药内容	超说明书用药类型
1	用于系统性红斑狼疮	超适应证
2	用于干燥综合征	超适应证

1.【NMPA说明书收录情况】 用于预防异体移植物的排斥反应、预防骨髓移植排斥反应；非移植性适应证：内源性葡萄膜炎、银屑病、异位性皮炎、类风湿关节炎、肾病综合征等的辅助治疗。

2.【国外说明书收录情况】 美国FDA未批准环孢素胶囊用于系统性红斑狼疮（狼疮肾炎、SLE伴免疫性血小板减少症）和干燥综合征等治疗。

3.【国内指南共识】

（1）系统性红斑狼疮：中华医学会风湿病学分会，《中国系统性红斑狼疮诊疗指南》（2020），环孢素与其他免疫抑制剂联合可用于治疗标准治疗无效的狼疮肾炎，可缓解血液系统损害；中华医学会风湿学分会，《临床诊疗指南—风湿病分册》，环孢素是一种非细胞毒免疫抑制剂。对狼疮性肾炎（特别是Ⅴ型LN）有效，剂量3~5mg/（kg·d）。

（2）干燥综合征：中华医学会风湿病学分会，《干燥综合征诊断及治疗指南》（2010），对合并有重要脏器损害者，宜在应用糖皮质激素的同时加用免疫抑制剂，其中环孢素推荐剂量按体重每日2.5~5mg/kg，分2次口服；中国医师协会风湿免疫科医师分会干燥综合征学组，《原发性干燥综合征诊疗规范》（2020）。

4.【国外指南共识】

（1）系统性红斑狼疮：欧洲抗风湿病联盟（EULAR），《EULAR建议：系统性红斑狼疮的管理》（2019）；英国风湿病学会（BSR），《成人系统性红斑狼疮的管理指南》（2017），显著狼疮血小板减少（血小板计数低于30000/mm³）的一线治疗包括中/高剂量糖皮质激素联合免疫治疗药物（硫唑嘌呤、霉酚酸酯或环孢素）。

（2）干燥综合征：欧洲抗风湿病联盟（EULAR），《EULAR建议：干燥综合征的局部和全身治疗》（2019）；英国风湿病学会（BSR），《成人原发性干燥综合征的管理指南》（2017），指出环孢素A不常规推荐用于治疗干燥综合征，但是它对明显关节受累的患者可能有帮助。

5.【MICROMEDEX数据库收录结果】 有效性级别Class Ⅱa；推荐等级Class Ⅱb；证据强度Category B。

6.【作用机制】 环孢素抑制细胞结合反应，阻断处于细胞周期G_0期或早期G_1期的静止淋巴细胞，并抑制由接触抗原引发的活化T细胞释放的淋巴因子。

7.【用药监护】

（1）肾功能异常，高血压不受控制或恶性肿瘤的类风湿关节炎或牛皮癣患者禁用。

（2）接受环孢素治疗的银屑病患者，不应同时接受光化学疗法或中波紫外线治疗，甲氨蝶呤或其他免疫抑制剂，煤焦油或放射治疗。

8.【用药交代】

（1）服药期间避免过度日晒。

（2）如出现心律失常、心肌梗死、精神错乱及过敏反应等症状，应立即停用并就医。

（五）环磷酰胺注射剂

超说明书用药内容	超说明书用药类型
用于肉芽肿性多血管炎	超适应证

1.【NMPA说明书收录情况】 本品以联合化疗或单剂治疗可用于下列疾病：白血病、恶性淋巴瘤、转移性和非转移性的恶性实体瘤、进行性自身免疫性疾病、器官移植时的免疫抑制治疗。

2.【国外说明书收录情况】 美国FDA未批准环磷酰胺注射剂用于治疗肉芽肿性多血管炎。

3.【国内指南共识】 中华医学会风湿病学会，《韦格纳肉芽肿病诊断和治疗指南》（2011），常用剂量为 $1 \sim 3mg/(kg \cdot d)$，也可用环磷酰胺200mg，隔日1次，病情平稳者 $1mg/(kg \cdot d)$ 维持，严重病例 $0.5 \sim 1.0g/m^2$ 静脉冲击治疗，每 $3 \sim 4$ 周1次，同时还可每天口服环磷酰胺100mg。

4.【MICROMEDEX数据库收录结果】 有效性级别Class Ⅱa；推荐等级Class Ⅱb；证据强度Category B。

5.【作用机制】 与DNA发生交叉联结，通过损伤DNA而杀伤免疫细胞，具备免疫抑制、免疫调节、抗炎作用。

6.【用药监护】

（1）严重不良反应包括：心血管（致死性心力衰竭）、致癌（继发性恶性肿瘤）。

（2）尿流梗阻：环磷酰胺禁用于尿流梗阻的患者。

（3）当大剂量用药时，除应密切观察骨髓功能外，尤其要注意非血液学毒性，如心肌炎、中毒性肝炎及肺纤维化等。

（4）当肝肾功能损害、骨髓转移或既往曾接受多程化放疗时，环磷酰胺的剂量应减少至治疗量的 $1/3 \sim 1/2$。

7.【用药交代】

（1）服用本品后禁止驾驶。

（2）药物对男性和女性均可导致不育，女性患者在用药期间和治疗用药结束后一年以内，男性患者在用药期间及治疗用药结束后4个月以内，推荐采用可靠的避孕措施进行避孕。

（3）药物可导致发热，脱发，恶心，呕吐或腹泻，如有不适请立即停药及就医。

（4）保持足够水化以及排尿以降低对膀胱的毒性。

（六）甲氨蝶呤片/注射剂

序号	超说明书用药内容	超说明书用药类型
1	用于类风湿关节炎	超适应证
2	用于系统性红斑狼疮	超适应证

1.【NMPA说明书收录情况】 甲氨蝶呤具有广谱抗肿瘤活性，可单独使用或与其他化疗药物联合使用。可用于乳腺癌、妊娠性绒毛膜癌、恶性葡萄胎或葡萄胎、急性白血病、淋巴瘤、晚期淋巴肉瘤和晚期蕈样霉菌病、治疗脑膜转移癌、成骨肉瘤、急性白血病、支气管肺癌或头颈部表皮癌、银屑病化疗等。

2.【国外说明书收录情况】 美国FDA批准甲氨蝶呤用于治疗类风湿关节炎，未批准用于系统性红斑狼疮等的治疗。

3.【国内指南共识】

（1）类风湿关节炎：中华医学会风湿学分会，《临床诊疗指南—风湿病分册》；中华医学会风湿学分会，《类风湿关节炎诊疗规范》（2022）；中华医学会风湿学分会，《中国类风湿关节炎诊疗指南》（2018）；广东省药学会，《风湿免疫疾病（类风湿性关节炎）超药品说明书用药专家共识》（2014）；中国医师协会风湿免疫科医师分会，《甲氨蝶呤在风湿性疾病中的应用中国专家共识》（2018），推荐用法：口服、肌内注射、关节腔内或静脉注射均有效，每周给药1次，常用剂量为每周7.5～20mg。

（2）系统性红斑狼疮：中华医学会风湿学分会，《临床诊疗指南·风湿病分册》；中华医学会风湿学分会，《中国系统性红斑狼疮诊疗指南》（2020）；广东省药学会，《风湿免疫疾病（系统性红斑狼疮）超药品说明书用药专家共识》（2014），推荐用法：对于中度活动型系统性红斑狼疮，通常可与糖皮质激素联用甲氨蝶呤，7.5～15mg/qw；中国系统性红斑狼疮研究协作组专家组，《糖皮质激素在系统性红斑狼疮患者合理应用的专家共识》，推荐用法：中枢性狼疮包括横贯性脊髓炎在内，可试用地塞米松或联用甲氨蝶呤10mg鞘内注射，每周1次，共3～5次；中华医学会儿科学分会免疫学组，《中国儿童系统性红斑狼疮诊断与治疗指南》(2021)。

4.【国外指南共识】

(1)类风湿关节炎：ACR,《类风湿关节炎的治疗指南》(2021)。

(2)系统性红斑狼疮：EULAR,《系统性红斑狼疮的管理建议(更新版)》(2019)。

5.【MICROMEDEX数据库收录结果】

(1)类风湿关节炎：有效性级别Class Ⅰ；Class Ⅱa,Class Ⅱb(严重,一线治疗不耐受或反应不足)；证据强度Category B。

(2)系统性红斑狼疮：有效性级别Class Ⅱa；推荐等级Class Ⅱb；证据强度Category B。

6.【作用机制】甲氨蝶呤的主要作用机制是抑制叶酸代谢和腺苷受体介导的减轻炎症作用,从而发挥其免疫调节和免疫抑制作用。

7.【用药监护】

(1)甲氨蝶呤可引起严重甚至致命性毒性。如果出现下列毒性反应,需调整剂量或停药：骨髓抑制,感染,肾脏、胃肠道、肝脏以及肺毒性,超敏反应和皮肤病。

(2)妊娠的多关节性青少年特发性关节炎患者禁用。

(3)注意监测骨髓、肝脏、肺、皮肤以及肾毒性。

8.【用药交代】

(1)女性在服用本品期间6个月内使用有效避孕措施；男性在3个月内使用有效避孕措施。

(2)本药具有肾毒性、肝毒性、神经毒性、胃肠道毒性、肺毒性和皮肤等毒性,如有不适请立即停药及就医。

(3)应避免无防护下过度的接受阳光或太阳灯的照射。

(七)利妥昔单抗注射剂

序号	超说明书用药内容	超说明书用药类型
1	用于难治性重症系统性红斑狼疮	超适应证
2	用于中重度类风湿关节炎(与MTX联合)	超适应证
3	用于肉芽肿性多血管炎(与糖皮质激素联合)	超适应证
4	用于显微镜下多血管炎(与糖皮质激素联合)	超适应证

1.【NMPA说明书收录情况】 本品适用于非霍奇金淋巴瘤、复发或化疗耐药的滤泡性淋巴瘤和慢性淋巴细胞白血病的治疗。

2.【国外说明书收录情况】

（1）难治性重症系统性红斑狼疮：美国FDA未批准利妥昔单抗用于治疗不能耐受免疫抑制剂治疗或治疗效果欠佳的成人系统性红斑狼疮。

（2）中重度类风湿关节炎（与MTX联合）：美国FDA已批准利妥昔单抗用于治疗对一种或多种TNF拮抗剂疗效欠佳的成人中重度类风湿关节炎，需与MTX联合治疗。推荐用法：第一疗程给予静脉输注一次500～1000mg，2周后重复给药一次；根据病情可在6～12个月后接受第二个疗程。

（3）肉芽肿性多血管炎（与糖皮质激素联合）：美国FDA已批准利妥昔单抗与糖皮质激素联合用于治疗成人肉芽肿性多血管炎。推荐用法：$375mg/m^2$，qw，共治疗4周。

（4）显微镜下多血管炎（与糖皮质激素联合）：美国FDA已批准与糖皮质激素联合用于治疗成人显微镜下多血管炎。推荐用法：$375mg/m^2$，qw，共治疗4周。

3.【国内指南共识】

（1）难治性重症系统性红斑狼疮：中华医学会风湿病学分会，国家皮肤与免疫疾病临床医学研究中心，中国系统性红斑狼疮研究协作组，《2020中国系统性红斑狼疮诊疗指南》（2020）；广东省药学会，《风湿免疫疾病（系统性红斑狼疮）超说明书用药专家共识》（2017），推荐用法：诱导缓解的治疗方案为$375mg/m^2$体表面积，静脉注射，每周1次，共4周；或1000mg，静脉注射，2周后重复1次。

（2）中重度类风湿关节炎（与MTX联合）：中华医学会风湿学分会，《类风湿关节炎诊断及治疗指南》（2010）；广东省药学会，《风湿免疫疾病（类风湿关节炎）超说明书用药专家共识》（2014）。

（3）肉芽肿性多血管炎（与糖皮质激素联合）：中华医学会风湿学分会，《韦格纳肉芽肿诊断及治疗指南》（2011）。

（4）显微镜下多血管炎（与糖皮质激素联合）：中华医学会风湿病学分会，《显微镜下多血管炎诊断及治疗指南》（2011）。

4.【国外指南共识】 难治性重症系统性红斑狼疮：《EULAR（2019）指南》指出，在器官威胁性疾病难治性或对标准免疫抑制剂不耐受/有禁忌证时，可考虑利妥昔单抗。

5.【MICROMEDEX数据库收录结果】

（1）难治性重症系统性红斑狼疮：有效性级别Class Ⅱa；推荐等级 Class Ⅱb；证据强度Category B。

（2）中重度类风湿关节炎（与MTX联合）：有效性级别Class Ⅱa；推荐等级Class Ⅱb；证据强度Category B。

（3）肉芽肿性多血管炎（与糖皮质激素联合）：有效性级别Class Ⅱa；推荐等级Class Ⅱb；证据强度Category B。

（4）显微镜下多血管炎（与糖皮质激素联合）：有效性级别Class Ⅱa；推荐等级Class Ⅱb；证据强度Category B。

6.【作用机制】　与B细胞上的CD20抗原结合后，启动介导B细胞溶解的免疫反应，从而影响免疫细胞功能。

7.【用药监护】

（1）本药可导致严重的（包括致命的）输液相关反应。大约80%的致命输液反应与第一次输液有关，对严重反应停止利妥昔单抗输注并对3或4级输注相关反应提供药物治疗。

（2）接受利妥昔单抗的患者可能发生严重的（包括致命的）皮肤黏膜反应。

（3）接受利妥昔单抗治疗的患者可能会发生HBV再激活，在某些情况下会导致爆发性肝炎、肝功能衰竭和死亡；在治疗开始前筛查所有患者的HBV感染，并在用利妥昔单抗治疗期间和之后监测患者。

8.【用药交代】

（1）治疗期间避免注射疫苗。

（2）推荐育龄期女性在治疗期间及治疗后至少12个月内采用可靠的避孕措施以避免妊娠。

（3）本品可引起恶心、呕吐、无力、眩晕、头痛或皮肤瘙痒。

（4）本品可能引起乙型肝炎复发。

（八）硫唑嘌呤片

超说明书用药内容	超说明书用药类型
用于大动脉炎	超适应证

1.【NMPA说明书收录情况】　本品与皮质类固醇和（或）其他免疫抑制

剂及治疗措施联用，可防止器官移植（肾移植、心脏移植及肝移植）患者发生的排斥反应。对以下患者的治疗可取得临床疗效，包括严重的类风湿关节炎、系统性红斑狼疮、皮肌炎、自身免疫性慢性活动性肝炎、结节性多动脉炎、自身免疫性溶血性贫血和自发性血小板减少性紫癜等。

2.【国外说明书收录情况】 美国FDA未批准硫唑嘌呤用于大动脉炎等治疗。

3.【国内指南共识】 中华医学会风湿病学分会，《大动脉炎诊断及治疗指南》（2011），免疫抑制剂联合糖皮质激素能增强疗效。常用的免疫抑制剂为环磷酰胺、甲氨蝶呤和硫唑嘌呤等，其中硫唑嘌呤片推荐用法：每日口服2mg/kg。

4.【国外指南共识】《ACR/血管炎基金会（VF）指南：巨细胞动脉炎和大动脉炎的管理》（2021），指出硫唑嘌呤可作为TAK的初始治疗。

5.【MICROMEDEX数据库收录结果】 有效性级别Class Ⅱa（血管炎）；推荐等级Class Ⅱb；证据强度Category B。

6.【作用机制】 能够拮抗嘌呤代谢，从而抑制DNA、RNA和蛋白质的合成，起到免疫抑制剂的作用。

7.【用药监护】

（1）可致肝功能损害，肝功能差者忌用。

（2）用药期间严格检查血象，监测可能的血液系统毒性。

（3）使用硫唑嘌呤（嘌呤类抗代谢物）造成的长期免疫抑制会增加人类患恶性肿瘤的风险。

8.【用药交代】

（1）注意有无持续发烧、盗汗或体重显著减轻，如有，应及时就诊。

（2）留意有无任何异常出血或瘀伤。

（3）可以与食物伴服或分剂量服用药物以减少胃肠不耐受。

（九）吗替麦考酚酯片/胶囊

序号	超说明书用药内容	超说明书用药类型
1	用于系统性红斑狼疮	超适应证
2	用于与其他免疫抑制剂联合用于成人同种异体心脏移植受体器官排异反应的预防	超适应证
3	用于视神经脊髓炎谱系疾病	超适应证

1.【NMPA说明书收录情况】　本品与皮质类固醇，以及环孢素或他克莫司同时应用，适用于治疗接受同种异体肾脏移植的患者中预防器官的排斥反应，接受同种异体肝脏移植的患者中预防器官的排斥反应；本品适用于Ⅲ～Ⅴ型成人狼疮性肾炎患者的诱导期治疗和维持期治疗。

2.【国外说明书收录情况】

（1）美国FDA未批准吗替麦考酚酯用于系统性红斑狼疮的治疗。

（2）美国FDA已批准吗替麦考酚酯与其他免疫抑制剂（如环孢素和糖皮质激素）联合用于成人同种异体心脏移植受体器官排异反应的预防。成人心脏移植患者的推荐剂量为每次1.5g，每日2次，口服（每日剂量为3g）。

（3）美国FDA未批准吗替麦考酚酯用于视神经脊髓炎谱系疾病的治疗。

3.【国内指南共识】

（1）系统性红斑狼疮：广东省药学会，《风湿免疫疾病（系统性红斑狼疮）超说明书用药专家共识》（2017），目前国内外使用吗替麦考酚酯（MMF）治疗系统性红斑狼疮（SLE）属于说明书外用法，而美国MICROMEDEX数据库仅推荐MMF治疗狼疮性肾炎，而无用于治疗SLE其他表现的依据及其等级，推荐用法：1～2g/d，分2次口服；《中国狼疮肾炎诊断和治疗指南》编写组，《中国狼疮肾炎诊断和治疗指南》（2019），指出对无蛋白尿的Ⅱ型狼疮肾炎，激素剂量和其他免疫抑制药物的使用根据其他器官损伤和狼疮活动性而定，采用口服激素或激素联合免疫抑制剂诱导，缓解后激素联合免疫抑制剂（硫唑嘌呤、吗替麦考酚酯）维持。

（2）视神经脊髓炎谱系疾病：中国免疫学会神经免疫分会，《中国视神经脊髓炎谱系疾病诊断与治疗指南》（2021），指出吗替麦考酚酯为T细胞免疫抑制剂，能特异性抑制淋巴细胞嘌呤从头合成途径中次黄嘌呤核苷酸脱氢酸（1MPDH）的活性，因而具有强大的抑制淋巴细胞增殖的作用，推荐用法：1.0～2.0g/d，口服。

4.【国外指南共识】

（1）系统性红斑狼疮：《EULAR建议：系统性红斑狼疮的管理》（2019更新版），指出对于对HCQ无反应（单独或联合GC）或无法将GC降低至慢性使用可接受剂量以下的患者，应考虑增加免疫调节/免疫抑制剂，如甲氨蝶呤、硫唑嘌呤或吗替麦考酚酯。

（2）与其他免疫抑制剂联合用于成人同种异体心脏移植受体器官排异反

应的预防：《美国心脏协会科学声明：抗体介导的心脏移植排斥的诊断和管理》（2015），指出临床和实验数据证明了MMF对减少B细胞增殖和抗体产生的影响，从而提示了MMF在AMR的预防和治疗中的作用。

（3）视神经脊髓炎谱系疾病：伊朗神经内科相关专家小组，《视神经脊髓炎谱系疾病的诊断和管理》（2017），指出吗替麦考酚酯可逆地抑制鸟苷核苷酸的合成，从而抑制淋巴细胞的增殖。虽然证据很少，但像硫唑嘌呤一样，它被广泛用于中枢神经系统炎性脱髓鞘疾病（NMOSD）的复发预防。

5.【MICROMEDEX数据库收录结果】

（1）系统性红斑狼疮：有效性。（狼疮性肾炎）成人：Class Ⅰ，儿童：Class Ⅰ；推荐等级。（狼疮性肾炎）成人：Class Ⅱa，儿童：Class Ⅱa；证据强度。（狼疮性肾炎）成人：Category A，儿童：Category B。

（2）与其他免疫抑制剂联合用于成人同种异体心脏移植受体器官排异反应的预防：有效性Class Ⅰ；推荐等级Class Ⅰ；证据强度Category A。

（3）视神经脊髓炎谱系疾病：有效性Class Ⅰ；推荐等级Class Ⅱa；证据强度Category B。

6.【作用机制】 可逆性抑制单磷酸肌苷（IMP）脱氢酶，从而抑制B细胞和T细胞的增殖，减少抗体生成；还可能通过其他机制发挥免疫抑制作用，包括诱导活化T细胞凋亡、抑制黏附分子表达和淋巴细胞募集。

7.【用药监护】

（1）本药可使妊娠期前三个月内流产及先天畸形的风险升高。

（2）使用本药可导致感染风险升高。

（3）本药引起的免疫抑制可导致淋巴瘤的发生。

（4）对霉酚酸酯，霉酚酸或药品的任何成分过敏的患者禁用霉酚酸酯。

8.【用药交代】

（1）女性患者在用药期间及末次用药后6周内避免妊娠。使用激素避孕药的女性患者同时使用其他避孕手段以确保避孕效果。

（2）男性患者应在用药期间及停止用药后90天内避免使性伴侣发生妊娠。

（3）用药期间及末次用药后至少6周内应避免献血。

（4）治疗期间应避免接种疫苗。

（5）应减少紫外线照射，建议患者使用防晒霜，穿着可避免日晒的衣物。

（6）空腹服用本药口服制剂，应避免皮肤或黏膜与本品直接接触。

（7）在服用本药时及服药后2小时内避免服用包含镁或铝的制酸剂。

（十）泼尼松片

超说明书用药内容	超说明书用药类型
用于类风湿关节炎	超适应证

1.【NMPA说明书收录情况】 用于过敏性与自身免疫性炎症疾病、胶原性疾病。如风湿病、类风湿关节炎、红斑狼疮、严重支气管哮喘、肾病综合症、血小板减少性紫癜、粒细胞减少症、急性淋巴性白血病、各种肾上腺皮质功能不足症、剥脱性皮炎、无疱疮神经性皮炎、类湿疹等。

2.【国外说明书收录情况】 美国FDA批准泼尼松用于治疗成人及青少年类风湿关节炎。推荐用法：初始剂量可从每日5~60mg不等。

3.【国内指南共识】 广东省药学会风湿免疫用药专家委员会，《风湿免疫疾病（类风湿关节炎）超药品说明书用药专家共识》（2017版），指出小剂量激素（泼尼松≤7.5mg/d或其他等效剂量的激素）可作为RA起始治疗方案的一部分，疗程最长不超过6个月，并应采取补充钙剂、维生素D等减少激素副作用的措施；对于伴有血管炎、心、肺或神经系统等受累的重症RA患者可使用中–高剂量激素。

4.【国外指南共识】《EULAR建议：应用合成或生物类改善病情抗风湿药治疗类风湿关节炎更新版》（2022）。

5.【MICROMEDEX数据库收录结果】 有效性级别：成人和青少年类风湿关节炎：Class Ⅰ；推荐等级：成人和青少年类风湿关节炎：Class Ⅱa；证据强度：成人和青少年类风湿关节炎：Category B。

6.【作用机制】 本品为肾上腺皮质激素类药物，具有抗炎作用：激素抑制炎症细胞在炎症部位的集聚，并抑制吞噬作用、溶酶体酶的释放以及炎症化学中介物的合成和释放；免疫抑制作用：包括防止或抑制细胞介导的免疫反应。

7.【用药监护】

（1）结核病、急性细菌性或病毒性感染患者应用时，必须给予适当的抗感染治疗。

（2）糖尿病、骨质疏松症、肝硬化、肾功能不良、甲状腺功能低下患者慎用。

（3）对有细菌、真菌、病毒感染者，应用足量敏感抗生素的同时谨慎使用。

8.【用药交代】

（1）不应突然停用。长期服药后，停药时应逐渐减量。

（2）出现发热或其他感染迹象在内的急症时立即寻求医疗帮助。

（十一）沙利度胺片

超说明书用药内容	超说明书用药类型
用于白塞病	超适应证

1.【NMPA说明书收录情况】 用于控制瘤型麻风反应症。

2.【国外说明书收录情况】 美国FDA未批准沙利度胺用于白塞病的治疗。

3.【国内指南共识】 白塞病：中华医学会风湿学分会，《白塞病诊断与治疗指南》（2011版）；中华医学会风湿病学分会，《白塞综合征诊疗规范》（2021版）。推荐用法：口腔、生殖器溃疡和假性毛囊炎：25~50mg，每晚1次，食管溃疡及常规治疗无效的肠白塞综合征：50~100mg/d。

4.【国外指南共识】 白塞病：欧洲风湿病联盟，《白塞综合征的管理》（2018版更新），指出沙利度胺和硫唑嘌呤可用于口腔溃疡和生殖器溃疡。沙利度胺（25~50mg，每晚1次）对口腔、生殖器溃疡和假性毛囊炎有效。

5.【MICROMEDEX数据库收录结果】 有效性级别 Class Ⅱa；推荐等级 Class Ⅱb；证据强度 Category B（成人）；Category C（儿童）。

6.【作用机制】 本品作用机制推测有免疫抑制、免疫调节作用，通过稳定溶酶体膜，抑制中性粒细胞趋化性，产生抗炎作用。

7.【用药监护】

（1）妊娠期及哺乳期妇女、儿童以及对本品有过敏反应的患者禁用。

（2）本品有严重的致畸作用。妊娠期妇女即使在孕期仅服用单次剂量的本品也会引起严重的出生缺陷。

（3）本品能增强其他中枢抑制剂，尤其是巴比妥类药物的作用。

8.【用药交代】

（1）本品和口服避孕药联用时可能会降低口服避孕药的有效性。避免在治疗期间和治疗前后至少4周内怀孕。

（2）服用本品后避免驾驶。

（3）睡前服药，且应在晚餐后至少一小时。

（4）服用药物时不应饮酒。

（5）常见的不良反应有口鼻黏膜干燥、倦怠、嗜睡、眩晕、皮疹、便秘、恶心、腹痛、面部浮肿，可能会引起多发性神经炎、过敏反应等。

（十二）他克莫司胶囊剂

超说明书用药内容	超说明书用药类型
用于预防心脏移植术后的移植物排斥反应	超适应证

1.【NMPA说明书收录情况】　预防肝脏或肾脏移植术后的移植物排斥反应；治疗肝脏或肾脏移植术后应用其他免疫抑制药物无法控制的移植物排斥反应。

2.【国外说明书收录情况】　美国FDA批准他克莫司用于预防心脏移植术后的移植物排斥反应。推荐用法：成人，（与硫唑嘌呤或吗替麦考酚酯联用）0.075mg/（kg·d），分2次服用，每12小时用药1次，移植后6小时给药。

3.【国外指南共识】《加拿大心血管学会/加拿大心脏移植网络关于心脏移植的立场声明：患者资格、选择和移植后护理的诊断和管理》（2020），与环孢素相比，他克莫司对排斥反应具有优越的保护作用，并且比环孢素的副作用更小。美国心脏协会（AHA），《抗体介导的心脏移植排斥的诊断和管理科学声明》（2015），可以考虑环孢素的免疫抑制剂治疗转为他克莫司治疗。

4.【MICROMEDEX数据库收录结果】　有效性级别Class Ⅱa；推荐等级Class Ⅱa；证据强度Category B。

5.【作用机制】　本品抑制细胞活化及细胞依赖性的B细胞增殖，以及淋巴因子的生成，如白细胞介素2、白细胞介素3及β-干扰素，以及白细胞介素2受体的表达，从而产生免疫抑制作用。

6.【用药监护】

（1）治疗期间避免使用活疫苗。

（2）应常规检测：血压、心电图、视力、血糖浓度、血钾及其他电解质浓度、血肌酐、尿素氮、血液学参数、凝血值及肝功能。

（3）本品可导致严重感染或恶性肿瘤的风险增加，可能导致住院或死亡。

7.【用药交代】

（1）本品可增加皮肤癌风险，应限制阳光和紫外线暴露并使用适当的防晒。

（2）不良反应可能包括腹泻、恶心、腹痛、高血压、头痛、尿路感染，或鼻咽炎等。

（3）避免食用葡萄柚制品。

（4）服用本品避免驾驶和饮酒。

（十三）托珠单抗注射液

超说明书用药内容	超说明书用药类型
用于巨细胞动脉炎	超适应证

1.【NMPA说明书收录情况】 本品用于治疗类风湿关节炎（RA）、全身型幼年特发性关节炎（sJIA）。

2.【国外说明书收录情况】 美国FDA批准托珠单抗皮下注射用于治疗巨细胞动脉炎。推荐的静脉给药方案：成人患者推荐剂量为6mg/kg，每4周1次，单次静脉滴注60分钟，联合糖皮质激素减量疗程。不建议巨细胞动脉炎患者单次输液的剂量超过600mg。推荐的皮下给药方案：成人患者推荐剂量为每次162mg，每周1次，与糖皮质激素的减量疗程一起进行皮下注射。根据临床实际情况，可每隔一周皮下注射一次162mg托珠单抗，并联合糖皮质激素的减量疗程。

3.【国内指南共识】 中华医学会风湿病学分会，《风湿性多肌痛和巨细胞动脉炎的诊疗规范》（2023）指出，托珠单抗对新发/复发巨细胞动脉炎患者，在诱导缓解、维持病情缓解及减少缓解期病情复发等方面的作用已得到证实，此外，托珠单抗还有助于减少控制巨细胞动脉炎所需的激素累积剂量。

4.【国外指南共识】 英国风湿病学会，《巨型细胞动脉炎的诊断和治疗》（2020）；ACR/VF，《巨细胞动脉炎和高山动脉炎的管理》（2021）。建议对于在接受GCs时出现颅缺血症状的GCA患者，有条件地添加托珠单抗，增加GCs的剂量，而不是增加甲氨蝶呤和增加GCs的剂量。

5.【MICROMEDEX数据库收录结果】 暂未收录。

6.【作用机制】 托珠单抗与可溶性和膜结合的白细胞介素-6（IL-6）受体（sIL-6R和mIL-6R）结合，通过这些受体抑制IL-6介导的信号传导，抑制炎症进程。

7.【用药监护】

（1）使用本品发生严重感染的风险增加，尤其同时服用免疫抑制剂的情况下，如甲氨蝶呤或皮质类固醇。

（2）治疗期间和之后，应密切监测患者感染体征和病情的发展，包括在开始治疗前对潜伏性结核感染检测为阴性的患者中也可能患结核病。

8.【用药交代】

（1）可能会出现胃肠道的副作用。

（2）如出现任何严重过敏反应的症状，应立即就医。

（3）服用期间如怀孕，应告知医生。

（十四）英夫利西单抗注射液

超说明书用药内容	超说明书用药类型
用于银屑病关节炎	超适应证

1.【NMPA说明书收录情况】　适用于治疗类风湿关节炎、成人及6岁以上儿童克罗恩病、瘘管性克罗恩病、强直性脊柱炎、银屑病和成人溃疡性结肠炎。

2.【国外说明书收录情况】　美国FDA批准英夫利昔单抗用于活动性银屑病关节炎的治疗。推荐剂量为5mg/kg，在0、2和6周时进行静脉诱导治疗，此后每8周维持剂量为5mg/kg，用于治疗银屑病关节炎。

3.【国外指南共识】《EULAR建议：银屑病关节炎的药物治疗》（2019）；ACR/NPF，《银屑病关节炎的治疗》（2018）指出，对目前的MTX治疗有部分反应（伴有葡萄膜炎），可以考虑MTX和英夫利昔单抗（或阿达木单抗）联合治疗。

4.【MICROMEDEX数据库收录结果】　有效性级别Class Ⅰ；推荐等级Class Ⅱb；证据强度Category B。

5.【作用机制】　银屑病关节炎患者的组织和体液中发现肿瘤坏死因子α（TNF-α）浓度偏高，英夫利西单抗与可溶形式和跨膜形式TNF-α具有高亲和力，中和TNF-α的生物活性，并抑制TNF-α与其受体的结合。

6.【用药监护】

（1）严重感染的患者在治疗期间可能会导致住院或死亡的严重感染的风险增加。大多数发生这些感染的患者同时服用了免疫抑制剂。

（2）在有中度或重度心力衰竭患者中禁止使用剂量＞5mg/kg。

（3）输注过程中及输注后可能会引发心脑血管反应。

（4）服用本品可能导致肝毒性体征或症状（如黄疸）。

（5）接受英夫利西单抗治疗的患者不应接种活疫苗或治疗性感染因子。

7.【用药交代】

（1）治疗期间如出现持续发热，应及时就医。

（2）若出现任何严重超敏反应症状时应立即就医。

第二节　风湿免疫系统疾病超说明书用药案例

案例 ❶

【处方描述】

性别：女　　年龄：57 岁

临床诊断：类风湿关节炎

处方内容：

托法替布片	5mg×28 片	5mg	bid	po.
硫酸羟氯喹片	0.2g×30 片	0.2g	bid	po.
甲氨蝶呤片	2.5mg×16 片	12.5mg	qw	po.

【处方问题】

甲氨蝶呤片超适应证用药。

【处方分析】

甲氨蝶呤片说明书：适用于各型急性白血病，特别是急性淋巴细胞白血病、恶性淋巴瘤、非何杰金淋巴瘤和蕈样肉芽肿、多发性骨髓病；头颈部癌、肺癌、各种软组织肉瘤、银屑病；乳腺癌，卵巢癌、宫颈癌、恶性葡萄胎、绒毛膜上皮癌、睾丸癌。

美国 FDA 批准甲氨蝶呤用于对一线治疗（包括足剂量 NSAIDs）效果欠佳或不耐受的成人严重类风湿关节炎。

【干预建议】

具有较充分的证据支持甲氨蝶呤片超适应证用于治疗类风湿关节炎，建议做好患者知情告知。

案例 ❷

【处方描述】

性别：女　　年龄：34 岁

临床诊断：系统性红斑狼疮

处方内容

环孢素软胶囊	25mg×50 粒	50mg	bid	po.
沙利度胺胶囊	25mg×48 粒	50mg	qn	po.
醋酸地塞米松片	0.75mg×30 片	1.5mg	qd	po.

【处方问题】

环孢素软胶囊与沙利度胺胶囊超适应证用药；醋酸地塞米松片：遴选药品不适宜。

【处方分析】

环孢素软胶囊说明书：用于预防异体移植物的排斥反应、预防骨髓移植排斥反应；非移植性适应证：内源性葡萄膜炎、银屑病、异位性皮炎、类风湿关节炎、肾病综合征等的辅助治疗。中华医学会风湿病学分会，《中国系统性红斑狼疮诊疗指南》（2020）指出，环孢素与其他免疫抑制剂联合可用于治疗标准治疗无效的狼疮肾炎，可缓解血液系统损害。

沙利度胺胶囊说明书：可用于中到重度麻风结节性红斑皮肤症状的急性期治疗；还可作为维持治疗以预防和控制麻风结节性红斑皮肤症状的复发。中华医学会风湿学分会，《临床诊疗指南—风湿病分册》，可特异性抑制T淋巴细胞产生 IL-2，发挥选择性的细胞免疫抑制作用，是一种非细胞毒免疫抑制剂。对狼疮性肾炎（特别是V型LN）有效，剂量 3～5mg/（kg·d）。

药品说明书指出地塞米松对下丘脑-垂体-肾上腺轴作用较强，作用时间长容易引发不良反应，不适宜长疗程的用药。但慢性自身免疫性疾病（如狼疮性肾炎等）需长期使用糖皮质激素类药物，建议改用中效糖皮质激素类药物。

【干预建议】

环孢素软胶囊与沙利度胺胶囊具有较充分的证据支持超说明书用药，建议做好患者知情同意，加强用药交代；建议停用地塞米松片，改用中效糖皮质激素类药物, 如泼尼松龙或甲泼尼龙。

案例 ③

【处方描述】

性别: 男　　年龄: 39 岁

临床诊断: 大动脉炎

处方内容

巯唑嘌呤片	50mg×100 片	50mg	bid	po.
甲泼尼龙片	4mg×30 片	4mg	qn	po.
雷公藤多苷片	10mg×100 片	20mg	tid	po.

【处方问题】

巯唑嘌呤片超适应证用药。

【处方分析】

巯唑嘌呤片说明书: 用于绒毛膜上皮癌, 恶性葡萄胎, 急性淋巴细胞白血病及急性非淋巴细胞白血病, 慢性粒细胞白血病的急变期。中华医学会风湿病学分会,《大动脉炎诊断及治疗指南》(2011), 免疫抑制剂联合糖皮质激素能增强疗效。

【干预建议】

具有较充分的证据支持巯唑嘌呤片超适应证用于治疗大动脉炎, 建议做好患者知情告知。

案例 ④

【处方描述】

性别: 女　　年龄: 20 岁

临床诊断: 系统性红斑狼疮

处方内容

沙利度胺片	25mg×48 粒	50mg	qn	po.
复方环磷酰胺片	50mg×42 片	100mg	qd	po.
泼尼松片	5mg×42 片	10mg	qd	po.
羟氯喹片	0.1g×42 片	0.2g	qd	po.

| 碳酸钙D$_3$片 | 600mg×60片 | 600mg | qd | po. |
| 奥美拉唑呐肠溶片 | 10mg×28片 | 10mg | qd | po. |

【处方问题】

沙利度胺片与复方环磷酰胺片超适应证用药。

【处方分析】

沙利度胺片说明书：本品适用于控制瘤型麻风反应症的治疗。美国FDA已批准沙利度胺用于成人及12岁以上儿童的结节性红斑。

复方环磷酰胺片说明书：本品适用于恶性淋巴瘤、多发性骨髓瘤、淋巴细胞白血病、神母细胞瘤、卵巢癌、乳癌以及各种肉瘤及肺癌等的治疗。美国FDA未批准环磷酰胺用于治疗系统性红斑狼疮。

【干预建议】

沙利度胺片具有较充分的证据支持超说明书用药，建议做好患者知情同意，加强用药交代。复方环磷酰胺片缺乏充分的证据支持超说明书用药，应结合处方建议使用说明书内容用药。

（杨　延）

参考文献

[1] 广东省药学会，《超药品说明书用药目录（2023年版）》（粤药会〔2023〕72号），2023-07-04.http://www.sinopharmacy.com.cn/notification/2797.html.

[2] 梁传鹏，赵丽霞，刘敏，等.肾内及风湿免疫类药物超药品说明书用药专家共识［山东省超药品说明书用药专家共识（2022版）系列］［J］.中国合理用药探索，2023，20（03）：37-43.

[3] 伍俊妍，郑志华.超药品说明书用药处方评价［M］.北京：人民卫生出版社，2021.

第五章 心血管系统疾病超说明书用药

第一节 心血管系统疾病常见超说明书用药分析

广东省药学会《超药品说明书用药目录》（2023年版）中，收录心血管系统疾病药物约十七种，分别为降血压药7种、降脂药1种、心率失常用药1种、抗血栓药3种、解毒剂1种、扩张冠状动脉血管药1种、肾上腺素能激动剂2种、抗心律失常药1种。超说明书用药类型共24个，包括超适应证用药18个、超用药人群3个、超给药途径2个、超用量1个。以下为心血管系统疾病药物超说明书用药介绍。

（一）福辛普利片

超说明书用药内容	超说明书用药类型
用于6～12岁儿童高血压	超人群

1.【NMPA说明书批准的适应证和收录情况】 适用于治疗高血压和心力衰竭。说明书指出现未进行此年龄段人群实验研究且无可靠参考文献，故暂不推荐用于儿童患者。

2.【国外说明书收录情况】 美国FDA已批准福辛普利钠用于6～16岁儿童患者高血压。在儿童中，研究表明福辛普利钠片的剂量在0.1～0.6mg/kg可达到相似程度的降压效果。基于此，体重超过50kg的儿童推荐福辛普利片单药治疗的剂量为5～10mg/d。体重不足50kg的儿童没有合适的推荐剂量。

3.【国内指南共识】 国家卫生健康委合理用药专家委员会、中国医师协会高血压专业委员会，《高血压合理用药指南》（第2版，2017）：儿童和青少年推荐每日起始剂量为0.1～0.6 mg/kg；每日最大剂量为40mg，每日1次。

4.【国外指南共识】《欧洲心脏病学会、欧洲预防心脏病协会、欧洲协会心血管影像协会共识：儿童和青少年高血压》（2022）：目前批准用于儿科的大多数降压药仅限于6岁或6岁以上儿童，因非洲裔儿童和青少年应用血管紧张素转换酶抑制剂（ACEI）/血管紧张素受体阻断剂（ARB）单药降压治疗的效果较弱；推荐应用一线降压药物，包括ACEI、ARB、二氢吡啶类钙通道阻滞剂（CCB）和利尿剂。

5.【MICROMEDEX数据库收录结果】 有效性级别Class Ⅰ；推荐等级Class Ⅱa；证据强度Category B。

6.【作用机制】 血管紧张素转换酶抑制药。在体内转变成具有药理活性的福辛普利拉，后者能抑制血管紧张素转换酶，降低血管紧张素Ⅱ和醛固酮的浓度，使外周血管扩张，血管阻力降低，而产生降压效应。

7.【用药监护】

（1）同时应用补钾药或保钾利尿药时应谨慎，需监测血清钾。因本品能减少由噻嗪类利尿药诱发的血钾减少，可增加高钾血症危险。

（2）注意发生类过敏的反应。

（3）最常见的副作用是头晕、咳嗽、上呼吸道症状、恶心或呕吐、腹泻和腹痛、心悸或胸痛、疲劳和味觉障碍。

8.【用药交代】

（1）服用后如出现水肿和过敏反应，请停止使用。

（2）可能会引起咳嗽，停药后症状会消失。

（3）妊娠期、哺乳期妇女禁用。

（二）坎地沙坦酯片（4mg、8mg）

超说明书用药内容	超说明书用药类型
用于心力衰竭（NYHA Ⅱ级至Ⅳ级，射血分数40%或以下）	超适应证

1.【NMPA已批准的适应证】 原发性高血压。

2.【国外说明书收录的情况】 美国FDA批准坎地沙坦酯用于治疗成人心力衰竭（NYHA Ⅱ级至Ⅳ级，射血分数40%或以下）：推荐初始剂量为每次4mg，每日1次。目标剂量为每次32mg，每日1次，在患者可耐受的情况下，每隔2周将剂量加倍。

3.【国内指南共识】 中华医学会心血管病学分会，《中国心力衰竭诊断和治疗指南》（2018）：尽早使用，推荐起始剂量为4mg，1次/日，逐渐递增，每隔2周剂量倍增1次，直至达到最大耐受剂量或目标剂量32mg，1次/日。滴定剂量及过程需个体化，开始服药和调整剂量后应监测血压、血钾及肾功能。调整到最佳剂量后长期维持，避免突然停药。

4.【国外指南共识】《美国心脏协会、美国心脏病学会、美国心力衰竭学会：心力衰竭的管理指南》（2022）：治疗成人心力衰竭的治疗药物有ACEI

或ARB或ARNI，对于既往或目前有慢性HFrEF（射血分数40%或以下）症状的患者，由于咳嗽或血管性水肿而对ACEI不耐受，当使用ARNI不可行时，建议使用ARB以降低发病率和死亡率；对于既往或目前有慢性HFrEF症状的患者，如果ARNI不可行，使用ACEI或ARB治疗具有很高的经济价值。推荐初始剂量为每次4~8mg，每日1次。目标剂量为每次32mg，每日1次。

5.【MICROMEDEX数据库收录结果】 有效性级别Class Ⅱa；推荐等级Class Ⅱa；证据强度Category A。

6.【作用机制】 坎地沙坦可直接作用于心脏、肾脏、血管壁上的血管紧张素Ⅱ受体，阻断血管紧张素Ⅱ收缩血管、刺激肾上腺皮质分泌醛固酮的作用，减轻水钠潴留，从而减轻前负荷；减少去甲肾上腺素释放，降低交感神经活性，增加动脉压力反射的敏感性，减轻过高的交感张力，降低心率，对抗心脏和血管重构，延迟或逆转心肌肥厚，降低左室质量指数，改善心功能；改善血流动力学异常，减轻临床症状；通过抑制胶原合成和胶原交联的堆积，而非降压作用来达到降低心肌僵硬度，提高心室舒张顺应性的作用；能有效降低心血管事件的发生率和心力衰竭患者的病死率。

7.【用药监护】

（1）应密切观察患者有无出现血管性水肿、因过度的降压引起的晕厥和暂时性失去意识、急性肾功能衰竭、高血钾、肝功能恶化或黄、粒细胞缺乏症、横纹肌溶解等情况。

（2）手术前24小时最好停止服用。

8.【用药交代】

（1）本品可随餐服用或不随餐服用。

（2）妊娠期妇女禁用本品，哺乳期妇女用后不推荐哺乳。

（三）替米沙坦片（40mg、80mg）

超说明书用药内容	超说明书用药类型
用于慢性心力衰竭（适用于不能耐受ACEI且左心室射血分数低下者）	超适应证

1.【NMPA已批准的适应证】 用于原发性高血压的治疗及降低心血管风险。

2.【国外说明书收录的情况】 未收录。

3.【国内指南共识】

（1）中华医学会心血管病学分会、中华心血管病杂志编辑委员会，《中国心力衰竭诊断和治疗指南》（2018）：ARB耐受性好，长期使用可改善血流动力学，降低心力衰竭的死亡率和因心力衰竭再住院率，特别是对不能耐受ACEI的患者。适应证：推荐用于不能耐受ACEI的HFrEF患者；对因其他适应证已服用ARB的患者，如随后发生HFrEF，可继续服用ARB。

（2）国家卫生计生委合理用药专家委员会、中国药师协会，《心力衰竭合理用药指南》（2019年）。

（3）中华医学会、中华医学会杂志社、中华医学会全科医学分会，等。《慢性心力衰竭基层诊疗指南》（2019年）。推荐用法用量：从小剂量开始，起始剂量为40mg，每天1次口服；目标剂量为80mg，每天1次。

4.【国外指南共识】

（1）欧洲心脏病学会（ESC），《急慢性心力衰竭的诊断和治疗指南》（2021）。

（2）美国心脏协会（AHA）、美国心脏病学会（ACC）、美国心力衰竭学会（HFSA），《心力衰竭的管理指南》（2022）：对ACEI不耐受的近期发生心肌梗死和左心室射血分数≤40%的患者，应使用ARB预防症状性HF并降低死亡率；对于既往或目前有慢性HFrEF（射血分数40%或以下）症状的患者，由于咳嗽或血管性水肿而对ACEI不耐受，当使用ARNI不可行时，建议使用ARB以降低发病率和死亡率。

5.【MICROMEDEX数据库收录结果】　暂未收录。

6.【作用机制】　替米沙坦选择性阻断AⅡ与大多数组织上（如血管平滑肌和肾上腺）AT_1受体的结合，从而抑制AⅡ的血管收缩与醛固酮分泌作用，减轻水钠潴留，从而减轻前负荷；减少去甲肾上腺素释放，降低交感神经活性，增加动脉压力反射的敏感性，减轻过高的交感张力，降低心率，对抗心脏和血管重构，延迟或逆转心肌肥厚，降低左室质量指数，改善心功能；改善血流动力学异常，减轻临床症状；通过抑制胶原合成和胶原交联的堆积，而非降压作用来达到降低心肌僵硬度，提高心室舒张顺应性的作用；能有效降低心血管事件的发生率和心力衰竭患者的病死率。

7.【用药监护】

（1）应密切监测血压、肾功能，定期监测血钾、血肌酐和血尿素氮水平。

（2）经常出现的不良反应：血管神经性水肿、低血压（包括体位性低血压）、高钾血症、晕厥、肝功能异常或肝脏疾病、包括急性肾功能衰竭的肾脏损伤、肌腱疼痛（包括肌腱炎、肌腱滑膜炎）。

（3）不推荐与保钾利尿剂或钾补充剂、锂盐、ACE抑制剂、非甾体抗炎药、噻嗪类或髓袢利尿剂同时使用。

8.【用药交代】

（1）本品在餐时或餐后服用均可。

（2）妊娠期、哺乳期妇女禁用。

（3）避免擅自使用补钾补充剂。

（四）缬沙坦胶囊（80mg、160mg）

超说明书用药内容	超说明书用药类型
用于心力衰竭	超适应证

1.【NMPA已批准的适应证】 治疗轻、中度原发性高血压。

2.【国外说明书收录的情况】 美国FDA批准缬沙坦用于治疗成人心力衰竭（心功能分级Ⅱ～Ⅳ级）起始剂量为40mg，2次/日，根据耐受程度可增加至80mg或160mg，最大给药日剂量为320mg，需分次服用。

3.【国内指南共识】

（1）国家卫生计生委合理用药专家委员会、中国药师协会，《心力衰竭合理用药指南》（第2版，2019）：应尽早使用，起始剂量40mg，每日1次，逐渐递增，直至达到目标剂量160mg，每日2次，一般每隔2周剂量倍增1次。住院患者在严密监测下可更快上调，滴定剂量及过程需个体化。调整至合适剂量应终生维持使用，避免突然停药。

（2）中华医学会、中华医学会杂志社、中华医学会全科医学分会，《慢性心力衰竭基层诊疗指南》（2019年）：起始剂量40mg，每日1次，目标剂量160mg，每日2次。

（3）中华医学会心血管病学分会、中华心血管病杂志编辑委员会，《中国心力衰竭诊断和治疗指南》（2018年）：ARB耐受性好，长期使用可改善血流动力学，降低心力衰竭的死亡率和因心力衰竭再住院率，特别是对不能耐受ACEI的患者。适应证：推荐用于不能耐受ACEI的HFrEF患者；对因其他适应证已服用ARB的患者，如随后发生HFrEF，可继续服用ARB。起始剂量40mg，每日1次，目标剂量160mg，每日2次。

4.【国外指南共识】

（1）美国心脏协会、美国心脏病学会、美国心力衰竭学会，《心力衰竭的管理指南》（2022）：对ACEI不耐受的近期发生心肌梗死和左心室射血分数≤40%的患者，应使用ARB预防症状性HF并降低死亡率；对于既往或目前有慢性HFrEF（射血分数40%或以下）症状的患者，由于咳嗽或血管性水肿而对ACEI不耐受，当使用ARNI不可行时，建议使用ARB以降低发病率和死亡率。

5.【MICROMEDEX数据库收录结果】　有效性级别Class I；推荐等级Class Ⅱb；证据强度Category B。

6.【作用机制】　缬沙坦是特异性血管紧张素（AT）Ⅱ受体阻断剂，它选择性作用于AT_1受体亚型，阻断血管紧张素Ⅱ收缩血管、刺激肾上腺皮质分泌醛固酮的作用，减轻水钠潴留，从而减轻前负荷；减少去甲肾上腺素释放，降低交感神经活性，增加动脉压力反射的敏感性，减轻过高的交感张力，降低心率，对抗心脏和血管重构，延迟或逆转心肌肥厚，降低左心室质量指数，改善心功能；改善血流动力学异常，减轻临床症状；通过抑制胶原合成和胶原交联的堆积，而非降压作用来达到降低心肌僵硬度，提高心室舒张顺应性的作用；能有效降低心血管事件的发生率和心力衰竭患者的病死率。

7.【用药监护】

（1）肝、肾功能受损患者使用本品需要加强监测，密切监测血压、BUN和肌酐、肝肾功能、电解质的水平。

（2）与肾素-血管紧张素-醛固酮系统阻滞剂、保钾利尿剂钾补充剂、含钾的盐替代品或其他能增加血钾浓度的药物（肝素等）合用时，需要注意监测血钾和血清肌酐水平。

（3）与非甾体抗炎药合用时应注意监测肾功能。

（4）与锂剂合并用药期间建议监测血清锂浓度水平。

（5）使用本品与其他阻断肾素-血管紧张素-醛固酮系统的药物，应当密切监测血压、肾功能和电解质的水平。

8.【用药交代】

（1）本品可在进餐时或空腹服用，建议每天同一时间用药（如早晨）。

（2）妊娠期、哺乳期妇女禁用。

（五）厄贝沙坦片（75mg、150mg、300mg）

超说明书用药内容	超说明书用药类型
用于慢性心力衰竭（适用于不能耐受ACEI且左心室射血分数低下者）	超适应证

1.【NMPA已批准的适应证】 治疗原发性高血压；合并高血压的 2 型糖尿病肾病的治疗。

2.【国外说明书收录的情况】 美国FDA已批准厄贝沙坦用于糖尿病肾病：推荐剂量为300mg，每日1次。

3.【国内指南共识】

（1）中华医学会心血管病学分会，《中国心力衰竭诊断和治疗指南》（2018）：推荐在HFrEF 患者中应用ACEI或ARB或血管紧张素受体脑啡肽酶抑制剂（ARNI）抑制肾素-血管紧张素系统、联合应用 β 受体阻断剂及在特定患者中应用醛固酮受体阻断剂的治疗策略，以降低心力衰竭的发病率和死亡率。

（2）国家卫生计生委合理用药专家委员会、中国药师协会，《心力衰竭合理用药指南》（第2版）：推荐HFrEF患者应用ACEI或ARB或ARNI抑制RAAS，联合应用 β 受体阻断剂及在特定患者中应用醛固酮受体阻断剂的治疗策略，以降低心力衰竭的发病率和病死率。

4.【国外指南共识】

（1）欧洲心脏病学会（ESC），《急慢性心力衰竭的诊断和治疗指南》（2021）：治疗HFrEF药物中有证据的ARB为坎地沙坦、氯沙坦和缬沙坦。

（2）美国心脏协会、美国心脏病学会、美国心力衰竭学会，《心力衰竭的管理指南》（2022）：对ACEI不耐受的近期发生心肌梗死和左心室射血分数≤40%的患者，应使用ARB预防症状性HF并降低死亡率；对于既往或目前有慢性HFrEF（射血分数40%或以下）症状的患者，由于咳嗽或血管性水肿而对ACEI不耐受，当使用ARNI不可行时，建议使用ARB以降低发病率和死亡率。

（3）Tonkon M，Awan N，Niazi I等发表的 "厄贝沙坦联合包括血管紧张素转换酶抑制剂在内的常规疗法治疗心力衰竭的有效性和安全性研究"．［Int J Clin Pract 2000；54（1）：11–18．］：初始剂量为12.5 mg、37.5 mg或75 mg，口服，每日1次，每隔一周滴定至目标剂量150mg，每日1次。

5.【MICROMEDEX数据库收录结果】

（1）有蛋白尿的原发性或继发性肾小球疾病：有效性级别 Class Ⅰ（糖尿

病肾病)、Class Ⅱa(高血压-肾功能损伤);推荐等级 Class Ⅱa(糖尿病肾病)、Class Ⅱb(高血压-肾功能损伤);证据强度 Category A(糖尿病肾病)、Category B(高血压-肾功能损伤)。

(2)慢性心力衰竭(适用于不能耐受 ACEI 且左心室射血分数低下者):有效性级别 Class Ⅱa;推荐等级 Class Ⅱb;证据强度 Category B。

6.【作用机制】 厄贝沙坦是一种有效的、口服活性选择性血管紧张素 Ⅱ 受体(AT$_1$ 型)阻断剂。阻断血管紧张素 Ⅱ 收缩血管、刺激肾上腺皮质分泌醛固酮的作用,减轻水钠潴留,从而减轻前负荷;减少去甲肾上腺素释放,降低交感神经活性,增加动脉压力反射的敏感性,减轻过高的交感张力,降低心率,对抗心脏和血管重构,延迟或逆转心肌肥厚,降低左室质量指数,改善心功能;改善血流动力学异常,减轻临床症状;通过抑制胶原合成和胶原交联的堆积,而非降压作用来达到降低心肌僵硬度,提高心室舒张顺应性的作用;能有效降低心血管事件的发生率和心力衰竭患者的病死率。

7.【用药监护】

(1)常见不良反应:头晕、体位性头晕、直立性低血压、恶心、呕吐、疲劳、骨骼肌疼痛、血浆肌酸激酶水平明显增加、高血钾、低血糖症。

(2)对于血管张力和肾功能主要依赖肾素-血管紧张素-醛固酮系统活性的患者(如严重充血性心力衰竭患者或者肾脏疾病患者包括肾动脉狭窄),使用时密切监测血压、血清肌酐、尿素氮水平、肾功能。

(3)当肾功能损害的患者使用本品时,定期监测血清钾和肌酐。

(4)接受大量利尿剂和(或)限盐治疗或血液透析的患者中,在开始治疗前,必须纠正血容量不足和(或)钠不足或考虑较低的起始剂量。

(5)存在肾功能损害、由于糖尿病肾损害所致的明显蛋白尿和(或)心力衰竭的患者,需密切监测血清钾水平。

(6)与补钾药物和保钾利尿剂合用时,需要密切监测血钾水平。

(7)如和锂剂合用时,推荐对血清锂浓度进行仔细监测。

(8)与非甾体抗炎药合用时,定期监测肾功能。

(9)可能会使银屑病加重。

8.【用药交代】

(1)本品可以与其他降压药一起服用。

(2)饮食对服用本品无影响。

（3）妊娠期、哺乳期妇女禁用。

（六）缬沙坦氢氯噻嗪片（80mg：12.5mg；160mg：12.5mg）

超说明书用药内容	超说明书用药类型
最大日剂量320mg/25mg	超用量

1.【NMPA说明书收录情况】 每次80mg/12.5mg，每日1次。

2.【国外说明书收录用法情况】 美国FDA批准缬沙坦氢氯噻嗪的最大剂量为320mg/25mg，qd：通常起始剂量为160mg/12.5mg，1次/日。根据控制血压的需要，治疗1~2周后剂量可增加至最多320mg/25mg，1次/日。改变剂量后2~4周内达到最大抗高血压作用。

3.【国内指南共识】 暂无收录。

4.【国外指南共识】 暂无收录。

5.【MICROMEDEX数据库收录结果】 暂未收录（超剂量的无等级）。

6.【作用机制】 缬沙坦是特异性 Ang Ⅱ 受体阻断剂，它选择性地作用于 AT_1 受体亚型，产生对血管平滑肌和肾上腺等的药理作用，减少醛固酮分泌，降低升高的血压；氢氯噻嗪作用于远曲小管近端，抑制钠和氯离子的共转运，从而抑制远曲小管近端的氯化钠转运；增加钠和氯的排泄，并间接减少血浆容积，继而增加血浆肾素活性，醛固酮分泌和钾排泄，使血清钾降低。

7.【用药监护】

（1）与保钾利尿剂、补钾制剂、含钾的盐替代物或其他可以增加钾水平（如肝素）的药物合用定期检测血钾和血镁浓度，监测患者的电解质失衡情况，尤其是血钾、血钠浓度。

（2）与锂剂合用时，小心检测血清锂浓度水平。

（3）当联合使用本品与其他影响RAS的药物，应当密切监测血压、肾功能和电解质。

（4）合用NSAIDs药物治疗或调整治疗时应监测患者肾功能情况。

（5）有发生血管性水肿情况；能引发或加重系统性红斑狼疮；也可引起其他代谢紊乱：需定期检测血清胆固醇和甘油三酯、尿酸水平；可引起急性暂时性近视和急性闭角型青光眼的特应性反应，需密切监测眼压。

8.【用药交代】

（1）饮食对服用本品无影响。

（2）妊娠期、哺乳期妇女禁用。

（3）避免擅自使用补钾补充剂。

（4）服用本品时应避免饮酒。

（七）硝苯地平缓释片（20mg）

超说明书用药内容	超说明书用药类型
用于妊娠20周以后的妊娠期妇女	超人群

1.【NMPA说明书收录情况】 原发性高血压、血管痉挛型心绞痛、慢性稳定型心绞痛（劳累性心绞痛）。说明书指出动物实验显示有胚胎毒性、胎仔毒性及致畸性，对于妊娠期妇女尚无足够的研究，故不推荐妊娠期妇女患者使用。

2.【国外说明书收录情况】 暂未收录。

3.【国内指南共识】

（1）中华医学会妇产科学分会妊娠期高血压疾病学组，《妊娠期高血压疾病诊治指南》（2020）：妊娠20周以后的妊娠期妇女：30mg口服，1~2次/日。

（2）中华医学会妇产科学会，《临床诊疗指南—妇产科分册》（2007），妊娠高血压和重度先兆子痫的降压药物治疗：硝苯地平为钙离子通道阻滞剂，剂量为10mg口服，3~4次/日，大剂量如40~60mg可抑制宫缩。

4.【国外指南共识】

（1）《美国心脏学会（AHA）科学声明：妊娠期高血压的诊断、血压目标和药物治疗》（2021）：拉贝洛尔或甲基多巴作为最初的妊娠期抗高血压治疗的一线药物，但部分学会组织也支持使用硝苯地平作为妊娠期抗高血压治疗初始治疗药物。

（2）美国妇产科医师学会（ACOG），《妊娠高血压指南》（2013）：对于需要药物治疗的慢性高血压妊娠期妇女的初步治疗，建议使用拉贝洛尔、硝苯地平或甲基多巴。用于妊娠期紧急血压控制的抗高血压推荐剂量：普通片，口服10~20mg，必要时30分钟内重复；然后每2~6小时口服10~20mg，可观察到反射性心动过速和头痛；缓释制剂，每日30~120mg，口服，不要舌下给药。

5.【MICROMEDEX数据库收录结果】 有效性级别：Class Ⅱa；推荐等级：Class Ⅱb；证据强度：Category B。

6.【作用机制】

（1）妊娠期高血压：能够阻断血管平滑肌和心肌细胞中电压依赖性L型钙通道，可阻止细胞外的 Ca^{2+} 进入细胞内，降低血管平滑肌的兴奋-收缩耦合，从而使外周动脉血管扩张，外周血管阻力降低，最终发挥降低血压的作用。

（2）子痫前期：可发挥抑制子宫平滑肌收缩的效果，缓解子宫平滑肌收缩，改善子宫以及周围毛细血管的血流量，增加胎盘血管灌溉，减少对于胎儿的不良影响。

（3）先兆早产：阻断子宫内壁平滑肌细胞中的 Ca^{2+} 通道，降低细胞内 Ca^{2+} 的游离浓度，使得子宫收缩频率和幅度降低，达到延迟分娩的治疗目的。

（4）晚期先兆流产：通过阻断 Ca^{2+} 通道，直接抑制通过细胞膜的 Ca^{2+} 内流和细胞内 Ca^{2+} 从肌浆网的释放，减少细胞内游离钙，抑制 Ca^{2+} 依赖的肌球蛋白轻链激酶介导的磷酸化，导致平滑肌松弛，发挥宫缩抑制作用。

7.【用药监护】

（1）常见不良反应：头疼、面红和（或）皮肤发红并伴有热感（红斑）、上下肢红肿、疼痛（肢红痛）、脉搏加快（心动过速）、下肢水肿、头晕及疲劳、上下肢麻刺感及血压降至正常值以下（低血压反应）。

（2）肝功能损害的患者，应严密监测肝功能并应降低给药剂量。

（3）严重脑血管疾病患者应接受低剂量治疗。

（4）以下情况患者禁止使用：曾出现过心源性休克、重度主动脉瓣狭窄[主动脉（瓣）狭窄]、不稳定型心绞痛、近期心肌梗死（最近4周内）、正在服用利福平的患者、妊娠期妇女。

（5）严重低血压（收缩压低于90mmHg）及失代偿性心力衰竭的患者需特殊监护。

（6）从事车辆驾驶、机械操作及无适当安全防范措施人员在接受本品治疗时，需接受定期的临床随访。

（7）与地尔硫䓬、β受体阻断剂联合用药，应严密监测患者病情。

（8）与奎尼丁、地高辛和茶碱合用会升高这些药物的血药浓度，应严密检测有关血药浓度。

（9）与长春新碱合用时，应减少长春新碱的用药剂量。

（10）用药过量时会出现：血压显著降低，心率减慢或加快、意识模糊至深度昏迷、高血糖、重要器官供血不足，心源性休克及肺水肿的危险。

8.【用药交代】

（1）服用时本品用少量液体整片吞服，服用时间不受就餐时间限制。

（2）两次给药间隔不少于4小时。

（3）不能与利福平合用。

（4）避免与葡萄柚汁同时服用。

（5）如需停止使用，应逐步减少用药剂量，直至停止使用。

（6）若少服或漏服，禁止双倍服用，只需在下一个给服药时间给予正常剂量。

（八）瑞舒伐他汀片（5mg、10mg、20mg）

超说明书用药内容	超说明书用药类型
用于大于7岁儿童高胆固醇血症	超人群

1.【NMPA说明书收录情况】 用于原发性高胆固醇血症和家族性高胆固醇血症的成人患者。说明书指出儿童的安全性和有效性尚未建立，经验局限于少数（年龄≥8岁）纯合子家族性高胆固醇血症的患儿。因此，目前不建议儿童患者服用。

2.【国外说明书收录情况】

（1）美国FDA批准瑞舒伐他汀用于治疗7～17岁儿童的纯合子家族性高胆固醇血症：7～17岁儿童推荐起始剂量为每日20mg。

（2）美国FDA批准瑞舒伐他汀用于治疗8～17岁儿童的杂合子家族性高胆固醇血症：8～10岁儿童，口服给药，推荐剂量每日5～10mg；10～17岁儿童，口服给药，推荐剂量每日5～20mg。

3.【国内指南共识】 暂未收录。

4.【国外指南共识】 日本动脉粥样硬化学会（JAS），《儿童家族性高胆固醇血症的诊断和治疗指南》（2022）：推荐以他汀类药物作为一线药物治疗儿童的杂合子家族性高胆固醇血症；辛伐他汀、阿托伐他汀、普伐他汀、氟伐他汀和瑞舒伐他汀已在美国和欧洲被批准用于儿童家族性高胆固醇血症；瑞舒伐他汀在欧洲可用于6岁及以上年龄儿童治疗使用。在治疗10岁以下儿童纯合子和杂合子家族性高胆固醇血症的流程中，在以生活方式治疗无效的情况下，均推荐启用他汀类药物作为治疗药物。

5.【MICROMEDEX数据库收录结果】 有效性级别，Class I（成人）、

Class Ⅱ a（纯合子，7岁或以上儿童）、Class Ⅰ（杂合子，8岁或以上儿童）；推荐等级：Class Ⅱ a；证据强度：Category B。

6.【作用机制】 瑞舒伐他汀是一种选择性、竞争性的HMG-CoA 还原酶抑制剂。HMG-CoA 还原酶是 3-羟-3-甲戊二酰辅酶 A 转变成甲羟戊酸过程中的限速酶，甲羟戊酸是胆固醇的前体。瑞舒伐他汀能增加细胞表面的肝 LDL 受体数量，由此增强对 LDL 的摄取和分解代谢，并抑制肝脏 VLDL 合成，从而减少 VLDL 和 LDL 颗粒的总数量。对于纯合子与杂合子家族性高胆固醇血症患者、非家族性高胆固醇血症患者、混合型血脂异常患者，瑞舒伐他汀能降低总胆固醇、LDL-C、ApoB、非 HDL-C 水平。瑞舒伐他汀也能降低 TG、升高 HDL-C 水平。对于单纯高甘油三酯血症患者，瑞舒伐他汀能降低总胆固醇、LDL-C、VLDL-C、ApoB、非 HDL-C、TG 水平，并升高 HDL-C 水平。

7.【用药监护】

（1）不良反应发生率随剂量增加而增加；常见不良反应包括头痛、头晕、便秘、恶心、腹痛、肌痛和无力等。

（2）禁止存在以下情况的患者使用：活动性肝病患者，包括原因不明的血清转氨酶持续升高和任何血清转氨酶升高超过 3 倍的正常值上限（ULN）的患者；严重的肾功能损害的患者（肌酐清除率＜30ml/min）；肌病患者。

（3）在使用中如出现原因不明的肌肉疼痛、无力或痉挛，特别是在伴有不适和发热时，应密切观察并检测肌酸激酶水平；若肌酸激酶值明显升高（＞5×ULN）或肌肉症状严重并引起整天的不适（即使肌酸激酶 ≤5×ULN），应中止治疗。

（4）使用本品的风险患者（空腹血糖：5.6～6.9mmol/L，BMI＞30kg/m^2，甘油三酯升高、高血压）需进行临床和生化监测。

（5）对任何伴有提示为肌病的急性重症或易于发生继发于横纹肌溶解的肾衰竭的患者，不可使用本品。

（6）建议在开始治疗前及开始后第 3 个月进行肝功能检测。若血清转氨酶升高超过正常值上限 3 倍，本品应停用或降低剂量。

（7）与蛋白酶抑制剂合用时，必须调整剂量。

（8）与上述转运蛋白抑制剂联合使用时，可能导致肌病（包括横纹肌溶解）风险增加，尽可能考虑采用替代用药。

（9）同时使用贝特类时，建议给予临床监测；若患者 CK 基础值明显升高

（＞5 × ULN），则不应开始治疗。

（10）发生疑似间质性肺疾病时，应终止他汀类药物治疗。

（11）与维生素 K 拮抗剂合用，应适当检测 INR。

8.【用药交代】

（1）本品可在一天中任何时候服用，可在进餐或空腹时服用。

（2）妊娠期、哺乳期妇女禁止使用。

（3）与抗酸药合用需间隔 2 小时以上。

（九）伊伐布雷定片（5mg、7.5mg）

超说明书用药内容	超说明书用药类型
用于不能耐受 β 受体阻断剂或 β 受体阻断剂效果不佳，窦性心律且心率＞60 次/分的慢性稳定型心绞痛患者	超适应证

1.【NMPA 已批准的适应证】 适用于窦性心律且心率 ≥ 75 次/分、伴有心脏收缩功能障碍的 NYHA Ⅱ～Ⅳ级慢性心力衰竭患者，与标准治疗包括 β 受体阻断剂联合用药，或者用于禁忌或不能耐受 β 受体阻断剂治疗时。

2.【国外说明书收录的情况】 暂未收录。

3.【国内指南共识】

（1）中华医学会，《稳定性冠心病基层诊疗指南》（2020）：伊伐布雷定通过选择性抑制窦房结起搏电流达到减慢心率的作用，从而延长心脏舒张期改善冠状动脉灌注、降低心肌氧耗，对心肌收缩力和血压无影响。在慢性稳定性心绞痛患者中，如不能耐受 β 受体阻断剂或 β 受体阻断剂效果不佳时，窦性心律且心率＞60次/分的患者可选用。

（2）中华医学会，《中国稳定性冠心病诊断与治疗指南》（2018）：伊伐布雷定通过选择性抑制窦房结起搏电流达到减慢心率的作用，从而延长心脏舒张期改善冠状动脉灌注、降低心肌氧耗，对心肌收缩力和血压无影响。在慢性稳定性心绞痛患者中，如不能耐受 β 受体阻断剂或 β 受体阻断剂效果不佳时，窦性心律且心率＞60次/分的患者可选用此药物。

4.【国外指南共识】

（1）欧洲心脏病学会，《稳定型冠状动脉疾病管理指南》（2019）：对于不能耐受、有禁忌证或症状未被 β 受体阻断剂、CCBs 和长效硝酸盐充分控制的受试者，应将尼可地尔、雷诺嗪、伊伐布雷定或曲美他嗪视为二线治疗，以降低心绞痛频率并提高运动耐受性。在选定的患者中，根据心率、血压和耐受性，可考虑将 β 受体阻断剂或CCB与二线药物（雷诺嗪、尼可地尔、伊伐布雷定和三美他嗪）联合用于一线治疗。

（2）Karl Werdan，Henning Ebelt，Sebastian Nuding，等发表的伊伐布拉定联合 β 受体阻断剂改善稳定型心绞痛患者的症状和生活质量，来自ADDITIONS研究中提到：［Clin Res Cardiol. 2012 May；101（5）：365-73］一日2次，口服每次起始剂量为5mg，最大剂量为7.5mg（心率至少50次/分）。

5.【MICROMEDEX数据库收录结果】 有效性级别：Class Ⅱb；推荐等级：Class Ⅱb；证据强度：Category B。

6.【作用机制】 伊伐布雷定是一种单纯降低心率的药物，通过选择性和特异性抑制心脏起搏If电流（If电流控制窦房结中自发的舒张期去极化并调节心率）而降低心率。伊伐布雷定只特异性对窦房结起作用，对心房、房室或者心室传导时间未见明显影响，对心肌的收缩性或者心室复极化未见明显影响。

7.【用药监护】

（1）最常见的不良反应为闪光现象（光幻视）和心动过缓，为剂量依赖性。

（2）治疗前静息心率低于70次/分；心源性休克；急性心肌梗死；重度低血压（＜90/50mmHg）；重度肝功能不全；病窦综合征；窦房传导阻滞；不稳定型或急性心力衰竭；依赖起搏器起搏者（心率完全由起搏器控制）；不稳定型心绞痛；三度房室传导阻滞的，存在以上情况的患者禁止使用。

（3）开始使用前或调整剂量时，都应考虑连续心率测定、心电图或24小时动态心电监测的结果。

（4）对接受本品治疗的患者进行心房颤动（持续性或者突发性）的常规临床监测，如果有临床指征（例如出现心绞痛恶化、心悸、脉博异常），还应进行心电图监测。

（5）使用本品治疗的慢性心力衰竭患者，在对抗高血压治疗进行调整时，应以适当间隔监测血压。

（6）不推荐本品用于心房颤动患者或其他窦房结功能受影响的心律失常患者。

（7）应避免与心血管类和非心血管类延长Q-T间期的药物合并使用。如果有必要合并用药时，须对心脏进行严密监测；禁止与具有降低心率作用的钙通道阻滞剂、强效CYP3A4抑制剂联合使用。

（8）不推荐脑卒中后立刻使用本品。

8.【用药交代】

（1）本品随进餐时服用。

（2）育龄妇女在治疗过程中应做好避孕措施。

（3）妊娠期及哺乳期妇女禁用。

（4）应该避免葡萄柚汁的摄入。

（5）如错过或吐出一剂本品，请勿补服。只需在下一个给服药时间给予正常剂量。

（十）阿哌沙班片（2.5mg）

序号	超说明书用药内容	超说明书用药类型
1	用于降低非瓣膜性心房颤动患者脑卒中和全身栓塞的风险	超适应证
2	深静脉血栓	超适应证
3	降低初始治疗后深静脉血栓和肺栓塞复发的风险	超适应证

1.【NMPA说明书已批准的适应证】　用于髋关节或膝关节择期置换术的成年患者，预防静脉血栓栓塞事件（VTE）。

2.【国外说明书收录情况】

（1）美国FDA批准用于降低非瓣膜性心房颤动患者脑卒中和全身栓塞的风险：推荐剂量为5mg，口服，每日2次；满足年龄≥80岁、体重≤60kg、血清肌酐≥1.5mg/dl，其中至少两项特征的患者，推荐剂量为：2.5mg，每天2次。

（2）美国FDA批准用于深静脉血栓：治疗前7天推荐剂量为：10mg，口服，每日2次；7天后推荐剂量为：5mg，口服，每日2次。

（3）美国FDA批准用于降低初始治疗后深静脉血栓和肺栓塞复发的风险：推荐剂量为在静脉血栓或肺栓塞治疗至少6个月后口服2.5mg，每日2次。

3.【国内指南共识】　用于降低非瓣膜性心房颤动患者脑卒中和全身栓塞的风险：国家卫生健康委，《中国心源性卒中防治指南》（2019）：新型口服抗凝药（包括达比加群酯、利伐沙班、阿哌沙班及艾多沙班）克服了华法林的缺点。临床研究证实，NOACs在减少卒中及体循环栓塞疗效上不劣于华法林，甚至优于华法林。目前在非瓣膜病性房颤血栓栓塞预防中，经过临床试验取得循证医学证据并在欧美国家获得批准的药物有直接凝血酶抑制剂达比加群酯，Ⅹa抑制剂利伐沙班、阿哌沙班和艾多沙班。

4.【国外指南共识】

（1）用于降低非瓣膜性心房颤动患者脑卒中和全身栓塞的风险

美国心脏协会（AHA）、美国心脏病学会（ACC）、心脏节律学会（HRS），《房颤患者的管理指南（更新版）》（2019）：对于男性CHA2DS2-VASc评分≥2，或女性为≥3的房颤患者，推荐口服抗凝药物。选项包括阿哌沙班；对于符合NOACs条件的房颤患者（中重度二尖瓣狭窄或机械心脏瓣膜除外）推荐优先选择NOACs（达比加群、利伐沙班、阿哌沙班和伊多沙班）。

亚太心脏病学会（APSC），《直接口服抗凝药在亚洲房颤患者中的应用共识建议》（2021）：对于CHADS-VA评分≥1或CHADS-VASc评分≥1（男性）和≥2（女性）的亚洲房颤患者，建议使用新型口服抗凝药，不应将老年患者排除在预防卒中的抗凝治疗之外，建议使用新型口服抗凝药而不是华法林。

（2）深静脉血栓

欧洲血管外科学会（ESVS），《静脉血栓形成的管理临床实践指南》（2021）：在深静脉血栓的治疗的抗凝治疗中，选择阿哌沙班无需肠胃外抗凝治疗，但需要较高剂量（10mg，b.d.）持续7天，然后是标准治疗剂量为5mg，b.d.。与心房颤动的治疗相反，在肾功能不全的情况下，DVT治疗无需进行剂量调整。然而，对于CrCl为15～29ml/min的患者，应谨慎使用阿哌沙班，并且不建议在CrCl＜15ml/min的患者中使用阿哌沙班。较低剂量为2.5mg b.d.用于延长治疗。

美国胸科医师学会（ACCP），《静脉血栓栓塞（VTE）抗栓治疗指南》（2016）：对于VTE和非肿瘤患者，作为长期抗凝治疗，建议达比加群、利伐沙班、阿哌沙班或依多沙班优于维生素K拮抗剂（VKA）治疗，建议VKA优于低分子肝素（LMWH）。对于VTE和癌症患者，建议LMWH优于VKA、达比加群、利伐沙班、阿哌沙班或依多沙班。

（3）降低初始治疗后深静脉血栓和肺栓塞复发的风险

美国胸科医师学会（ACCP），《静脉血栓栓塞（VTE）抗栓治疗指南》（2016）：对于VTE和有（无）癌症的患者，作为长期抗凝治疗，都建议选择阿哌沙班等药物。对于腿部DVT或PE和有（无）癌症的患者，作为长期（前3个月）抗凝治疗，建议可选择阿哌沙班等药物。

欧洲血管外科学会（ESVS），《静脉血栓形成的管理临床实践指南》（2021）：在深静脉血栓的治疗的抗凝治疗中，选择阿哌沙班无需肠胃外抗凝治疗，但需要较高剂量（10mg，b.d.）持续 7 天，然后是标准治疗剂量为5mg，b.d.。与心房颤动的治疗相反，在肾功能不全的情况下，DVT 治疗无需进行剂量调整。然而，对于 CrCl 为 15～29ml/min 的患者，应谨慎使用阿哌沙班，并且不建议在 CrCl＜15ml/min 的患者中使用阿哌沙班。较低剂量为 2.5mg b.d.用于延长治疗。

美国血液病学会（ASH），《静脉血栓栓塞的管理指南之深静脉血栓形成和肺栓塞的治疗》（2020）：对于已经完成初级治疗并将继续使用DOAC进行二级预防的DVT和（或）PE患者，建议使用标准剂量DOAC或低剂量DOAC，包括利伐沙班，每日10mg，阿哌沙班，每日2.5mg，每日2次。

5.【MICROMEDEX数据库收录结果】

（1）用于降低非瓣膜性心房颤动患者脑卒中和全身栓塞的风险：有效性级别Class Ⅰ；推荐等级Class Ⅱa；证据强度Category A。

（2）深静脉血栓：有效性级别Class Ⅰ；推荐等级Class Ⅱa；证据强度Category B。

（3）降低初始治疗后深静脉血栓和肺栓塞复发的风险：有效性级别Class Ⅰ；推荐等级Class Ⅱa；证据强度Category B。

6.【作用机制】　阿哌沙班是一种强效、口服有效的可逆、直接、高选择性的Ⅹa因子活性位点抑制剂，其抗血栓活性不依赖抗凝血酶Ⅲ。可以抑制游离及与血栓结合的Ⅹa因子，并抑制凝血酶原酶活性。对血小板聚集无直接影响，但间接抑制凝血酶诱导的血小板聚集。通过对Ⅹa因子的抑制，阿哌沙班抑制凝血酶的产生，并抑制血栓形成。

7.【用药监护】

（1）有临床明显活动性出血的患者禁用。

（2）伴有凝血异常和临床相关出血风险的肝病患者禁用。

（3）妊娠期间不推荐应用阿哌沙班。

8.【用药交代】

（1）本品用水送服，不受进餐影响。

（2）如漏服，应在当天内尽快补服，请勿加倍剂量补服。

（3）如不能吞下整片的药片，可以把本品压碎后悬于水或5%葡萄糖溶液、或苹果汁、苹果酱混合及时口服或鼻饲胃管给药。

（4）破碎后的阿哌沙班片剂在水、5%葡萄糖水溶液、苹果汁及苹果酱中可稳定保存达4小时。

（十一）重组人TNK组织型纤溶酶原激活剂（1.0×10^7IU/16mg/支）

超说明书用药内容	超说明书用药类型
用于急性缺血性脑卒中发病4.5小时内	超适应证

1.【NMPA已批准的适应证】 用于发病6小时以内的急性心肌梗死患者的溶栓治疗。

2.【国外说明书收录的情况】 暂未收录。

3.【国内指南共识】

（1）中国卒中学会、中国卒中学会神经介入分会、中华预防医学会卒中预防与控制专业委员会介入学组，《急性缺血性卒中血管内治疗中国指南》（2018）：近期发表的缺血性卒中血管内治疗前应用替奈普酶最佳剂量（determining the optimal dose of tenecteplase before endovascular therapy for ischemic stroke，EXTEND–IA TNK）研究，发病4.5小时内大血管闭塞的AIS患者，桥接治疗前使用替奈普酶静脉溶栓后，在取栓前的良好再灌注率显著高于应用阿替普酶组（22% vs 10%，P=0.03），且替奈普酶组90日mRS分值的中位数更优，两组sICH无差异，研究提示新型静脉溶栓药物提高了大血管闭塞取栓前血管开通比例，促进血流再灌注早期恢复，从而改善患者预后。

（2）中华医学会神经病学分会、中华医学会神经病学分会脑血管病学组，《中国急性缺血性脑卒中诊治指南》（2018）：静脉溶栓治疗是目前最主要的恢复血流措施，药物包括重组组织型纤溶酶原激活剂（rtPA）、尿激酶和替奈普酶。静脉推注替奈普酶（0.4mg/kg）治疗轻型卒中的安全性及有效性与阿替普酶相似，但不优于阿替普酶。对于轻度神经功能缺损且不伴有颅内大血管闭塞的患者，可以考虑应用替奈普酶。

（3）中国医师协会神经内科医师分会脑血管病专家组，《急性缺血性卒中替奈普酶静脉溶栓治疗中国专家共识》（2022）推荐意见：①发病4.5小时内符合rt-PA静脉溶栓适应证的AIS患者，静脉注射TNK有效且安全性好（I级推荐，A级证据）。②TNK静脉溶栓治疗AIS前后的管理措施与rt-PA静脉溶栓相同（I级推荐，A级证据）。

4.【国外指南共识】

（1）美国心脏协会、美国卒中协会，《AHA/ASA急性缺血性卒中早期管理指南》（2019年版）：①对于无静脉溶栓禁忌证且符合机械血栓切除标准的患者，选择替奈普酶（单次静脉推注0.25mg/kg，最大剂量25mg）而非阿替普酶进行静脉溶栓可能是合理的（推荐级别：Ⅱb，证据水平：B-R）。②替奈普酶0.4mg/kg单次静脉推注是否优于或不逊于阿替普酶尚未得到证实，但轻度神经功能缺损且无颅内大血管闭塞的患者可考虑作为阿替普酶的一种替代疗法（推荐级别：Ⅱb，证据水平：B-R）。③除阿替普酶和替奈普酶外，不推荐静脉使用其他降纤药或溶栓药（推荐级别：Ⅲ：无益，证据水平：B-R）。

（2）欧洲卒中组织（ESO），《急性缺血性脑卒中静脉溶栓治疗指南》（2021）：对于发病时间小于4.5小时伴大血管闭塞且符合取栓条件的患者，在取栓前考虑静脉溶栓，建议使用0.25mg/kg的替奈普酶，而不是使用0.9mg/kg的阿替普酶。低质量证据表明在适合机械取栓的大血管闭塞患者中，替奈普酶优于阿替普酶。在取栓治疗之前，另一种溶栓药物替奈普酶可能比阿替普酶更受青睐，但其治疗所有患者的位置尚不确定。

5.【MICROMEDEX数据库收录结果】 有效性级别Class Ⅱa；推荐等级Class Ⅱb；证据强度Category B。

6.【作用机制】 注射用重组人TNK组织型纤溶酶原激活剂的活性成分是一种糖蛋白，可直接激活纤溶酶原转化为纤溶酶。当静脉给药时，其在循环系统中表现出相对非活性状态，与纤维蛋白结合后被激活，诱导纤溶酶原转化为纤溶酶，导致纤维蛋白降解和血块溶解。

7.【用药监护】

（1）最常见的不良反应是出血，包括颅内出血和其他部位少量出血不良事件；当发现有潜在的大出血倾向，尤其是颅内出血，则应停止溶栓治疗。

（2）溶栓治疗可能会出现再灌注心律失常。

（3）同时使用肝素、抗血小板药物可能会增加本品的出血风险。

（4）在应用本品治疗前、治疗同时或治疗后使用抗凝剂和血小板聚集抑制剂很可能增加出血风险。

（5）本品治疗过程应尽量避免使用坚硬导管、肌内注射和对患者的非必需的操作。

（6）本品治疗后，若必须进行静脉穿刺，则要做好重点监护工作；应该避免颈内静脉和锁骨下静脉穿刺以减少不可按压部位的出血。

（7）存在活动性内出血；脑血管意外病史；2个月内颅内、椎管内手术或创伤；近期头部创伤；颅内肿瘤、动静脉畸形或动脉瘤；已知出血体质；严重的未得到控制的高血压；目前或过去6个月中有明显的出血性疾病；在过去2个月内有大手术、实质器官活检，或严重创伤（包括与本次急性心肌梗死相关的任何创伤）；最近（2周内）曾进行较长时间（＞2分钟）的心肺复苏；急性胰腺炎；活动性消化道溃疡；出血性卒中病史或不明原因的卒中病史；过去6个月内缺血性卒中或短暂性脑缺血发作（TIA）病史；动脉瘤性蛛网膜下腔出血或疑有蛛网膜下腔出血的患者禁止使用。

8.【用药交代】

（1）溶解后应立即使用，如果没有立即使用，应避光冷藏保存在2～8℃并在24小时内使用。

（2）2～8℃避光保存。

（十二）磺达肝癸钠（1.0×10^7 IU/16mg/支）

序号	超说明书用药内容	超说明书用药类型
1	适用于腹部手术后患者的深静脉血栓预防	超适应证
2	深静脉血栓	超适应证

1.【NMPA已批准的适应证】

（1）用于进行下肢重大骨科手术如髋关节骨折、重大膝关节手术或者髋关节置换术等患者，预防静脉血栓栓塞事件的发生。

（2）用于无指征进行紧急（＜120分钟）侵入性治疗（PCI）的不稳定性心绞痛或非ST段抬高心肌梗死（UA/NSTEMI）患者的治疗。

（3）用于使用溶栓或初始不接受其他形式再灌注治疗的ST段抬高心肌梗死患者的治疗。

2.【国外说明书收录的用法】

（1）美国FDA批准磺达肝癸钠用于腹部手术后患者的深静脉血栓预防。成人：推荐剂量2.5mg，在确定止血后每天1次皮下注射给药。不早于手术后6～8小时给予初始剂量。术后6小时之前注射磺达肝癸钠会增加大出血的风险。给药时间通常为5～9天，临床试验中给予磺达肝癸钠注射液长达10天。

（2）美国FDA批准磺达肝癸钠联合华法林用于深静脉血栓。成人：推荐剂量为5mg（体重＜50kg）、7.5mg（体重50～100kg）或10mg（体重＞100kg），皮下注射，1次/日。

3.【国内指南共识】　暂未收录。

4.【国外指南共识】

（1）腹部手术后患者的深静脉血栓预防：美国肝胰胆学会（AHPBA），《胰腺手术中VTE预防和抗凝管理》（2021）。胰腺手术后VTE的治疗：如果发生VTE，可以在术后48～72小时安全地进行抗凝治疗。基于体重的静脉注射普通肝素（UFH）、LMWH和磺达肝素同样有效，并且在出血时可以立即停止。

（2）深静脉血栓：欧洲血管外科学会（ESVS），《静脉血栓管理临床实践指南》（2021）：深静脉血栓形成的治疗的抗凝治疗：磺达肝癸钠服用皮下注射，标准治疗剂量为每天7.5mg，体重＜50kg的患者使用5mg，体重＞100kg的患者使用10mg。由于磺达肝癸钠的分子量较低，可能会在肾功能不全患者体内累积，因此不应用于肌酐清除率（CrCl）＜30ml/min的患者。

5.【MICROMEDEX数据库收录结果】

（1）腹部手术后患者的VTE预防：有效性级别Class Ⅰ；推荐等级Class Ⅱb；证据强度Category B。

（2）深静脉血栓：有效性级别Class Ⅰ；推荐等级Class Ⅱa；证据强度Category B。

6.【作用机制】　磺达肝癸钠是人工合成的、活化因子X选择性抑制剂，其抗血栓活性是抗凝血酶Ⅲ（ATⅢ）介导的对因子Xa选择性抑制的结果。

通过选择性结合于ATⅢ，磺达肝癸钠增强了（大约300倍）ATⅢ对因子Xa原来的中和活性。而对因子Xa的中和作用打断了凝血级联反应，并抑制了凝血酶的形成和血栓的增大。磺达肝癸钠不能灭活凝血酶（活化因子Ⅱ），并对血小板没有作用。

7.【用药监护】

（1）当实施椎管内麻醉（脊椎麻醉和硬膜外麻醉）或椎管穿刺时可能会引起椎管或硬膜外血肿，导致长期甚至永久性瘫痪。

（2）对于放置硬膜外导管：合并使用影响止血功能的其他药物；硬膜外或椎管外伤史或有反复穿刺史；有脊柱畸形或者脊柱手术史的可增加发生椎管内血肿风险，应严密监测患者神经损害的症状和体征。

（3）常见不良反应包括：贫血、出血、紫癜、水肿、心房颤动、发热、胸痛、头痛、室性心动过速、呕吐和低血压。

（4）具有临床意义的活动性出血、急性细菌性心内膜炎、肌酐清除率 < 20ml/min的严重肾脏损害情况的患者禁止使用。

（5）西卢定（desirudin）、溶栓药物、GPⅡb/Ⅲa受体阻断剂、肝素、肝素类似物或低分子肝素能增加出血风险的药物不应与磺达肝癸钠合并使用。

（6）与抗血小板药物及非甾体抗炎药合用应谨慎，如有必要合用，应严密监测。

（7）在接受直接PCI进行再灌注的ST段抬高心肌梗死患者及在不稳定性心绞痛/非ST段抬高心肌梗死患者出现需要紧急血运重建的危及生命的情况时，不推荐在PCI术前和术中使用磺达肝癸钠。

（8）如果通过小容量输液袋给药，输注时间应在1~2分钟内。

8.【用药交代】

（1）请勿将其他药物与本品混合使用。

（2）用药前，目视检查本品，以确保溶液澄清且无颗粒。

（3）为避免使用预装注射器时药物的损失，注射前不要排出注射器中的气泡。

（4）应在脂肪组织内给药，交替注射部位。

（5）不得通过肌内注射给药。

（6）在使用本品治疗期间不推荐哺乳。

（十三）右雷佐生（右丙亚胺0.25g）

超说明书用药内容	超说明书用药类型
适用于预防蒽环类药物引起的心脏毒性	超适应证

1.【NMPA已批准的适应证】 本品可减少多柔比星引起的心脏毒性的发生率和严重程度，适用于接受多柔比星治疗累积量达300mg/m²，并且医生认为继续使用多柔比星治疗的女性转移性乳腺癌患者。对刚开始使用多柔比星患者不推荐用此药。

2.【国外说明书收录的情况】 暂未收录。

3.【国内指南共识】 中国临床肿瘤学会（CSCO），《蒽环类药物心脏毒性防治指南》（2020）：第一次使用蒽环药物时按剂量比：右丙亚胺：蒽环药物 = （10~20）：1，静脉滴注。

4.【国外指南共识】 暂未收录。

5.【MICROMEDEX数据库收录结果】 有效性级别Class Ⅱ a；推荐等级Class Ⅱ b；证据强度Category A（成人）、Category B（儿童）。

6.【作用机制】 本品与多柔比星联合应用时对后者的心脏毒性有保护作用，但其发挥心脏保护作用的机制尚不十分清楚。右雷佐生为EDTA的环状衍生物，容易穿透细胞膜。实验研究表明，右雷佐生在细胞内转变为开环螯合剂，干扰铁离子中介的自由基的形成，而后者为蒽环类抗生素产生心脏毒性的部分原因。

7.【用药监护】

（1）禁用于不含蒽环类药物的化学治疗。

（2）右雷佐生可能会加重化疗药物引起的骨髓抑制；对患者要经常作全血检查；只限用于多柔比星累积量300mg/m² 还要继续使用多柔比星治疗的患者。

（3）长期口服丙亚胺（右雷佐生消旋混合物）的患者可以发生继发性恶性肿瘤（主要为急性髓性白血病）。

（4）不得在右雷佐生使用前给予多柔比星，用0.167mol/L乳酸钠配成10mg/ml溶液，缓慢静脉推注或转移入输液袋内，快速静脉滴注，30分钟内滴完。

8.【用药交代】

（1）本品不得与其他药物混合使用。

（2）如果本品粉末或溶液接触皮肤和黏膜，马上用肥皂和水彻底清洗。

（3）哺乳期妇女使用本品期间应停止哺乳。

（4）本品遮光保存。

（十四）瑞加诺生注射液（5ml：0.4mg）

超说明书用药内容	超说明书用药类型
适用于在侵入性冠状动脉造影中测量单个冠状动脉狭窄的分流储备（FFR）	超适应证

1.【NMPA已批准的适应证】 作为放射性核素心肌灌注显像（MPI）中使用的一种负荷药物，适用于不能接受运动负荷试验的患者。

2.【国外说明书收录情况】 欧盟EMA已批准瑞加诺生用于有创冠状动脉造影过程中，如果无法重复进行FFR测量，则测量单个冠状动脉狭窄的血流储备分数（FFR）：推荐剂量为外周静脉单次注射 400 μg（5ml），无需根据体重调节剂量：24小时内使用不超过2次，间隔不少于10分钟。

3.【国内指南共识】《中国冠状动脉血流储备分数测定技术临床路径专家共识》专家组，《中国冠状动脉血流储备分数测定技术临床路径专家共识》（2019）：多种药物可以使心肌达到最大充血状态，让微循环阻力降到最低，保持不变，最常用的药物是腺苷和ATP；其他药物也可以使心肌达到最大充血状态，包括尼可地尔、瑞加德松（瑞加诺生）、硝普钠及多巴酚丁胺，这些药物在临床使用较少。给药剂量和方法：静脉推注，400 μg，缓慢推注，大于10秒，达峰时间 30 ~ 60秒，持续时间约40秒。

4.【国外指南共识】 暂未收录。

5.【MICROMEDEX数据库收录结果】 暂未收录。

6.【作用机制】 瑞加诺生是腺苷 A_{2A} 受体的低亲和力激动剂（$K_i \approx$ 13 μM），其亲和力至少比对 A_1：（$K_i > 16.5$ μM）、A_{2B} 和 A_2 腺苷受体高10倍以上，瑞加诺生对腺苷 A_{2A} 受体的激动作用会产生冠状血管舒张作用，从而增加冠状动脉血流量（CBF）。

7.【用药监护】

（1）除安装有人工心脏起搏器的上述患者外，二至三度房室传导阻滞或窦房结功能障碍的患者禁用瑞加诺生。

（2）使用前需配备心脏复苏设备和支气管扩张剂，按照要求控制注射时间。

（3）使用过程中注意监护心肌缺血、窦房结和房室结阻滞、心房颤动/心房扑动、超敏反应，包括过敏反应、低血压、高血压、支气管收缩、癫痫发作、脑血管意外（中风）等情况的出现。

8.【用药交代】

（1）在使用本品之前至少12小时避免摄入含咖啡因的咖啡、茶、饮料和含咖啡因、氨茶碱和茶碱的药品。

（2）在使用本品之前，停用双嘧达莫至少2天。

（3）不推荐用于妊娠期和哺乳期妇女。

（十五）肾上腺素注射液（1mg：1ml）

超说明书用药内容	超说明书用药类型
适用于脓毒性休克相关的低血压	超适应证

1.【NMPA说明书已批准的适应证和收录情况】 主要适用于因支气管痉挛所致严重呼吸困难,可迅速缓解药物等引起的过敏性休克,亦可用于延长浸润麻醉用药的作用时间。各种原因引起的心搏骤停进行心肺复苏的主要抢救用药。

2.【国外说明书收录情况】 美国FDA已批准的肾上腺素注射液静脉输注可用于脓毒性休克相关的低血压:建议给药输注速率为 $0.05 \sim 2\,\mu g/(kg \cdot min)$,并进行滴定以达到所需的平均动脉压(MAP)。剂量可以周期性地调整,例如每 $10 \sim 15$ 分钟调整一次,增量为 $0.05 \sim 0.2\,\mu g/(kg \cdot min)$,以达到所需的血压目标。

3.【国内指南共识】 广东省药学会,《临床重症与药学超说明书用药专家共识》(2020):同美国FDA批准的肾上腺素注射液药品说明书(2019年1月修订版。)

4.【国外指南共识】 暂未收录。

5.【MICROMEDEX数据库收录结果】 有效性级别Class Ⅱa;推荐等级Class Ⅱb;证据强度Category B。

6.【作用机制】 本品为肾上腺素受体激动药,是强α受体激动药,同时也激动β受体。通过激动α受体,可引起血管极度收缩,使血压升高,冠状动脉血流增加;通过激动β受体,使心肌收缩加强,心排出量增加;用较大剂量时,以α受体激动作用为主。

7.【用药监护】

(1)高血压、器质性心脏病、冠状动脉疾病、糖尿病、甲状腺功能亢进、洋地黄中毒、外伤性及出血性休克、心源性哮喘等患者禁用。

(2)用量过大或皮下注射时误入血管后,可引起血压突然上升而导致脑溢血;每次局麻使用剂量不可超过 $300\,\mu g$;与其他拟交感药有交叉过敏反应;用于指、趾部局部麻醉时,药液中不宜加用本品,以免肢端供血不足而坏死。

(3)常见不良反应:心悸、头痛、血压升高、震颤、无力、眩晕、呕吐、四肢发凉;有时可有心律失常,严重者可由于心室颤动而致死;用药局部可有水肿、充血、炎症。

8.【用药交代】 密闭、遮光保存。

（十六）麻黄碱（注射液）

超说明书用药内容	超说明书用药类型
静脉注射用于麻醉环境中发生的具有临床意义的低血压	超给药途径

1.【NMPA说明书收录情况】 治疗蛛网膜下腔麻醉或硬膜外麻醉引起的低血压症及慢性低血压症。

2.【国外说明书收录情况】 美国FDA已批准麻黄碱静脉注射用于麻醉环境中发生的具有临床意义的低血压：起始剂量为5～10mg，静脉推注；根据需要追加给药，总剂量不超过50mg。

3.【国内指南共识】 中华医学会内镜学分会、中华医学会麻醉学分会，《中国消化内镜诊疗镇静麻醉专家共识意见》（2014年）。

4.【国外指南共识】 暂未收录。

5.【MICROMEDEX数据库收录结果】 有效性级别Class Ⅱa；推荐等级Class Ⅱb；证据强度Category C。

6.【作用机制】 麻黄碱可直接激动肾上腺素 α 受体和 β 受体，并同时促进肾上腺素能神经末梢释放去甲肾上腺素而间接激动肾上腺素 α 受体和 β 受体。

7.【用药监护】

（1）如有头痛、焦虑不安、心动过速、眩晕、多汗等症状，应注意停药或调整剂量。

（2）短期内反复用药，作用可逐渐减弱（快速耐受现象），停药数小时后可以恢复。每日用药如不超过3次，则耐受现象不明显。

（3）剖腹产麻醉过程中用本品维持血压，可加速胎儿心跳，当母体血压超过 17.3/10.7kPa（130/80mmHg）时不宜用。

（4）极量：皮下或肌内注射一次60mg（2支），一日150mg。

8.【用药交代】

（1）哺乳期妇女禁用。

（2）前列腺肥大者服用后可引起排尿困难。

（3）不良反应主要有精神兴奋震颤、焦虑、失眠、心痛、心悸和心动过速等。

（4）甲状腺功能亢进、高血压、动脉硬化、心绞痛等患者禁用。

（十七）腺苷注射液（30ml：90mg）

序号	超说明书用药内容	超说明书用药类型
1	适用于防治经皮冠状动脉介入治疗引起的冠脉微循环障碍（无复流、慢血流）	超适应证
2	冠状动脉内给药	超给药途径
3	对于无法充分运动的患者作为铊-201心肌灌注显像的辅助手段	超适应证

1.【NMPA说明书批准适应证和收录情况】 适用于超声心动图药物负荷试验，辅助诊断冠心病；用药途径：静脉输液用。

2.【国外说明书收录情况】 美国FDA已批准腺苷用于无法充分运动的患者作为铊-201心肌灌注显像的辅助手段：推荐剂量为0.14mg/（kg·min）（总剂量为0.84mg/kg），6分钟内静脉输注完成。

3.【国内指南共识】

（1）防治经皮冠状动脉介入治疗引起的冠脉微循环障碍（无复流、慢血流）；冠状动脉内给药。

①中华医学会心血管病学分会、中华心血管病杂志编辑委员会，《急性ST段抬高型心肌梗死诊断和治疗指南》（2019版）：STEMI直接PCI时易发生慢血流或无复流，应避免支架置入后过度扩张；冠状动脉内注射替罗非班、钙通道阻滞剂、硝酸酯类、硝普钠或腺苷等药物有助于预防或减轻慢血流或无复流。

②中华医学会心血管病学分会介入心脏病学组、中华心血管病杂志，《中国经皮冠状动脉介入治疗指南》（2016）：股动脉径路是PCI的经典径路，但随着技术的发展，目前在我国大多选择经桡动脉径路（血管相关并发症少，患者痛苦少），应作为首选推荐。PCI出现有急性冠状动脉闭塞、无复流并发症的，推荐冠状动脉内注射替罗非班、钙通道阻滞剂、硝酸酯类、硝普钠、腺苷等药物，或应用血栓抽吸及置入IABP，可能有助于预防或减轻无复流，稳定血液动力学。

③中华医学会心血管病学分会、中华心血管病杂志编辑委员会，《ST段抬高型心肌梗死患者急诊PCI微循环保护策略中国专家共识》（2022）：冠状动脉内给药：一次100～200μg，可冠状动脉内多次给药；静脉内给药：50～70μg/（kg·min），静脉输注。

（2）对于无法充分运动的患者作为铊-201心肌灌注显像的辅助手段：中华医学会核医学分会、中华医学会心血管病学分会，《核素心肌显像临床应用指南》（2018）：核素心肌灌注显像是冠状动脉功能性评价（心肌缺血）应用广泛、循证医学证据最充分的无创性方法，应用推荐于中高概率（65%＜PTP≤85%）的疑似SCAD，不能进行运动负荷试验患者；选用药物负荷试验的可采用血管扩张类药物〔例如腺苷、双嘧达莫（潘生丁）、瑞加诺生（选择性腺苷A受体激动剂）〕或增加心肌耗氧类药物（例如多巴酚丁胺）。

4.【国外指南共识】

（1）防治经皮冠状动脉介入治疗引起的冠脉微循环障碍（无复流、慢血流）；冠状动脉内给药。

①美国心脏病学会基金会、美国心脏协会、美国心血管造影和介入联合会（ACCF/AHA/SCAI），《经皮冠状动脉介入治疗指南》（2011）：使用冠状动脉内血管扩张剂（腺苷、钙通道阻滞剂或硝普钠）治疗原发性或选择性PCI期间发生的PCI相关的无复流是合理、有效的。

②美国心脏病学会基金会、美国心脏协会（ACCF/AHA），《ST段抬高心肌梗死指南》（2013）。

③《ESC/EAPCI共识：PCI治疗与预后相关的围术期心肌损伤和与梗死》（2021）：在血管痉挛或无复流的情况下，使用冠状动脉内血管扩张剂，如钙通道阻滞剂、硝酸甘油、硝普钠或腺苷，可能会有所帮助，但没有数据推荐一种药物优于另一种药物。

④Robert A.Kloner，治疗时间和再灌注方式对腺苷治疗急性心肌梗死疗效的影响：AMISTAD-2试验，欧洲心脏杂志，（2006）27，2400-2405.在进展性前ST段抬高型心肌梗死发病的前3.17小时内，作为再灌注治疗的辅助，给予3小时腺苷输注可提高早期和晚期存活率，并降低6个月时间内死亡或心力衰竭事件发生。

（2）对于无法充分运动的患者作为铊-201心肌灌注显像的辅助手段：欧洲心脏病学会（ESC），《慢性冠脉综合征的诊断和管理》（2019）。对于疑似冠脉微血管性心绞痛的患者，在冠脉造影期间，如果冠脉造影在视觉上正常，可以考虑使用多普勒测量的冠脉内乙酰胆碱和腺苷，来评估内皮依赖性和非内皮依赖性CFR，并检测微血管/心外膜血管痉挛。在疑似冠脉微血管性心绞痛的患者中：可以考虑在静脉注射腺苷后和休息时，经胸多普勒超声心动图检查LAD，测量舒张期冠脉血流，无创测量CFR。

5.【MICROMEDEX数据库收录结果】

（1）防治经皮冠状动脉介入治疗引起的冠脉微循环障碍（无复流、慢血流）；冠状动脉内给药：暂无收录。

（2）对于无法充分运动的患者作为铊-201心肌灌注显像的辅助手段：有效性级别Class Ⅰ；推荐等级Class Ⅰ；证据强度Category A。

6.【作用机制】 通过激活嘌呤受体松弛平滑肌和调节交感神经传递减少血管张力而产生药理作用。

7.【用药监护】

（1）禁用于以下情况：二度或三度 AV 传导阻滞者（带有人工起搏器者除外）、窦房结疾病患者（带有人工起搏器者除外）、已知或估计有支气管狭窄或支气管痉挛的肺部疾病的患者（例如哮喘）、已知对腺苷有超敏反应的患者。

（2）严重的不良反应，包括背部不适，下肢不适，无力，非致命的心肌梗死，威胁生命的心律不齐，三度AV传导阻滞，心动过缓，窦房传导阻滞，窦性停搏，出汗，心悸，T波改变，高血压，倦睡，情绪不稳，寒颤，阴道压迫感，尿急，咳嗽，视物模糊，口干，耳不适，金属味，鼻充血，盲点，舌不适。曾有引起心搏骤停、持续性室速、非致命性心肌梗死的报道，尤其是不稳定型心绞痛患者危险性更大，应具备复苏措施。

8.【用药交代】 密封，室温（10~30℃）保存。

第二节 心血管系统疾病超说明书用药案例

案例 ❶

【处方描述】

性别：男　　年龄：60 岁

临床诊断：慢性心力衰竭

处方内容

缬沙坦胶囊	80mg×28粒	160mg	tid	po.
酒石酸美托洛尔片	25mg×60片	25mg	bid	po.
阿托伐他丁钙片	20mg×30片	20mg	qd	po.
盐酸胺碘酮片	200mg×30片	200mg	qd	po.

【处方问题】

缬沙坦胶囊超适应证用药，用药频次不适宜。

【处方分析】

缬沙坦胶囊说明书适应证为治疗轻、中度原发性高血压；本品用于慢性心力衰竭。国家卫生计生委合理用药专家委员会、中国药师协会，《心力衰竭合理用药指南》（第2版，2019）推荐用法为：起始剂量40mg，每日1次，逐渐递增，直至达到目标剂量160mg，每日2次。

【干预建议】

具有较充分的证据支持缬沙坦胶囊超适应证用于慢性心力衰竭，建议做好患者知情告知；另外根据患者的耐受情况调整缬沙坦胶囊用药频次，由每天3次改为每天1次或每天2次。

案例 ②

【处方描述】

性别：女　　年龄：78岁

临床诊断：慢性心力衰竭

处方内容

地高辛片	0.25mg×30片	0.25mg	qd	po.
阿司匹林肠溶片	100mg×30片	100mg	qd	po.
厄贝沙坦片	0.15g×35片	0.15g	qd	po.
琥珀酸美托洛尔缓释片	47.5mg×35片	47.5mg	qd	po.

【处方问题】

厄贝沙坦片超适应证用药。

【处方分析】

厄贝沙坦片说明书适应证为治疗原发性高血压；合并高血压的 2 型糖尿病肾病的治疗。本品用于慢性心力衰竭。中华医学会心血管病学分会，《中国心力衰竭诊断和治疗指南》（2018）推荐：在 HFrEF 患者中应用ACEI或ARB或血管紧张素受体脑啡肽酶抑制剂（ARNI）抑制肾素－血管紧张素系统、联合应用 β 受体阻断剂及在特定患者中应用醛固酮受体阻断剂的治疗策略，以降低心力衰竭的发病率和死亡率。

【干预建议】

具有较充分的证据支持厄贝沙坦片超适应证用于慢性心力衰竭，建议做好患者知情告知。

案例 ③

【处方描述】

性别：男　　年龄：66 岁

临床诊断：心房颤动

处方内容

阿托伐他汀钙片	20mg×35 片	20mg	qd	po.
富马酸比索洛尔片	5mg×30 片	2.5mg	bid	po.
福辛普利钠片	10mg×60 片	20mg	qd	po.

【处方问题】

富马酸比索洛尔片超适应证用药。

【处方分析】

富马酸比索洛尔片说明书适应证为：①高血压、冠心病（心绞痛）。②伴有左心室收缩功能减退（射血分数 ≤ 35%）的慢性稳定性心力衰竭。本品用于心房颤动。国内外指南共识未收录，有 RCT 的荟萃分析（结论可能有争议），多个随机临床试验（治疗证据支持有效，MICROMEDEX 有效性 Ⅱa，推荐等级 Class Ⅱb，证据强度 B）。

【干预建议】

具有较充分的证据支持富马酸比索洛尔片超适应证用于心房颤动，建议做好患者知情告知。

案例 ④

【处方描述】

性别：女　　年龄：59 岁

临床诊断：肺动脉高压

处方内容

贝前列素钠片	40μg×90 片	40μg	pc. tid	po.

枸橼酸西地那非片	100mg×60片	100mg	bid	po.
安立生坦片	10mg×30片	10mg	qd	po.
托拉塞米片	10mg×30片	10mg	qd	po.

【处方问题】

贝前列素钠片超适应证用药。

【处方分析】

贝前列素钠片说明书适应证为：改善慢性动脉闭塞性疾病引起的溃疡、间歇性跛行、疼痛和冷感等症状。本品用于肺动脉高压。中华医学会呼吸病学分会肺栓塞与肺血管病学组、中国医师协会呼吸医师分会肺栓塞与肺血管病工作委员会、全国肺栓塞与肺血管病防治协作组，《中国肺动脉高压诊断与治疗指南》（2021版）已推荐贝前列素钠用于原发性肺动脉高压，推荐用法为饭后口服40μg，一日3次。

【干预建议】

具有较充分的证据支持贝前列素钠片超适应证用于肺动脉高压，建议做好患者知情告知。

案例 ❺

【处方描述】

性别：女　　年龄：65岁

临床诊断：支气管哮喘、高血压3级；心绞痛

处方内容

硝苯地平控释片	30mg×35片	30mg	qd	po.
酒石酸美托洛尔片	25mg×63片	25mg	bid	po.
阿托伐他汀片	10mg×35片	10mg	qd	po.
单硝酸异山梨酯缓释片	30mg×30片	30mg	qd	po.
硫酸氯吡格雷片	75mg×35片	75mg	qd	po.

【处方问题】

酒石酸美托洛尔片（遴选药品不适宜）。

【处方分析】

对高血压合并冠心病患者的降压治疗：使用 β 受体阻断剂和 ACEI/ARB 作为首选，美托洛尔是选择性 $β_1$ 受体阻断剂，支气管哮喘患者对选择性 $β_1$ 受体阻断剂有更好的耐受性，但并非完全无风险，尤其是在大剂量给药时，因为选择性 $β_1$ 受体阻断剂也有不同程度 $β_2$ 受体阻断作用。

【干预建议】

哮喘患者使用选择性 $β_1$ 受体阻断剂应权衡利弊，谨慎使用；建议做好患者知情告知或选用其他不同机制的药品。

案例 6

【处方描述】

性别：男　　年龄：68 岁

临床诊断：高血压2级；心房颤动

处方内容

盐酸胺碘酮片	0.2g×30 片	0.2g	qd	po.
琥珀酸美托洛尔缓释片	47.5mg×35 片	47.5mg	qd	po.
达比加群酯胶囊	110mg×56 粒	110mg	bid	po.

【处方问题】

盐酸胺碘酮联合琥珀酸美托洛尔缓释片使用（联合用药不适宜）。

【处方分析】

美托洛尔和胺碘酮合用有增加心动过缓和房室传导阻滞的风险。

【干预建议】

盐酸胺碘酮联合琥珀酸美托洛尔缓释片使用应权衡利弊，建议使用胺碘酮的高血压患者应该调整降压治疗方案，可选用其他作用机制的药品。

案例 7

【处方描述】

性别：男　　年龄：59 岁

临床诊断：原发性高血压；脑梗死

处方内容

厄贝沙坦氢氯噻嗪片	75mg/6.25mg × 35 片			
	75mg/6.25mg		qd	po.
替米沙坦片	80mg × 56 片	80mg	qd	po.
铝镁匹林片	11mg/22mg/81mg × 30 片			
	11mg/22mg/81mg		qd	po.
氯吡格雷片	75mg × 35 片	75mg	qd	po.

【处方问题】

厄贝沙坦氢氯噻嗪片联合替米沙坦片（联合用药不适宜）。

【处方分析】

厄贝沙坦氢氯噻嗪片中含有厄贝沙坦，与替米沙坦均属于ARB，为同一类药物，其作用机制相同，两者联用可增加高钾血症等不良反应的发生风险，联合用药不适宜。

【干预建议】

厄贝沙坦氢氯噻嗪片联合替米沙坦片治疗高血压未具有充分的证据支持超说明书用药，建议医生根据患者病情选择其中之一或联用其他作用机制不同的药品。

（廖裕洲）

参考文献

[1] 广东省药学会，《超药品说明书用药目录（2023年版）》（粤药会〔2023〕72号），2023-07-04.http://www.sinopharmacy.com.cn/notification/2797.html.

[2] 福辛普利片说明书（蒙诺，NMPA），核准日期：2006年12月14日，修改日期：2021年11月8日.

[3] 坎地沙坦酯片说明书（必洛斯，NMPA），核准日期：2012年10月16日，修改日期：2012年10月16日.

[4] 替米沙坦片说明书（美卡素，NMPA），核准日期：2007年4月16日，修改日期：2020年6月19日.

［5］缬沙坦胶囊说明书（代文，NMPA），核准日期：2006年11月02日，修改日期：2020年9月30日.

［6］厄贝沙坦片说明书（安博维，NMPA），核准日期：2004年4月12日，修改日期：2021年5月13日.

［7］缬沙坦氢氯噻嗪片说明书（复代文，NMPA），核准日期：2007年01月16日，修改日期：2019年02月01日.

［8］硝苯地平缓释片说明书［华润双鹤利民药业（济南）有限公司，NMPA］，核准日期：2010年07月15日，修改日期：2021年07月19日.

［9］瑞舒伐他汀钙说明书（可定，NMPA），核准日期：2006年12月27日，修改日期：2021年07月07日.

［10］伊伐布雷定说明书（可兰特，NMPA），核准日期：2015年04月29日，修改日期：2020年06月19日.

［11］阿哌沙班片说明书（艾乐妥，NMPA），核准日期：2013年1月22日，修改日期：2021年11月4日.

［12］重组人TNK组织型纤溶酶原激活剂注射剂说明书（铭复乐，NMPA），核准日期：2015年01月14日，修改日期：2018年07月06日.

［13］磺达肝癸钠说明书（安卓，NMPA），核准日期：2008年03月24日，修改日期：2021年01月28日.

［14］右丙亚胺说明书（奥诺先，NMPA），核准日期：2006年06月24日，修改日期：2018年08月24日.

［15］瑞加诺生注射液说明书（南京海融制药有限公司，NMPA），核准日期：2021年10月26日.

［16］肾上腺素注射液说明书［远大医药（中国）有限公司，NMPA］，核准日期：2007年03月07日，修改日期：2021年09月27日.

［17］盐酸麻黄碱注射液（NMPA），核准日期：2006年12月25日，修改日期：2020年11月25日.

［18］腺苷注射液说明书（蓬莱诺康药业有限公司，NMPA），核准日期：2017年08月10日，修改日期：2021年06月16日.

［19］比索洛尔片说明书（康忻，NMPA），核准日期：2020年7月16日，修改日期：2021年2月24日.

［20］贝前列素钠片说明书（德纳，NMPA），核准日期：2006年11月6日，修改日期：2019年6月20日.

［21］侯飞，李冬梅，唐琳，等.山东省超药品说明书用药专家共识（2022版）系列——心血管药物超药品说明书用药专家共识［J］.中国合理用药探索，2022，19（12）：23-29.

第六章　呼吸系统疾病超说明书用药

第一节　呼吸系统疾病常见超说明书用药分析

广东省药学会《超药品说明书用药目录》（2023年版）中，收录呼吸系统疾病药物约9种，分别为抗血栓药2种、糖皮质激素药2种、泌尿药3种、祛痰药1种、酶类药1种。超说明书用药类型共10个，包括超适应证用药7个、超用药人群1个、超用量1个、超途径1个。以下为目录内呼吸系统疾病药物超说明书用药介绍。

（一）阿哌沙班片

超说明书用药内容	超说明书用药类型
用于肺栓塞	超适应证

1.【NMPA说明书收录情况】　适用于髋关节或膝关节择期置换术的成年患者，预防静脉血栓栓塞事件（VTE）。

2.【国外说明书收录情况】　美国FDA已批准阿哌沙班片用于肺栓塞，推荐剂量为口服10mg，每日2次，连续7天，然后口服5mg，每日2次。

3.【国外指南共识】

（1）欧洲血管外科学会（ESVS），《静脉血栓形成的管理临床实践指南》（2021）。

（2）美国胸科医师学会（ACCP），《静脉血栓栓塞（VTE）抗栓治疗指南》（2016）：对于腿部DVT或PE且无癌症的患者，作为长期（前3个月）抗凝治疗，建议达比加群、利伐沙班、阿哌沙班或伊多沙班，而不是维生素K拮抗剂（VKA）治疗（2B级）。对于腿部深静脉血栓或PE和癌症（"癌症相关血栓形成"）的患者，作为长期（前3个月）抗凝治疗，我们建议LMWH优于VKA治疗（2C级）、达比加群（2C级）、利伐沙班（2C级）、阿哌沙班（2C级）或伊多沙班（2C级）。

4.【MICROMEDEX数据库收录结果】　有效性级别Class Ⅰ；推荐等级Class Ⅱa；证据强度Category B。

5.【作用机制】　阿哌沙班是一种强效、口服有效的可逆、直接、高选择性的Ⅹa因子活性位点抑制剂，其抗血栓活性不依赖抗凝血酶Ⅲ。阿哌沙班可以抑制游离及与血栓结合的Ⅹa因子，并抑制凝血酶原酶活性。对血小板聚集无直接影响，但间接抑制凝血酶诱导的血小板聚集。通过对Ⅹa因子的抑制，阿哌沙班抑制凝血酶的产生，并抑制血栓形成。

6.【用药监护】

（1）在有活动性出血、择期手术或有创性操作时，停用抗凝药（包括阿哌沙班）可使患者的血栓形成风险增加。如果出于任何原因必须暂时停用阿哌沙班抗凝时，应尽快重新开始阿哌沙班治疗。

（2）不推荐肌酐清除率＜15ml/min的患者或透析患者服用。

（3）严密监测出血征象。

（4）不推荐重度肝损害的患者服用阿哌沙班。

（5）服用强效CYP3A4及P-gp双强效抑制剂患者不推荐服用阿哌沙班；此类抑制剂包括吡咯类抗真菌药（如酮康唑、伊曲康唑、伏立康唑及泊沙康唑）和HIV蛋白酶抑制剂（如利托那韦）。

（6）不推荐阿哌沙班与其他血小板聚集抑制剂或其他抗栓药物联合使用。

（7）取出硬膜外或鞘内留置导管至少5小时后才能服用首剂阿哌沙班。

（8）不推荐接受髋骨骨折手术患者服用阿哌沙班。

（9）不推荐用于有血栓病史的抗磷脂综合征（APS）患者。

（10）妊娠期间不推荐应用阿哌沙班。

7.【用药交代】

（1）如果发生一次漏服，应马上服用本品，随后继续每日服药2次。

（2）如果不能吞下整片的药片，可以把本品压碎后悬于水或5%葡萄糖溶液、或苹果汁、或与苹果酱混合及时（4小时内）口服。

（二）磺达肝癸钠注射液

超说明书用药内容	超说明书用药类型
急性肺栓塞	超适应证

1.【NMPA已批准的适应证】

（1）用于进行下肢重大骨科手术如髋关节骨折、重大膝关节手术或者髋关节置换术等患者，预防静脉血栓栓塞事件的发生。

（2）用于无指征进行紧急（＜120分钟）侵入性治疗（PCI）的不稳定型心绞痛或非ST段抬高心肌梗死（UA/NSTEMI）患者的治疗。

（3）用于使用溶栓或初始不接受其他形式再灌注治疗的ST段抬高心肌梗死患者的治疗。

2.【国外说明书收录情况】 美国FDA批准磺达肝癸钠用于急性肺栓塞：推荐剂量为5mg（体重<50kg）、7.5mg（体重50~100kg）或10mg（体重>100kg），经皮下注射，每日1次。尽快开始使用华法林钠的伴随治疗，通常是在72小时内。继续使用磺达肝癸钠治疗至少5天，直到口服抗凝治疗效果确定（INR2~3）。通常用药时间为5~9天。

3.【国内指南共识】 中华医学会，《肺血栓栓塞症诊治与预防指南》（2018）：急性PET，初始抗凝推荐选用LMWH、UFH、磺达肝癸钠、负荷量的利伐沙班或阿哌沙班。

4.【MICROMEDEX数据库收录结果】 有效性级别Class Ⅱa；推荐等级Class Ⅱa；证据强度Category B。

5.【作用机制】

（1）磺达肝癸钠是人工合成的、活化因子X选择性抑制剂，其抗血栓活性是抗凝血酶Ⅲ（ATⅢ）介导的对因子Xa选择性抑制的结果。通过选择性结合ATⅢ，磺达肝癸钠增强了（大约300倍）ATⅢ对因子Xa原本的中和活性。而对因子Xa的中和作用打断了凝血级联反应，并抑制了凝血酶的形成和血栓的增大。

（2）基于多项随机对照试验（randomized control trial，RCT）的结果，推荐急性肺栓塞的初始抗凝治疗推荐选用低分子肝素、普通肝素、磺达肝癸钠、负荷量的利伐沙班或阿哌沙班。

6.【用药监护】

（1）具有临床意义的活动性出血、急性细菌性心内膜炎、肌酐清除率<20ml/min的严重肾脏损、体重<50kg的静脉血栓栓塞（VTE）预防禁用。

（2）应密切观察患者有无出现脊髓或硬膜外血肿、出血、肾损伤合并出血风险、体重<50kg患者的出血风险增加、血小板减少症等情况。

7.【用药交代】 使用期间不推荐哺乳。

（三）丙酸氟替卡松雾化吸入用混悬液

超说明书用药内容	超说明书用药类型
用于成人及16岁以上青少年	超用药人群

1.【NMPA说明书收录情况】 适用于4～16岁儿童及青少年轻度至中度哮喘急性发作的治疗。

2.【国外说明书收录情况】 英国（原研）、新加坡、澳大利亚说明书批准丙酸氟替卡松雾化吸入用混悬液用于成人和16岁以上青少年，500～2000μg每天，每天2次（英国）。

3.【国内指南共识】 中华医学会临床药学分会《雾化吸入疗法合理用药专家共识》编写组，《雾化吸入疗法合理用药专家共识》（2019年版）。

4.【MICROMEDEX数据库收录结果】 有效性级别ClassⅠ；推荐等级ClassⅠ；证据强度Category B。

5.【作用机制】 丙酸氟替卡松是一种具有抗炎活性的合成三氟化糖皮质激素。对参与炎症的多种细胞类型（例如肥大细胞、嗜酸性粒细胞、中性粒细胞、巨噬细胞、淋巴细胞）和介质（例如组胺、类十二烷酸、白三烯、细胞因子）产生广泛的作用。糖皮质激素的这些抗炎作用促使了其在哮喘中的疗效。

6.【用药监护】

（1）不推荐用超声雾化器来吸入丙酸氟替卡松雾化吸入用混悬液。

（2）不适用于单独用药以缓解急性哮喘症状。

（3）不得用于儿童和青少年重度哮喘急性发作的治疗。

7.【用药交代】

（1）在使用本品前需将瓶中的内容物混合均匀。

（2）建议通过咬嘴而不是面罩来进行吸入给药。如果使用面罩给药，为了保护暴露的皮肤，应涂抹防护霜并在吸入药物后彻底清洗面部皮肤。

（3）建议患者每次吸入药物后应漱口。

（四）醋酸泼尼松片

超说明书用药内容	超说明书用药类型
用于慢性阻塞性肺疾病（急性加重）	超适应证

1.【NMPA说明书收录情况】

（1）主要用于过敏性与自身免疫性炎症性疾病。

（2）适用于结缔组织病、系统性红斑狼疮、重症多肌炎、严重的支气管哮喘、皮肌炎、血管炎等过敏性疾病，以及急性白血病、恶性淋巴瘤。

2.【国外说明书收录情况】 美国FDA批准泼尼松缓释片用于COPD急性加重期的治疗，剂量应根据疾病的严重程度和患者的反应进行个体化治疗。

3.【国内指南共识】 中华医学会，《临床诊疗指南—呼吸病学分册》（2009版）。

4.【国外指南共识】 慢性阻塞性肺疾病全球倡议（GOLD），《COPD诊断、治疗与预防全球策略》（2023）：急性加重期患者，泼尼松口服每日40mg，连续5日。

5.【MICROMEDEX数据库收录结果】 有效性级别Class Ⅱa；推荐等级Class Ⅱb；证据强度Category B。

6.【作用机制】

（1）抗炎作用：可减轻和防止组织对炎症的反应，从而减轻炎症的表现。激素抑制炎症细胞，包括巨噬细胞和白细胞在炎症部位的集聚，并抑制吞噬作用、溶酶体酶的释放，以及炎症化学中介物的合成和释放。

（2）免疫抑制作用：包括防止或抑制细胞介导的免疫反应，延迟性的过敏反应，减少T淋巴细胞、单核细胞、嗜酸性粒细胞的数目，降低免疫球蛋白与细胞表面受体的结合能力，并抑制白介素的合成与释放，从而降低T淋巴细胞向淋巴母细胞转化，并减轻原发免疫反应的扩展。可降低免疫复合物通过基底膜，并能减少补体成分及免疫球蛋白的浓度。

7.【用药监护】

（1）高血压、血栓症、胃与十二指肠溃疡、精神病、电解质代谢异常、心肌梗死、内脏手术、青光眼等患者不宜使用。

（2）真菌和病毒感染者禁用。

（3）使用较大剂量应密切观察患者有无出现糖尿病、消化道溃疡、类库欣综合征症状、对下丘脑–垂体–肾上腺轴抑制作用及并发感染等情况。

8.【用药交代】

（1）长期服用本品后，停药时应逐渐减量。

（2）如哺乳期妇女接受大剂量给药，则不应哺乳。

（五）盐酸伐地那非片

超说明书用药内容	超说明书用药类型
用于慢性阻塞性肺疾病（急性加重）	超适应证

1.【NMPA说明书收录情况】 适用于男性阴茎勃起功能障碍。

2.【国外说明书收录情况】 美国FDA未批准伐地那非片用于肺动脉高压。

3.【国内指南共识】

（1）中华医学会心血管科学会，《中国肺高血压诊断和治疗指南》（2018）：伐地那非治疗肺动脉高压（PAH）的循证医学证据主要来源于EVALUATION研究。该研究是在我国PAH患者中开展的随机双盲、安慰剂对照临床试验，结果显示伐地那非可显著改善PAH患者的运动耐量、心功能分级和血流动力学参数，且耐受性良好。推荐伐地那非治疗肺动脉高压用法为口服：成人5～10mg，每日2次；儿童1.25～2.5mg，每日2次，常见不良反应为潮热、肌痛。

（2）中华医学会呼吸病学分会肺栓塞与肺血管病学组，《中国肺动脉高压诊断与治疗指南》（2021）。

4.【国外指南共识】《欧洲心脏病学会/欧洲呼吸病学会（ESC/ERS）指南：肺动脉高压的诊断与治疗》（2015）。

5.【MICROMEDEX数据库收录结果】 有效性级别Class Ⅱa；推荐等级Class Ⅱb；证据强度Category B。

6.【作用机制】 伐地那非通过增强一氧化氮–环鸟苷单磷酸生物通路，抑制降解cGMP的磷酸二酯酶5型（PDE5），从而引起肺血管扩张。

7.【用药监护】

（1）服用红霉素、酮康唑、伊曲康唑时，伐地那非的最大剂量不超过5mg。当酮康唑、伊曲康唑的剂量超过200mg时，不能服用伐地那非。

（2）服用硝酸盐类或一氧化氮供体治疗的患者禁止同时使用伐地那非。

（3）禁止与HIV蛋白激酶抑制剂茚地那韦、利托那韦和伐地那非同时使用。

（4）禁用于由于非动脉炎性前部缺血性视神经病变（NAION）失去视力的患者。

（5）重度肝损害患者（Child–Pugh C）、需透析的晚期肾病、低血压（血压<90/50mmHg）、近期卒中史或心肌梗死史（在6个月中）、不稳定型心绞痛，家族退行性眼部疾病如色素性视网膜炎禁用。

（6）75岁以上老年患者，禁止同时使用强P450（CYP）3A4抑制剂［酮康唑和伊曲康唑（口服剂型）］。

8.【用药交代】　如出现突然失明的情况下应停止服用本品，立即就诊。

（六）他达拉非片

超说明书用药内容	超说明书用药类型
用于肺动脉高压（PAH）	超适应证

1.【NMPA说明书收录情况】　适用于勃起功能障碍及勃起功能障碍合并良性前列腺增生的症状和体征。

2.【国外说明书收录情况】　美国FDA已批准他达拉非用于成人肺动脉高血压，40mg，每日1次。

3.【国外指南共识】

（1）《2020加拿大心血管学会/加拿大胸科学会（CCS/CTS）立场声明：肺动脉高压》。

（2）《2018美国胸科医师学会（CHEST）指南：成人肺动脉高压的治疗》：对于WHOFC Ⅱ和Ⅲ的初治PAH患者，建议用安布生坦和他达拉非联合治疗改善6MWD（弱推荐，中等质量证据）。对于CCB治疗失败的WHO FC Ⅲ症状的PAH患者，建议开始使用安布生坦和他达拉非联合治疗。对于不愿或不能耐受联合治疗的患者，建议使用目前批准的ERA、PDE5I或可溶性鸟苷酸环化酶刺激剂进行单药治疗。

（3）《2015欧洲心脏病学会/欧洲吸病学会（ESC/ERS）肺动脉高压诊断和治疗指南》。

4.【MICROMEDEX数据库收录结果】　有效性级别Class Ⅱa；推荐等级Class Ⅱa；证据强度Category B。

5.【作用机制】　他达拉非是磷酸二酯酶5（PDE5）的选择性抑制剂，可通过抑制5型磷酸二酯酶，减少环磷酸鸟苷的降解，从而引起肺血管扩张。PDE5抑制可影响阴茎海绵体和肺动脉内的cGMP浓度，在前列腺和膀胱的平滑肌及血管中也观察到相同的情况。

6.【用药监护】

（1）至少90天内曾发生心肌梗死、不稳定型心绞痛，过去6个月内曾发生纽约心脏学会2级或以上的心力衰竭、未控制的心律失常、低血压（＜90/50mmHg）或未控制的高血压、卒中不建议使用。

（2）正在服用任何形式的硝酸盐类药物，严禁服用他达拉非片。

（3）不推荐与α受体阻断剂合并用药治疗良性前列腺增生。至少应当停用一天α受体阻断剂。

（4）对肌酐清除率＜30ml/min的患者不建议每日1次服用他达拉非片。

（5）不建议重度肝损害的患者使用。

（6）服用CYP3A4强抑制剂（如利托那韦、酮康唑和伊曲康唑），他达拉非片剂量限制为10mg，每72小时不超过1次。合用CYP3A4强抑制剂，他达拉非片的剂量不得超过2.5mg。

7.【用药交代】

（1）服用后如发生心绞痛应立即就诊。

（2）不应掰开他达拉非片，需整片服用。

（七）西地那非片

超说明书用药内容	超说明书用药类型
用于1岁及以上儿童和成人患者的肺动脉高压（PAH）	超适应证

1.【NMPA说明书收录情况】 适用于勃起功能障碍。

2.【国外说明书收录情况】 美国FDA已批准西地那非用于1岁及以上儿童和成人患者肺动脉高压（PAH）的治疗（WHO心功能分级Ⅰ级），成人患者20mg，每日3次，可根据症状和耐受性增加剂量；儿童患者≤20kg：10mg，每天3次，20~45kg：20mg，每天3次，＞45kg：20mg，每天3次，剂量可根据症状和耐受性而增加。

3.【国内指南共识】 中华医学会心血管病学分会肺血管病学组、中华心血管病杂志编辑委员会，《中国肺高血压诊断和治疗指南》（2018）：西地那非是首个批准用于PAH治疗的5型磷酸二酯酶抑制剂，多项随机对照试验证实了其治疗PAH的有效性和安全性。多项临床研究证实西地那非可改善我国PAH患者症状和心功能，安全性和耐受性均较好。

4.【MICROMEDEX数据库收录结果】 有效性级别ClassⅡa；推荐等级ClassⅡa；证据强度Category B。

5.【作用机制】 西地那非可通过抑制5型磷酸二酯酶，减少环磷酸鸟苷的降解，从而引起肺血管扩张。

6.【用药监护】

（1）与α受体阻断剂合用时需谨慎。可导致低血压症状（如头晕、昏厥）。

（2）接受 α 受体阻断剂治疗已达稳定状态的患者，PDE5抑制剂应从最低剂量开始服用。

（3）西地那非使体循环血管扩张，可能增强其他抗高血压药物的降压作用。

7.【用药交代】

（1）服用西地那非前，避免吃高脂肪性食物，以免延长药物作用。

（2）若正在服用硝酸盐类药品，如硝酸甘油，禁止使用本类药品。

（3）若服药期间发生过敏反应，如搔痒或红疹，脸或手部肿胀，嘴唇或喉咙肿胀或有刺痛感，胸闷，呼吸困难，头晕；勃起伤害或勃起持续超过4小时，心跳加快，胸痛，异常背痛或肌肉痛，视觉障碍；头痛，鼻塞，流鼻涕，胃部不适，恶心，潮红（脸部、脖子、手臂、前胸处发热或发红）等状况时请立即回诊就医。

（八）盐酸氨溴索注射液

超说明书用药内容	超说明书用药类型
用于预防慢性阻塞性气道疾病患者术后发生肺不张，1g/d，维持6天	超适应证、超剂量

1.【NMPA说明书收录情况】 适用于治疗伴有痰液分泌不正常及排痰功能不良的急性、慢性肺部疾病。

2.【国外说明书收录情况】 德国药品说明书收录，氨溴索1g/d用于预防慢性阻塞性气道疾病患者术后发生肺不张。

3.【国内指南共识】

（1）王天佑、《胸外科围手术期肺保护中国专家共识》（2019版）专家组、中国医学基金会胸外科专业委员会，《胸外科围手术期肺保护中国专家共识》（2019版）：在预防和治疗术后相关肺部并发症（肺不张、急性肺损伤、低氧血症、ARDS等）时，氨溴索是有效的药物治疗方法。氨溴索大剂量应用可产生抗炎、抗氧化和清除体内自由基的作用，增加肺泡表面活性物质，对肺损伤有保护和治疗作用，推荐剂量为1g/d。

（2）中华医学会心血管科学会，《胸外科围手术期肺部并发症防治专家共识》（2009）。

4.【MICROMEDEX数据库收录结果】 有效性级别Class Ⅱb；推荐等级Class Ⅲ；证据强度Category B。

5.【作用机制】 盐酸氨溴索具有促进黏液排除作用及溶解分泌物的特性，可促进呼吸道内黏稠分泌物的排除及减少黏液的滞留，因而促进排痰，改善呼吸状况。在预防和治疗术后相关肺部并发症（肺不张、急性肺损伤、低氧血症、ARDS等）时，氨溴索是有效的药物治疗方法。氨溴索大剂量应用可产生抗炎、抗氧化和清除体内自由基的作用，增加肺泡表面活性物质，对肺损伤有保护和治疗作用，推荐剂量为1g/d。

6.【用药监护】

（1）禁止本品与其他药物在同一容器内混合，应特别注意避免与头孢类抗生素、中药注射剂等配伍应用。

（2）如果患者在用药后新出现皮肤或者黏膜损伤，应及时报告医生，并停用本品。

（3）无医护人员指导监管，禁用于2岁以下儿童。

（4）不推荐哺乳期间使用本品。

（5）妊娠期间，特别是妊娠前3个月不推荐应用本品。

7.【用药交代】 用药后如出现过敏反应须立即停药。

（九）注射用糜蛋白酶

超说明书用药内容	超说明书用药类型
雾化吸入（使用喷射雾化器）	超途径用药

1.【NMPA说明书收录情况】

（1）用于眼科手术松弛睫状韧带、减轻创伤性虹膜睫状体炎；用于白内障摘除，使晶体易于移去。

（2）用于创伤或手术后伤口愈合、抗炎及防止局部水肿、积血、扭伤血肿、乳房手术后浮肿、中耳炎、鼻炎等。

（3）用于慢性支气管炎、支气管扩张或肺脓肿的治疗，可使脓性或非脓性痰液均可液化，易于咳出。

（4）用于毒蛇咬伤的处理。

2.【国外说明书收录情况】 美国FDA未批准注射用糜蛋白酶用于雾化吸入。

3.【国内指南共识】

（1）《中华人民共和国药典临床用药须知》（2020版）：用于液化痰液，可用氯化钠注射液溶解制成0.05%溶液雾化吸入。

（2）徐文、董频、谷庆隆，等。《雾化吸入在咽喉科疾病药物治疗中应用专家共识》（2019）：糜蛋白酶2~5mg，溶于氯化钠注射液20~40ml，雾化（超声或蒸汽）吸入，一日2次。

4.【作用机制】　糜蛋白酶能促进血凝块、脓性分泌物和坏死组织等的液化清除。糜蛋白酶具有肽链内切酶及脂酶作用：可将蛋白质大分子的肽链切断，成为分子量较小的肽，或在蛋白分子肽链端上作用，使氨基酸分出；并可将某些脂类水解。通过此作用能使痰中纤维蛋白和黏蛋白等水解为多肽或氨基酸，使黏稠痰液液化，便于咳出，对脓性或非脓性痰都有效。既往经验性应用于咽喉部炎症疾病，可制成0.05%溶液雾化吸入。

5.【用药监护】

（1）20岁以下患者、玻璃体液不固定的创伤性白内障患者禁用。

（2）眼压高或伴有角膜变性的白内障患者，以及玻璃体有液化倾向者均禁用。

（3）严重肝、肾疾病、凝血功能异常及正在应用抗凝药者禁用。

（4）本品对视网膜有较强的毒性，应用时勿使药液透入玻璃体。

6.【用药交代】　糜蛋白酶超声雾化吸入时间宜控制在5分钟内。

第二节　呼吸系统疾病超说明书用药案例

案例 1

【处方描述】

性别：女　　　年龄：50岁

临床诊断： 肺动脉高压；心力衰竭；牙周脓肿

处方内容：

地高辛片	0.25mg×4片	0.125mg	qd	po.
他达拉非片	10mg×7片	20mg	tid	po.
盐酸克林霉素胶囊	150mg×28粒	150mg	qid	po.

【处方问题】

他达拉非超适应证用药，用药频次不适宜。

【处方分析】

FDA已批准他达拉非用于成人肺动脉高压。《2020加拿大心血管学会/加拿大胸科学会（CCS/CTS）立场声明：肺动脉高压》《2018美国胸科医师学会（CHEST）指南：成人肺动脉高压的治疗》《2015欧洲心脏病学会/欧洲呼病学会（ESC/ERS）肺动脉高压诊断和治疗指南》等均推荐他达拉非在特定情况下用于肺动脉高压治疗。推荐剂量为40mg，每日1次。

【干预建议】

建议调整他达拉非片用药剂量和频次由每日3次，每次20mg改为每日1次，每次40mg。

案例 ❷

【处方描述】

性别：男　　年龄：63岁

临床诊断：慢性阻塞性肺疾病（急性加重）

处方内容：

孟鲁司特钠片	10mg×7片	10mg	qn	po.
泼尼松片	5mg×40片	20mg	bid	po.
沙美特罗替卡松粉吸入剂	1盒	1吸	bid	吸入

【处方问题】

泼尼松超适应证用药。

【处方分析】

美国FDA已批准泼尼松缓释片用于COPD急性加重期的治疗。中华医学会，《临床诊疗指南—呼吸病学分册》（2009版）；《GOLD慢性阻塞性肺疾病全球倡议：COPD诊断、治疗与预防全球策略》（2023）等均推荐泼尼松片用于治疗慢性阻塞性肺疾病（急性加重）。

【干预建议】

建议做好患者知情告知，同时加强用药交代。

案例 ❸

【处方描述】

性别：女　　年龄：60岁

临床诊断：急性肺栓塞

处方内容：

| 磺达肝癸钠注射液 | 2.5mg×14支 | 2.5mg | qd | ih |

【处方问题】

磺达肝癸钠超适应证用药，用药剂量不适宜。

【处方分析】

美国FDA已批准磺达肝癸钠用于急性肺栓塞：推荐剂量为5mg（体重<50kg）、7.5mg（体重50～100kg）或10mg（体重>100kg），经皮下注射，每日1次。

【干预建议】

调整磺达肝癸钠注射液用药剂量由2.5mg改为5mg。

案例 ❹

【处方描述】

性别：女　　年龄：53岁

临床诊断：肺淋巴管肌瘤病；抑郁症

处方内容：

西罗莫司片	1mg×7片	1mg	qd	po.
盐酸氟西汀胶囊	20mg×14粒	20mg	bid	po.
富马酸喹硫平缓释片	0.3g×7片	0.3g	qn	po.

【处方问题】

西罗莫司超适应证用药。

【处方分析】

美国FDA批准西罗莫司用于治疗成人淋巴管肌瘤病。对于患者FEV_1的改善有着较显著的作用，但由于其半衰期较长，需进行血药浓度监测进而调整患者治疗剂量。

西罗莫司用于治疗淋巴管肌瘤病，起始剂量2mg/d，开始治疗10～20天内，需监测全血血药浓度，调整至维持血药浓度5～15ng/ml。调整剂量后，患者需要维持新的给药剂量至少7～14天，进一步通过血药浓度监测调整剂量。血药浓度达标后，可每3个月监测一次。

【干预建议】

具有较充分的证据支持西罗莫司用于治疗淋巴管肌瘤病，建议做好患者知情告知。

（辛　莉）

参考文献

[1] 广东省药学会，《超药品说明书用药目录（2023年版）》（粤药会〔2023〕72号），2023-07-04.http：//www.sinopharmacy.com.cn/notification/2797.html.

[2] 阿哌沙班片说明书（艾乐妥，NMPA），核准日期：2013年1月22日，修改日期：2021年11月4日.

[3] 磺达肝癸钠注射液说明书（安卓，NMPA），核准日期：2008年3月24日，修改日期：2021年1月28日.

[4] 丙酸氟替卡松雾化吸入用混悬液说明书（辅舒酮，NMPA），核准日期：2017年9月20日，修改日期：2017年9月20日.

[5] 醋酸泼尼松片说明书（醋酸泼尼松片，NMPA），核准日期：2007年1月9日，修改日期：2016年4月8日.

[6] 盐酸伐地那非片说明书（艾力达，NMPA），核准日期：2006年10月27日，修改日期：2019年6月13日.

[7] 他达拉非片说明书（希爱力，NMPA），核准日期：2006年11月14日，修改日期：2020年9月1日.

[8] 盐酸氨溴索注射液说明书（沐舒坦，NMPA），核准日期：2006年10月27日，修改日期：2017年3月6日.

[9] 注射用糜蛋白酶说明书（注射用糜蛋白酶，NMPA），核准日期：2006年12月27日，修改日期：2020年12月1日.

［10］张萌，王丁一，孙艺红.2018 版中国《肺血栓栓塞症诊治与预防指南》解读之三：治疗策略［J］.中国实用内科杂志，2018，38（10）：931-935.

［11］Ruopp NF，Cockrill BA.Diagnosisand Treatment of Pulmonary Arterial Hypertension：A Review［J］.JAMA.2022；327（14）：1379-1391.

［12］王天佑，李单青，崔永，等.胸外科围手术期肺保护中国专家共识（2019 版）［J］.中国胸心血管外科临床杂志，2019，26（09）：835-842.

［13］徐文，董频，谷庆隆，等.雾化吸入在咽喉科疾病药物治疗中应用专家共识［J］.中国耳鼻咽喉头颈外科，2019，26（05）：231-238.

［14］Guo M，Yu JJ，Perl AK，Single-Cell Transcriptomic Analysis Identifies a Unique Pulmonary Lymphangioleiomyomatosis Cell［J］.AmJRespir Crit Care Med.2020，202（10）：1373-1387.

［15］张波，郑志华，李大魁.超药品说明书用药参考［M］.北京：人民卫生出版社，2019.

第七章 消化系统疾病超说明书用药

第一节 消化系统疾病常见超说明书用药分析

广东省药学会《超药品说明书用药目录》（2023年版）中，收录治疗消化系统疾病药物约13种，分别为抗精神病药1种、下丘脑激素药2种、糖皮质激素药1种、免疫抑制剂2种，抗菌药1种，质子泵抑制剂1种，治疗便秘药2种，免疫治疗药2种，蛋白酶抑制剂1种。超说明书用药类型共12个，包括超适应证用药9个、超用药人群2个、超用量1个。以下为目录内消化系统疾病药物超说明书用药介绍。

（一）奥氮平片

超说明书用药内容	超说明书用药类型
用于化疗相关呕吐	超适应证

1.【NMPA说明书收录情况】 适用于治疗精神分裂症。

2.【国内指南共识】 中国抗癌协会癌症康复与姑息治疗专业委员会、中国临床肿瘤学会抗肿瘤药物安全管理专家委员会，《肿瘤治疗相关呕吐防治指南》（2014版），推荐使用奥氮平用于化疗相关止吐。

3.【国外指南共识】《美国国立综合癌症网络（NCCN）临床实践指南：止呕》（2023.V2）：在高致吐风险治疗方案里奥氮平推荐剂量为5~10mg/d，口服，连续服用4天；在中致吐风险治疗方案里奥氮平推荐剂量为5~10mg/d，口服，连续服用3天。

4.【MICROMEDEX数据库收录结果】 有效性级别Class I；推荐等级Class II a；证据强度Category B。

5.【作用机制】 作用机制尚不明确。然而，奥氮平可阻断包括5-羟色胺受体、多巴胺受体、肾上腺素 α_1 受体、胆碱能毒蕈碱受体、H_1 受体在内的多种神经递质受体，这些受体在化疗导致的恶心、呕吐中起到关键作用。

6.【用药监护】

（1）最常见的不良反应有嗜睡，体重增加，催乳素、胆固醇、血糖和甘油三酯水平升高，糖尿、食欲增加，头晕，静坐不能、帕金森症等。突然停药时会出现如出汗、失眠、震颤、焦虑、恶心和呕吐等急性症状。

（2）患者服药期间常会出现短暂的无症状性的肝脏氨基转移酶（ALT/AST）升高，尤其是治疗早期。对已诊断有肝炎（包括肝细胞型、胆汁郁积型或混合性肝损伤）的情况下，应该停止奥氮平治疗。

7.【用药交代】 服药期间不宜饮酒。

（二）醋酸奥曲肽注射液

超说明书用药内容	超说明书用药类型
适用于癌症复发的伴有消化器官症状的肠梗阻	超适应证

1.【NMPA已批准的适应证】 用于肢端肥大症患者；缓解与功能性胃肠胰腺内分泌肿瘤有关的症状；预防胰腺手术后的并发症；患者胃–食管静脉曲张所致出血的紧急治疗，止血和预防再出血。

2.【国外说明书收录的用法】 日本PDMA批准奥曲肽用于姑息治疗中晚期或复发肿瘤患者胃肠道阻塞伴随的胃肠道症状，成人推荐剂量为每日300μg，持续24小时皮下注射，根据症状可适当增减。

3.【国内指南共识】 中国抗癌协会癌症康复与姑息治疗专业委员会，《晚期癌症患者合并肠梗阻治疗的专家共识》（2007）指出：奥曲肽可以有效控制恶性肠梗阻（MBO）的恶心、呕吐症状，奥曲肽能更好地控制患者恶心、呕吐症状，减少胃肠道分泌量，同时早期联合甲氧氯普胺、地塞米松，不仅可缓解症状，而且可协同促进肠运动功能的快速恢复，逆转肠梗阻。

4.【国外指南共识】

（1）《美国国立综合癌症网络（NCCN）临床实践指南：姑息治疗》（2023.V2）：推荐奥曲肽用于恶行肠梗阻。

（2）癌症支持治疗多国协会（MASCC），《MASCC多学科循证建议：晚期癌症恶性肠梗阻的治疗》（2022）。

5.【MICROMEDEX数据库收录结果】 有效性级别Class Ⅱb；推荐等级Class Ⅱb；证据强度Category B。

6.【作用机制】 奥曲肽的药理作用与生长抑素相似，具有抑制消化道腺体分泌、增加胃肠道吸收的药理作用，能够减少体液丧失，继之减轻肠扩张缺血，从而阻断肠梗阻的恶性循环过程、有效控制肠梗阻的症状。

7.【用药监护】

（1）最常见的不良反应包括胃肠道疾病、神经系统疾病、肝胆疾病及代谢和营养疾病。

（2）长期接受奥曲肽治疗的患者应监测甲状腺功能。

（3）在治疗期间须监测肝功能。在治疗前和治疗期间每隔6~12个月进行胆囊超声检查。

8.【用药交代】 在两餐之间或睡觉前给药，可降低胃肠道不良反应的发生。

（三）注射用生长抑素

超说明书用药内容	超说明书用药类型
用于急性胰腺炎	超适应证

1.【NMPA说明书收录情况】 用于严重急性食道静脉曲张出血；严重急性胃或十二指肠溃疡出血，或并发急性糜烂性胃炎或出血性胃炎；胰、胆和肠瘘的辅助治疗；胰腺术后并发症的预防和治疗；糖尿病酮症酸中毒的辅助治疗。

2.【国外说明书收录情况】 意大利药品说明书批准注射用生长抑素用于治疗急性胰腺炎，推荐剂量为3.5μg/（kg·h），连续持续输注7~10天。

3.【MICROMEDEX数据库收录结果】 胰腺炎：有效性级别Class Ⅱ b；推荐等级Class Ⅲ；证据强度Category A。

4.【作用机制】 可抑制生长激素、甲状腺刺激激素、胰岛素和胰高血糖素的分泌，抑制胃酸的分泌，还能影响胃肠道的吸收、动力、内脏血流和营养功能，可减少胰腺的内分泌和外分泌。通过以上多种途径减轻胰腺的病理生理改变，从而减轻急性胰腺炎的症状及发展。

5.【用药监护】

（1）常见不良反应有恶心、眩晕、脸红等。当滴注速度＞50μg/min时，患者会出现恶心和呕吐现象。

（2）胰岛素依赖型糖尿病患者使用生长抑素后，每隔3~4小时应测试一次血糖浓度。

6.【用药交代】 用药过程中一旦出现皮疹、瘙痒、呼吸困难、血压下降等症状和体征，应立即停药。

（四）地塞米松片/注射液

超说明书用药内容	超说明书用药类型
用于预防化疗药物所致呕吐	超适应证

1.【NMPA说明书收录情况】 用于过敏性与自身免疫性炎症性疾病。

2.【国内指南共识】 中国抗癌协会肿瘤临床化疗专业委员会，《肿瘤药物治疗相关恶心呕吐防治中国专家共识》（2022版）。共识里指出地塞米松可通过与5-HT$_3$、NK-1和NK-2受体蛋白相互作用，或直接作用于延髓内的孤束核预防恶心呕吐。若应用5-HT$_3$受体阻断剂+NK-1受体阻断剂+地塞米松方案，地塞米松推荐剂量为6～20mg po./iv. d1，3.75～8mg po./iv. d2～4（高致吐）或6～20mg po./iv. d1，3.75～8mg po./iv. d2～3（中致吐）；若应用帕洛诺司琼+奥氮平+地塞米松方案，地塞米松推荐剂量为10mg po./iv. d1（高致吐）或5～10mg po./iv. d1（中致吐）；若应用5-HT$_3$受体阻断剂+NK-1受体阻断剂+奥氮平+地塞米松方案，地塞米松推荐剂量为6～20mg po./iv. d1，3.75～8mg po./iv. d2～4（高致吐）；若应用帕洛诺司琼+沙利度胺+地塞米松方案，地塞米松推荐剂量为12mg po./iv. d1，8mg po./iv. d2～4（高致吐）；若应用5-HT$_3$受体阻断剂+地塞米松方案，地塞米松推荐剂量为5～10mg po./iv. d1～3（中致吐）；在低致吐风险治疗时，地塞米松推荐剂量为5～10mg po./iv. d1。

3.【国外指南共识】《美国国立综合癌症网络（NCCN）临床实践指南：止呕》（2023.V2）推荐使用地塞米松用于化疗相关止吐。

4.【MICROMEDEX数据库收录结果】 有效性级别Class Ⅱa（成人）、Class Ⅱb（儿童）；推荐等级Class Ⅱa（成人）、Class Ⅱb（儿童）；证据强度Category B。

5.【作用机制】 肾上腺皮质激素类药，其抗呕吐作用的机制仍不明确，目前多认为是通过抑制前列腺素的合成发挥止吐作用。

6.【用药监护】

（1）常见不良反应有感染，胃肠道反应如消化性溃疡等，神经精神系统反应如失眠等，内分泌系统和水、电解质紊乱，骨质疏松等。长期应用，停药前应逐渐减量。

（2）糖皮质激素与乙酰唑胺、髓袢利尿药、噻嗪类利尿药和甘珀酸钠合用，可加重低钾血症，应密切监测血钾浓度。

7.【用药交代】 长期、大量使用糖皮质激素，或长期用药后停药6个月内的患者，不宜接种减毒活疫苗。

（五）环孢素注射液

超说明书用药内容	超说明书用药类型
用于重度溃疡性结肠炎	超适应证

1.【NMPA说明书收录情况】 预防器官移植的排斥反应，治疗既往接受其他免疫抑制剂治疗但出现排斥反应的器官移植患者；预防骨髓移植时的移植物排斥反应，移植物抗宿主病（GVHD）的初期预防和治疗。

2.【国内指南共识】

（1）中华医学会消化病学会，《炎症性肠病诊断与治疗的共识意见》（2018），环孢素推荐剂量为按体重 $2 \sim 4mg/（kg \cdot d）$，静脉滴注。

（2）中华医学会外科学分会结直肠外科学组、中国医师协会肛肠医师分会炎症性肠病专业委员会，《中国溃疡性结肠炎外科治疗指南》（2022）。指南指出当激素治疗重度溃疡性结肠炎无效时，可考虑使用环孢素进行治疗。

3.【国外指南共识】

（1）欧洲克罗恩病和结肠炎组织（ECCO），《溃疡性结肠炎循证共识》（2017）。

（2）欧洲克罗恩病和结肠炎组织（ECCO），《炎症性肠病感染的预防，诊断和管理》（2021），推荐使用环孢素用于重度溃疡性结肠炎。

4.【MICROMEDEX数据库收录结果】 有效性级别Class I；推荐等级Class II a；证据强度Category B。

5.【作用机制】 环孢素为T淋巴细胞功能调节药，能通过钙调磷酸酶依赖性途径选择性抑制T淋巴细胞介导的IL-2的产生，它还可以下调其他炎症性细胞因子的合成。

6.【用药监护】

（1）不能与他克莫司同时服用。

（2）环孢素可能引起肾毒性和肝脏毒性，治疗期间必须监测肝、肾功能，与肾毒性药物合用时须谨慎。

（3）输注后应持续严密观察至少30分钟，后续定期观察。

（4）治疗期间要定期监测血压，如出现高血压，必须进行适当的抗高血压治疗。

（5）使用环孢素治疗引起牙龈增生的患者应避免使用硝苯地平。在应用环孢素期间，接种的疫苗效力可能降低，避免使用活疫苗。

（6）治疗期间的哺乳期妇女不能哺乳。

7.【用药交代】 避免暴露在阳光下、不要同时接受紫外线B的照射或紫外线A光化学疗法。

（六）硫唑嘌呤片

超说明书用药内容	超说明书用药类型
用于炎症性肠病	超适应证

1.【NMPA说明书收录情况】 适用于严重的类风湿关节炎；系统性红斑狼疮；皮肌炎；自身免疫性慢性活动性肝炎；结节性多动脉炎；自身免疫性溶血性贫血；自发性血小板减少性紫癜。

2.【国内指南共识】

（1）中华医学会，《临床诊疗指南—消化系统疾病分册》。

（2）中华医学会消化病学分会炎症性肠病学组，《炎症性肠病诊断与治疗的共识意见》（2018年），共识意见指出硫唑嘌呤适用于对激素无效或依赖的炎症性肠病患者。

（3）中华医学会消化病学分会炎症性肠病学组，《炎症性肠病外科治疗专家共识》（2020）。

3.【国外指南共识】《欧洲克罗恩病和结肠炎组织（ECCO）指南：炎症性肠病感染的预防、诊断和管理》（2021）。推荐的目标剂量为1.5~2.5mg/（kg·d）口服，中国患者剂量1.0~1.5mg/（kg·d）亦有效。

4.【MICROMEDEX数据库收录结果】 溃疡性结肠炎：有效性级别Class Ⅱa；推荐等级克罗恩病维持治疗Class Ⅱa、中重度克罗恩病单药维持Class Ⅰ、溃疡性结肠炎维持治疗Class Ⅱb、中重度溃疡性结肠炎单药：Class Ⅱa；证据强度克罗恩病维持治疗Category B、中重度克罗恩病单药维持Category A、溃疡性结肠炎维持治疗Category B、中重度溃疡性结肠炎单药Category A。

5.【作用机制】 硫唑嘌呤是6-巯基嘌呤的咪唑衍生物，可能的作用机制有：其经机体吸收后可转化为6-巯基嘌呤，经烷基化后具有抑制胸腺内

RNA、DNA合成等作用，从而可阻止T淋巴细胞亚群在炎症反应中起调节作用，减轻机体炎症反应，扼制疾病发展。

6.【用药监护】

（1）常见不良反应有：胃肠道反应，致癌性，良性和恶性肿瘤，造血功能抑制，脱发等。

（2）在治疗的前8周内，应至少每周进行一次包括血小板在内的全血红细胞计数检查，此后仍建议每个月或至少每3个月检查1次。

（3）妊娠期妇女或准备近期内怀孕的妇女禁用，哺乳期妇女不能进行哺乳。

（4）治疗期间的患者禁用活疫苗。

7.【用药交代】 尽量减少对日光和紫外光线的暴露。

（七）甲硝唑片

超说明书用药内容	超说明书用药类型
用于幽门螺杆菌感染的治疗	超适应证

1.【NMPA说明书收录情况】 广泛用于厌氧菌感染的治疗。

2.【国外说明书收录情况】 美国FDA批准［PYLERA™ Capsules（bismuth subcitrate potassium, metronidazole, and tetracyclinehydrochloride］用于幽门螺杆菌的根除治疗。

3.【国内指南共识】

（1）中国医药教育协会感染疾病专业委员会、中国药学会药物临床评价研究专业委员会，《抗菌药物超说明书用法专家共识》（2015），共识指出推荐甲硝唑用于治疗幽门螺杆菌感染，通常推荐与质子泵抑制剂、克拉霉素联合组成三联疗法，甲硝唑的剂量为口服500mg，q12h，疗程7～14天。

（2）中华医学会消化病学分会幽门螺杆菌学组，《中国幽门螺杆菌感染治疗指南》（2022）。

4.【国外指南共识】 世界胃肠病学组织（WGO），《幽门螺杆菌感染的治疗》（2021），推荐使用甲硝唑用于幽门螺杆菌感染治疗。

5.【MICROMEDEX数据库收录结果】 有效性级别。成人：ClassⅠ，儿童：ClassIIa；推荐等级ClassⅡa；证据强度Category B。

6.【作用机制】 甲硝唑为硝基咪唑衍生物，对厌氧微生物有杀灭作用。

7.【用药监护】

（1）常见不良反应有胃肠道反应、过敏反应、中枢神经系统症状等。

（2）出现运动失调或其他中枢神经系统症状时应停药。

【用药交代】　可使尿液呈深红色。

（八）雷贝拉唑钠肠溶片

超说明书用药内容	超说明书用药类型
用于卓-艾综合征（60mg，qd）	超用药剂量

1.【NMPA说明书收录情况】　适用于治疗胃溃疡、十二指肠溃疡、吻合口溃疡、反流性食管炎、卓-艾综合征，成人每日口服1次10mg，根据病情也可每日口服1次20mg。

2.【国外说明书收录情况】　美国FDA批准雷贝拉唑钠用于治疗卓-艾综合征，起始剂量为60mg，每日1次。

3.【MICROMEDEX数据库收录结果】　有效性级别Class Ⅰ；推荐等级Class Ⅱa；证据强度Category B。

4.【作用机制】　对H^+，K^+-ATP酶有抑制作用，能抑制胃酸分泌。

5.【用药监护】

（1）不良反应有全血细胞减少、血小板减少、粒细胞缺乏症，休克，肝功能障碍、视力障碍等。

（2）长期治疗的患者（尤其是治疗超过1年的）应定期监测。

6.【用药交代】　雷贝拉唑钠肠溶片不能咀嚼或压碎、应整片吞服。

（九）琥珀酸普芦卡必利片

超说明书用药内容	超说明书用药类型
用于男性慢性特发性便秘	超用药人群

1.【NMPA说明书收录情况】　用于治疗成年女性患者中通过轻泻剂难以充分缓解的慢性便秘症状。

2.【国外说明书收录情况】　美国FDA批准琥珀酸普芦卡必利用于成人慢性特发性便秘（CIC）的治疗，成人推荐剂量为口服2mg，每天1次。

3.【国外指南共识】　欧洲神经胃肠病学与动力学会，《成人功能性便秘指南》（2019版），指南指出普芦卡必利在整个肠道中具有促动力作用，对慢性便秘有效（强推荐，高等级别证据）。

4.【MICROMEDEX数据库收录结果】 成人慢性特发性便秘（CIC）：有效性级别Class I；推荐等级 Class Ⅱa；证据强度Category B。

5.【作用机制】 普芦卡必利是一种二氢苯并呋喃甲酰胺类化合物，为选择性、高亲和力的五羟色胺受体激动剂，具有促肠动力活性。

6.【用药监护】

（1）常见的不良反应有头痛及胃肠道症状（腹泻、腹痛或恶心）。

（2）使用本品治疗前，需要彻底了解患者病史及检查情况，以排除继发性原因导致的便秘，并确定患者在至少6个月时间内使用轻泻剂而无法达到充分缓解。

（3）不建议妊娠期及哺乳期妇女、儿童及小于18岁的青少年使用。

7.【用药交代】 餐前餐后均可服用。

（十）利那洛肽胶囊

超说明书用药内容	超说明书用药类型
用于慢性特发性便秘	超适应证

1.【NMPA说明书收录情况】 用于治疗成人便秘型肠易激综合征。

2.【国外说明书收录情况】 美国FDA已批准利那洛肽用于慢性特发性便秘，根据患者症状和耐受性，推荐剂量为口服 $72\,\mu g$ 或 $145\,\mu g$，每日1次。

3.【国内指南共识】

（1）中华医学会外科分会结直肠外科组，《中国成人慢性便秘评估与外科处理临床实践指南》（2022），推荐利那洛肽用于治疗便秘型肠易激综合征和慢性顽固性便秘，有助于增加便秘患者自主排粪次数，改善患者的腹部症状及生活质量。

（2）中华医学会消化病学分会胃肠动力学组，《中国慢性便秘专家共识意见》（2019）。

4.【MICROMEDEX数据库收录结果】 有效性级别Class I；推荐等级 Class Ⅱa；证据强度Category B。

5.【作用机制】 利那洛肽是一种鸟苷酸环化酶C激动剂，具有内脏镇痛作用和促分泌作用，可使小肠液分泌增多和结肠转运速度增快。

6.【用药监护】

（1）要定期评估患者是否需要继续治疗。

（2）最常见的不良反应为腹泻。

7.【用药交代】　若发生持续（如超过1周）或重度腹泻，须暂停用药直至腹泻缓解并且及时就医。

（十一）注射用英夫利西单抗

超说明书用药	类型
用于6岁或以上儿童溃疡性结肠炎	超用药人群

1.【NMPA说明书收录情况】　适用于类风湿关节炎，成人及6岁以上儿童克罗恩病，瘘管性克罗恩病，强直性脊柱炎，银屑病，成人溃疡性结肠炎。

2.【国外说明书收录情况】　美国FDA批准英夫利西单抗用于6岁或以上人群的溃疡性结肠炎，推荐剂量为在0、2、6周时给予5mg/kg，然后每8周1次。

3.【国外指南共识】　欧洲克罗恩病和结肠炎组织（ECCO）、欧洲儿科胃肠病学、肝病学和营养协会（ESPGHAN），《儿童溃疡性结肠炎的管理指南》（2018）指出，指出英夫利西单抗可用于6岁以上溃疡性结肠炎患者。

4.【MICROMEDEX数据库收录结果】　儿童：有效性级别Class Ⅱa；推荐等级Class Ⅱb；证据强度Category B。

5.【作用机制】　为人-鼠嵌合单克隆抗体，可与抗肿瘤坏死隐私α（TNF-α）的可溶形式和跨膜形式以高亲和力结合，抑制TNF-α与受体结合，从而使TNF失去生物活性。

6.【用药监护】

（1）常见的不良反应为上呼吸道感染。

（2）患有结核病或其他活动性感染疾病的患者禁用。

（3）不建议与托珠单抗等具有相同适应证的其他生物制剂合并使用。

7.【用药交代】　若患者出现严重感染或脓毒症、狼疮样综合征征兆，应立即停药。

（十二）阿达木单抗注射液

超说明书用药内容	超说明书用药类型
用于中度至重度活动性溃疡性结肠炎	超适应证

1.【NMPA说明书收录情况】 用于类风湿关节炎、强制性脊柱炎、银屑病、克罗恩病的治疗。

2.【国外说明书收录情况】 美国FDA已批准阿达木单抗用于治疗5岁及以上儿童和成人患者中度至重度活动性溃疡性结肠炎，推荐剂量为成人第1天160mg（在一天内给予或连续两天分别给予80mg），第15天80mg，从第29天开始每隔1周40mg。

3.【国内指南共识】 中华医学会消化病学分会炎症性肠病学组，《抗肿瘤坏死因子α单克隆抗体治疗炎症性肠病专家共识》（2017），推荐阿达木单抗用于治疗炎症性肠病，其中包括溃疡性结肠炎和克罗恩病。

4.【国外指南共识】

（1）欧洲克罗恩和结肠炎组织（ECCO），《溃疡性结肠炎诊治欧洲循证共识意见》（第三版，2017）。

（2）美国胃肠病学会（ACG），《成人溃疡性结肠炎（UC）管理指南》（2019），对于中度至重度活动性溃疡性结肠炎患者，推荐使用阿达木单抗进行抗TNF治疗来诱导缓解（强推荐，高等级别证据）。

5.【MICROMEDEX数据库收录结果】 有效性级别Class I；推荐等级Class II a；证据强度Category B。

6.【作用机制】 阿达木单抗为TNF-α的人源性单克隆抗体，可以阻断TNF-α与内源性受体的相互作用，调节炎症活动。

7.【用药监护】

（1）常见不良反应有感染及注射部位红肿、疼痛等。

（2）在治疗期间和治疗后需密切监测患者感染症状和体征的发展。

8.【用药交代】

（1）注射前需在室温放置15~30分钟，在达到室温前不要取下灰色帽和紫红色帽。

（2）每次注射时需选择不同的部位，不要在疼痛、淤青、发红、发硬、有瘢痕或妊娠纹的皮肤区域注射。

（十三）注射用乌司他丁

超说明书用药内容	超说明书用药类型
用于脓毒症	超适应证

1.【NMPA说明书收录情况】 适用于急性胰腺炎；慢性复发性胰腺炎的急性恶化期；急性循环衰竭的抢救辅助用药。

2.【国内指南共识】

（1）中国中西医结合学会急救医学专业委员会、《中国中西医结合急救杂志》编辑委员会，《脓毒性休克中西医结合诊治专家共识》（2019），共识指出蛋白酶抑制剂能促进患者组织灌注和微循环的改善；同时能够有效降低患者的炎性因子水平，进而降低炎症反应对机体的损伤。推荐剂量：20U 静脉滴注，每8小时1次。

（2）中国医师协会急诊分会，《急性循环衰竭中国急诊临床实践专家共识》（2016）。

3.【国外指南共识】 Karnad DR，Bhadade R，Verma PK，et al.静脉注射乌司他丁（人尿蛋白酶抑制剂）在严重脓毒症中的多中心随机对照研究.重症监护医学.2014，40（6）：830-838.文献推荐乌司他丁用于脓毒症。

4.【作用机制】 动物实验表明，乌司他丁可降低脓毒症动物模型IL-6、TNF-α等促炎因子水平，提高抗炎因子IL-10、IL-13等水平，并可通过拮抗多种蛋白酶活性而调节炎症反应及氧化应激，进而保护脏器功能、减轻器官损伤。此外，乌司他丁还可通过保护肠道屏障的完整性减轻脓毒症诱导的肠道损伤，通过减少肝脏组织炎性细胞浸润而抑制脓毒症诱导的肝损伤，通过改善肺毛细血管通透性而减轻肺损伤，通过抑制肾细胞自噬、维持血管内皮钙黏蛋白表达、改善肾微循环灌注而保护肾功能，通过抑制心肌细胞自噬而改善脓毒症诱导的心脏功能障碍。

5.【用药监护】

（1）用于急性循环衰竭时，注意不能代替一般的休克疗法，休克症状改善后即终止给药。

（2）密切观察患者有无出现休克、过敏性休克、白细胞减少等情况。

（3）用药过程中应充分观察患者体征，当出现血压下降、脉搏加快、胸闷、呼吸困难、皮肤潮红、荨麻疹等症状时，应终止给药。

6.【用药交代】 若发生寒战、发热等过敏样反应马上停药。

第二节　消化系统疾病超说明书用药案例

案例 ❶

【处方描述】

性别：男　　年龄：45岁

临床诊断：急性胰腺炎

处方内容

注射用醋酸奥曲肽微球	20mg×1瓶	20mg	st	ih.

【处方问题】

注射用醋酸奥曲肽微球超适应证用药、用药途径不适宜。

【处方分析】

注射用醋酸奥曲肽微球说明书适应证为用于肢端肥大症、胃肠胰内分泌肿瘤的治疗，用法为臀部肌内深部注射。本品用于急性胰腺炎。中国医疗保健国际交流促进会急诊医学分会，《重症急性胰腺炎预防与阻断急诊专家共识》（2022版）指出奥曲肽可调节胰腺分泌，调节炎症反应，抑制促炎细胞因子的释放。

同时，药品说明书指出仅能通过臀部肌肉深部注射给药。

【干预建议】

充分循证依据的超说明书用药，但用药途径有误。调整注射用醋酸奥曲肽微球的用药途径，改为臀部肌内注射。

案例 ❷

【处方描述】

性别：男　　年龄：30岁

临床诊断：慢性胃炎，焦虑状态

处方内容

铝碳酸镁咀嚼片	0.5g×42片	1g	tid	po.
泮托拉唑钠肠溶片	40mg×14片	40mg	qd	po.
氟哌噻吨美利曲辛片	0.5mg∶10mg×28片	1片	tid	po.

【处方问题】

氟哌噻吨美利曲片用药频次不适宜。

【处方分析】

氟哌噻吨美利曲片的药品说明书注明：成人通常每天2片，早晨及中午各1片；每天最大用量为4片。维持量通常为每天1片，早晨口服。该药具有兴奋性，常见的不良反应为失眠，为避免影响睡眠，不建议晚上服用。

【干预建议】

调整氟哌噻吨美利曲辛片的用药频次，改为每天早晨、中午各1片。

（梁莉君）

参考文献

［1］广东省药学会，《超药品说明书用药目录（2023年版）》（粤药会〔2023〕72号），2023-07-04.http://www.sinopharmacy.com.cn/notification/2797.html.

［2］奥氮平片说明书（再普乐，NMPA），核准日期：2006年11月13日，修改日期：2020年9月2日.

［3］醋酸奥曲肽注射液说明书（善宁，NMPA），核准日期：2006年10月11日，修改日期：2021年2月4日.

［4］注射用生长抑素说明书（思他宁，NMPA），核准日期：2016年5月13日，修改日期：2021年6月24日.

［5］地塞米松磷酸钠注射液说明书（白云山天心制药，NMPA），核准日期：2006年12月28日，修改日期：2020年12月29日.

［6］醋酸地塞米松片说明书（天津力生，NMPA），核准日期：2016年4月8日.

［7］环孢素注射液说明书（山地明，NMPA），核准日期：2006年10月27日，修改日期：2011年8月31日.

［8］硫唑嘌呤片说明书（依木兰，NMPA），核准日期：2006年11月30日.

［9］甲硝唑片说明书（上海信谊，NMPA），核准日期：2006年11月6日，修改日期：2015年12月1日.

［10］雷贝拉唑钠肠溶片说明书（波利特，NMPA），核准日期：2006年12月29日，修改日期：2007年2月27日.

［11］琥珀酸普芦卡必利片说明书（力洛，NMPA），核准日期：2012年12月31日，修改日期：2018年2月21日.

［12］琥珀酸普芦卡必利片说明书（力洛，NMPA），核准日期：2012年12月

31日,修改日期:2018年2月21日.

[13] 利那洛肽胶囊说明书(令泽舒,NMPA),核准日期:2019年1月9日.

[14] 注射用英夫利西单抗说明书(类克,NMPA),核准日期:2007年2月15日,修改日期:2021年6月16日.

[15] 阿达木单抗注射液(修美乐,NMPA),核准日期:2010年2月26日,修改日期:2020年1月8日.

[16] 枸橼酸莫沙比利片(快力,NMPA),核准日期:2007年5月8日,修改日期:2021年4月7日.

[17] 阿莫西林克拉维酸钾片(安灭菌,NMPA),核准日期:2020年9月1日,修改日期:2022年3月1日.

[18] 注射用乌司他丁(天普洛安,NMPA),核准日期:2007年3月27日,修改日期:2020年11月15日.

[19] 原凌燕,焦晓栋,王湛,等.奥氮平联合格拉司琼和地塞米松预防化疗所致恶心、呕吐的Ⅰ期爬坡试验[J].临床肿瘤学杂志,2013,6(18):511-514.

[20] 刑玉庆,殷东风,高宏,等.奥曲肽持续皮下泵入治疗恶性肠梗阻的临床观察[J].临床肿瘤学杂志,2010,5(15):450-452.

[21] 林梦娟,余保平.环孢素和英夫利西在治疗重度溃疡性结肠炎中的临床应用[J].胃肠病学和肝病学杂志,2015,8(24):1012-1018.

[22] 赵新艳.英夫利西单抗联合硫唑嘌呤片治疗炎症性肠病的临床观察[J].现代诊断与治疗,2019,11(30):3924-3925.

[23] 张岚,胡雪,齐明明,等.阿达木单抗治疗溃疡性结肠炎的研究进展[J].胃肠病学和肝病学杂志,2020,2(29):219-223.

[24] 牛泽群,宏欣,王立明,等.乌司他丁用于临床常见急危重症的专家共识[J].中国全科医学,2023,26(26):1-14.

[25] 伍俊妍,郑志华.超药品说明书用药处方评价[M].北京:人民卫生出版社,2021.

[26] 注射用醋酸奥曲肽微球(善龙,NMPA),核准日期:2006年10月27日,修改日期:2021年1月8日.

[27] 氟哌噻吨美利曲辛片(黛力新,NMPA),核准日期:2007年2月15日,修改日期:2020年7月2日.

第八章 皮肤疾病超说明书用药

第一节 皮肤疾病常见超说明书用药分析

广东省药学会《超药品说明书用药目录》（2023年版）中，收录治疗皮肤科疾病药物5种，分别为外用糖皮质激素1种、利尿剂1种、免疫调节剂1种、非选择性竞争抑制肾上腺素β受体阻断剂1种、抗凝血类1种、免疫球蛋白类1种。超说明书用药类型共6个，包括超适应证用药5个、超用药人群1个。以下为目录内皮肤疾病药物超说明书用药介绍。

（一）丙酸氟替卡松乳膏

超说明书用药内容	超说明书用药类型
用于特应性皮炎（3~12个月儿童）	超用药人群

1.【NMPA说明书收录情况】

（1）成人：适用于各种皮质激素可缓解的炎症性和瘙痒性皮肤病；结节性痒疹；银屑病（泛发斑块型除外）；神经性皮肤病包括单纯性苔藓；扁平苔藓；脂溢性皮炎；接触性过敏；盘形红斑狼疮；泛发性红斑全身类固醇激素治疗的辅助用药，虫咬皮炎；粟疹。

（2）儿童：低效皮质激素无效的1岁以上（含1岁）儿童在医生的指导下可用本品缓解特异性皮炎引起的炎症和瘙痒。患有皮质激素可缓解的其他皮肤病的儿童使用本品前应咨询医生。

2.【国外说明书收录情况】 美国FDA批准丙酸氟替卡松可谨慎用于3月龄以上儿童的特应性皮炎。特应性皮炎：每天在受影响的皮肤部位涂抹一层丙酸氟替卡松乳霜薄膜，每天1~2次，轻轻磨碎。

3.【国内指南共识】 中华医学会皮肤性病学分会儿童皮肤病学组，《中国儿童特应性皮炎诊疗共识》（2017版）。外用糖皮质激素（topical corticosteroids，TCS）：目前仍是治疗和控制各期特应性皮炎（atopicdermatitis，AD）的一线药物，TCS治疗儿童AD应注意的事项包括：①根据年龄、病情严重程度、部位和皮损类型选择不同强度和剂型；②尽可能选择中、弱效TCS，尤其是薄嫩部位应避免使用强效TCS；③面颈部易吸收TCS，故应短期使用，并逐步减量或与外用钙调神经磷酸酶抑制剂交替使用；④皮损控制后，可采用"主动维持疗法"，即在既往皮损部位和新发皮疹部位每周使用 2 次 TCS，可推迟 AD 的复发时间和减少复发次数，并减少 TCS 的用量；⑤皮损范围特别广泛时，应以系统用药控制为主；⑥注意 TCS 的不良反应：皮肤萎缩、多毛、色素减退、继发或加重感染等。

4.【MICROMEDEX数据库收录结果】 有效性级别儿童：Class I；推荐等级儿童：Class II a；证据强度儿童：Category B。

5.【作用机制】 丙酸氟替卡松是一高效，具有局部抗炎作用的糖皮质激素。经皮给药后，对下丘脑 – 垂体 – 肾上腺轴（HPA轴）的抑制作用很弱，因此，其治疗指数高于大多数常用的类固醇制剂。

6.【用药监护】

（1）禁用于玫瑰痤疮、寻常痤疮、酒渣鼻、口周皮炎、原发性皮肤病毒感染（如单纯疱疹，水痘）。

（2）禁用于肛周及外阴瘙痒。

（3）禁用于真菌或细菌引发的原发皮肤感染。

（4）妊娠期妇女禁用。

7.【用药交代】

（1）皮肤感染时应停止外用皮质激素制剂，而采用抗生素全身给药治疗。

（2）本品不能用于尿布皮炎。

（3）儿童应尽量避免长期持续使用本品。

（二）螺内酯片/胶囊

超说明书用药内容	超说明书用药类型
用于女性痤疮	超适应证

1.【NMPA说明书收录情况】

（1）水肿性疾病：与其他利尿药合用，治疗充血性水肿、肝硬化腹水、肾性水肿等水肿性疾病，其目的在于纠正上述疾病时伴发的继发性醛固酮分泌增多，并对抗其他利尿药的排钾作用。也用于特发性水肿的治疗。

（2）高血压：作为治疗高血压的辅助药物。

（3）原发性醛固酮增多症：螺内酯可用于此病的诊断和治疗。

（4）低钾血症的预防：与噻嗪类利尿药合用，增强利尿效应和预防低钾血症。

2.【国内指南共识】

（1）中华医学会，《临床诊疗指南—皮肤病与性病分册》。

（2）中国痤疮治疗指南专家组，《中国痤疮治疗指南》（2019修订版）。螺内酯：推荐剂量60~200mg/d，疗程为3~6个月。

（3）北京中西医结合学会医学美容专业委员会，《中西医结合痤疮诊治专家共识》（2021）。

3.【MICROMEDEX数据库收录结果】 有效性级别Class Ⅱ a；推荐等级Class Ⅱ b；证据强度Category B。

4.【作用机制】 螺内酯及其活性代谢产物是醛固酮的特异性拮抗剂，主要通过与远曲肾小管中醛固酮依赖性钠–钾交换位点的受体竞争性结合起作用。螺内酯可增加钠和水的排出量，同时具有保钾作用。雄激素是痤疮发生的一个重要因素，螺内酯可减少肾上腺产生睾酮，同时对二氢睾酮（DHT）与雄激素受体的结合有轻微的竞争作用，从而减弱雄激素的影响作用。

5.【用药监护】

（1）禁用于高血钾患者。用药期间如出现高钾血症，应马上停药。

（2）给药应个体化，从最小有效剂量开始使用，以减少电解质紊乱等副作用的发生。

6.【用药交代】 于进食时或餐后服用。

（三）咪喹莫特乳膏

超说明书用药内容	超说明书用药类型
用于日光性角化病	超适应证

1.【NMPA说明书收录情况】 5%咪喹莫特乳剂局部用于治疗成人外生殖器和肛门的疣/尖锐湿疣。

2.【国外说明书收录情况】 美国FDA已批准咪喹莫特软膏用于治疗成人日光性角化病。光化性角化病：每周2次，共持续16周。

3.【国内指南共识】 国内指南共识尚无推荐该用法。

4.【国外指南共识】《NCCN临床实践指南：皮肤基底细胞癌》（2022.V1）。

5.【MICROMEDEX数据库收录结果】 有效性级别Class Ⅱ a；推荐等级Class Ⅱ b；证据强度Category B。

6.【作用机制】 日光性角化病的发病因素包括环境及个体因素。环境因素主要指紫外线暴露，紫外线可引起细胞基因突变、皮肤慢性炎症、免疫抑制等，最终导致角质形成细胞异常增殖。咪喹莫特，属咪唑喹啉类化合物，是一个小分子免疫调节剂，抑制角质形成细胞的增殖。

7.【用药监护】

（1）本品有加重皮肤炎症的可能。

（2）不推荐在其他药物或外科治疗后马上使用5%咪喹莫特乳膏剂治疗。

8.【用药交代】

（1）用药前、后洗手，临睡前取适量药膏，均匀涂抹于用药部位，轻轻按摩直到药物完全吸收，并保留6~10小时，用药部位不要封包。6~10小时后，用清水和中性肥皂将药物从用药部位洗掉。

（2）用药部位或邻近部位皮肤出现诸如红斑、糜烂、皮肤剥脱和水肿等局部反应是常见的。大多数反应是轻至中度的，若出现严重的皮肤反应应立即通知给药医生。

（四）普萘洛尔片

超说明书用药内容	超说明书用药类型
用于婴幼儿血管瘤	超适应证

1.【NMPA说明书收录情况】 作为二级预防，降低心肌梗死死亡率。治疗高血压、劳力型心绞痛，控制室上性快速心律失常、室性心律失常，特别是与儿茶酚胺有关或洋地黄引起心律失常。可用于洋地黄疗效不佳的房扑、房颤心室率的控制，也可用于顽固性期前收缩，改善患者的症状。减低肥厚型心肌病流出道压差，减轻心绞痛、心悸与昏厥等症状。配合 α 受体阻断剂用于嗜铬细胞瘤患者控制心动过速。用于控制甲状腺功能亢进症的心率过快，也可用于治疗甲状腺危象。

2.【国外说明书收录情况】 美国FDA批准普萘洛尔口服液用于治疗儿童（小于1岁）血管瘤。在5周至5个月时开始治疗。起始剂量为0.15ml/kg（0.6mg/kg），每日2次。1周后，增加剂量至0.3ml/kg（1.1mg/kg），每日2次。2周后，增加到维持剂量为0.4ml/kg（1.7mg/kg），每日2次。在喂食期间或喂食后至少间隔9小时进行管理剂量。根据儿童体重的变化重新调整剂量。第一次剂量或增加剂量后2小时监测心率和血压。

3.【国内指南共识】

（1）普萘洛尔治疗婴幼儿血管瘤共识专家小组，《口服普萘洛尔治疗婴幼儿血管瘤中国专家共识》（2019版）。一般开始阶段可以使用普萘洛尔的剂量每日1～2mg/kg，2次/日，于餐后口服。如果能够耐受，则可以在1～3日内逐渐增加剂量至每日2mg/kg，仍然分2次/日。对一般情况良好的患儿也可以直接每日2mg/kg，仍然分2次/日，餐后服用。

（2）中华医学会皮肤性病学分会，《β受体阻断剂治疗婴儿血管瘤中国专家共识》（2020版）。

4.【MICROMEDEX数据库收录结果】　婴幼儿：有效性级别Class Ⅱa；推荐等级Class Ⅱa；证据强度：Category A。

5.【作用机制】　普萘洛尔治疗血管瘤的机制尚不完全清楚，目前一般推测其机制应为多因素共同作用的结果，主要包括可以阻断肾上腺素受体拮抗交感神经兴奋和儿茶酚胺作用，降低心脏的收缩力与收缩速度，同时抑制血管平滑肌收缩竞争性拮抗异丙肾上腺素和去甲肾上腺素的作用，降低血浆肾素活性；具有明显的抗血小板聚集作用；下调血管瘤增殖因子碱性成纤维细胞生长因子和血管内皮生长因子；同时加速毛细血管内皮凋亡，选择性抑制基质金属蛋白酶，在血管内皮细胞的表达，影响血管形成等。

6.【用药监护】

（1）支气管哮喘、心源性休克、心脏传导阻滞（二至三度房室传导阻滞）、重度或急性心力衰竭、窦性心动过缓患者禁用。

（2）在第一次摄入和每次剂量增加后，建议监测血压和心率，尤其是小于3个月的婴儿。

7.【用药交代】

（1）长期用本品者撤药须逐渐递减剂量，至少经过3天，一般为2周。

（2）如果出现下呼吸道感染并伴有呼吸困难和喘息，则应暂时停药。

（五）多磺酸黏多糖乳膏

超说明书用药内容	超说明书用药类型
用于增生性瘢痕	超用药人群

1.【NMPA说明书收录情况】

（1）用于形成和没有形成血肿的钝器挫伤的局部治疗。

（2）用于无法通过按压治疗的浅表性静脉炎的局部治疗。

2.【国外说明书收录情况】 日本PMDA已批准多磺酸黏多糖可用于增生性瘢痕。通常1日1次，适量在患处涂抹均匀。

3.【国内指南共识】 国内指南共识尚无推荐该用法。

4.【MICROMEDEX数据库收录结果】 暂未收录。

5.【作用机制】 目前研究认为增生性瘢痕和瘢痕疙瘩的病理特点为瘢痕中成纤维细胞的增生活跃、凋亡减少，大量胶原纤维沉积、炎性细胞浸润，以及Ⅰ型和Ⅲ型胶原纤维表达增多。多磺酸黏多糖通过作用于血液凝固和纤维蛋白溶解系统而具有抗血栓形成作用；另外，它通过抑制各种参与分解代谢的酶以及影响前列腺素和补体系统而具有抗炎作用；多磺酸黏多糖还能通过促进间叶细胞的合成以及恢复细胞间物质保持水分的能力，从而促进结缔组织的再生，从而抑制瘢痕的增生。

6.【用药监护】

（1）对肝素过敏，易出血体质以及已知肝素诱导的血小板减少症患者禁用。

（2）禁用于开放性伤口、破损皮肤、黏膜。

7.【用药交代】

（1）对于血栓形成和血栓栓塞患者，请勿用力涂抹浸润皮肤。

（2）本品应避免接触眼睛，黏膜，伤口或破损的皮肤。

（六）人免疫球蛋白注射液

超说明书用药内容	超说明书用药类型
用于成人皮肌炎	超适应证

1.【NMPA说明书收录情况】 原发性免疫球蛋白G缺乏症、继发性免疫球蛋白G缺陷病、自身免疫性疾病。

2.【国外说明书收录情况】 美国FDA已批准人免疫球蛋白用于治疗成人皮肌炎。仅供静脉注射使用，2g/kg，每4周连续2～5天等剂量分次给药。

3.【国内指南共识】 中华医学会风湿病学分会，《多发性肌炎和皮肌炎诊断及治疗指南》。

4.【国外指南共识】 暂未收录。

5.【MICROMEDEX数据库收录结果】　有效性级别Class Ⅰ；推荐等级Class Ⅱa；证据强度Category B。

6.【作用机制】　皮肌炎（dermatomyositis，DM）是一种导致皮肤、肌肉、肺部等多种器官损伤的系统性自身免疫性疾病，临床表现主要有眶周水肿性紫红斑、Gottron征、披肩征、皮肤溃疡、对称性肌力减退、肌痛等。人免疫球蛋白主要成分IgG含有针对各种正常人群易感病原微生物的调理性和中和性抗体。其药理作用一方面是迅速提高受者体内IgG水平，直接中和毒素，协同杀灭细菌、病毒和其他病原体，起到防治各种细菌、病毒性感染的作用；另一方面是输入具有正常独特型和独特型抗体的IgG，对各种自身免疫性疾病患者恢复自我免疫识别、激活和抑制的动态平衡起到免疫调节作用。

7.【用药监护】

（1）对人免疫球蛋白过敏或有其他严重过敏史者。

（2）有抗IgA抗体的选择性IgA缺乏者禁用。

（3）本品开启后，应一次输注完毕，不得分次或给第二人使用。

（4）有严重酸碱代谢紊乱的患者应慎用。监测急性肾功能衰竭患者的肾功能，包括血尿素氮、血肌酐和尿量。对于肾功能不全或衰竭的患者，要以最小的速度输注。

8.【用药交待】　药液呈现混浊、沉淀、异物或瓶子有裂纹、过期失效，不得使用。

第二节　皮肤疾病超说明书用药案例

案例 ❶

【处方描述】

性别：女　　年龄：1岁3个月

临床诊断：婴幼儿血管瘤

处方内容：

| 普萘洛尔片 | 5mg×20片 | 2.5mg | tid | po. |

【处方问题】

普萘洛尔片超适应证用药。

【证据来源】

本品用于婴幼儿血管瘤。美国FDA批准普萘洛尔口服液用于治疗儿童（小于1岁）血管瘤。起始剂量为0.15ml/kg（0.6mg/kg），每日2次。1周后，增加剂量至0.3ml/kg（1.1mg/kg），每日2次。2周后，增加到维持剂量为0.4ml/kg（1.7mg/kg），每日2次。

【干预建议】

具有较充分的证据支持普萘洛尔片超适应证用于婴幼儿血管瘤，建议做好患者知情告知。

案例 ❷

【处方描述】

性别：女　　年龄：1个月18天

临床诊断：特应性皮炎

处方内容：

丙酸氟替卡松乳膏0.05%	15g/支×1支	0.1g	qd	外用
复方甘草酸苷片	1片×20片	0.5片	tid	po.
奥洛他定片	5mg×10片	1.25mg	qd	po.

【处方问题】

丙酸氟替卡松乳膏0.05%超用药人群用药。

【证据来源】

丙酸氟替卡松乳膏说明书。儿童：低效皮质激素无效的1岁以上（含1岁）儿童，在医生的指导下可用本品缓解特异性皮炎引起的炎症和瘙痒。美国FDA批准丙酸氟替卡松可谨慎用于3月龄以上儿童的特应性皮炎。该处方患者年龄1个月18天，丙酸氟替卡松乳膏没有相关说明书及权威指南支持用于低于3个月儿童人群，故该处方不适宜。

【干预建议】

丙酸氟替卡松乳膏用于3个月以下儿童属于超说明书用药，未见国内外说明书批准用于3个月以下儿童，缺乏循证医学证据，故适用人群不适宜，建议医生更换适用于1个月儿童的外用激素，如复方氟米松乳膏等。

案例 ③

【处方描述】

性别：男　　年龄：6个月

临床诊断：特应性皮炎

处方内容：

泼尼松片	5mg×15片	2.5mg	qd	po.
地氯雷他定糖浆	60ml：30mg/瓶×1瓶	0.5mg	qn	po.
润肤乳膏	30g/瓶×1瓶	0.2g	qd	外用
他克莫司乳膏0.03%	10g/支×1支	0.1g	qd	外用

【处方问题】

他克莫司乳膏0.03%超用药人群给药。

【证据来源】

他克莫司乳膏说明书：适用于非免疫受损、的因潜在危险而不宜使用传统疗法、或对传统疗法反应不充分、或无法耐受传统疗法的中到重度特应性皮炎患者的治疗，可作为短期或间歇性长期治疗。0.03%和0.1%浓度的本品均可用于成人，但只有0.03%浓度的本品可用于2岁及以上的儿童。本品用于6月婴儿特应性皮炎。只有低浓度0.03%的普特彼软膏推荐用于非免疫受损的、对其他外用治疗反应不充分的、或不建议使用这些疗法的2岁或2岁以上中度至重度特异性皮炎患儿短期或间歇性长期治疗。该处方患者年龄6个月，他克莫司乳膏没有相关说明书及权威指南支持用于低于2岁儿童人群，故该处方不适宜。

【干预建议】

他克莫司乳膏用于小于2岁儿童属于超说明书用药，并缺乏循证医学证据，适用人群不适宜，建议医生更换适用于6个月儿童的药品，如适用于3月龄及以上轻度至中度特应性皮炎患者的局部外用治疗的克立硼罗软膏等。

（张海威）

参考文献

［1］广东省药学会，《超药品说明书用药目录（2023年版）》（粤药会〔2023〕72号），2023-07-04.http：//www.sinopharmacy.com.cn/notification/2797.html.

［2］丙酸氟替卡松乳膏说明书（NMPA），核准日期：2010年7月15日，修改日期：2013年7月8日.

［3］螺内酯片说明书（NMPA），核准日期：2007年3月10日，修改日期：2021年11月29日.

［4］咪喹莫特乳膏说明书（南博，NMPA），核准日期：2007年5月6日，修改日期：2014年6月12日.

［5］盐酸普萘洛尔片说明书（心得安，NMPA），核准日期：2007年3月6日，修改日期：2021年7月20日.

［6］多磺酸黏多糖乳膏说明书（喜辽妥，NMPA），核准日期：2007年5月24日，修改日期：2020年7月2日.

［7］人免疫球蛋白注射液（NMPA），核准日期：2012年6月29日，修改日期：2020年11月15日.

［8］他克莫司乳膏说明书（普特彼，NMPA），核准日期：2007年1月18日，修改日期：2021年3月12日.

［9］普萘洛尔治疗婴幼儿血管瘤共识专家小组.口服普萘洛尔治疗婴幼儿血管瘤中国专家共识［J］.中华小儿外科杂志，2019，40（10）：865-865.DOI：10.3760/cma.j.issn.0253-3006.2019.10.001.

［10］中华医学会风湿病学分会.多发性肌炎和皮肌炎诊断及治疗指南［J］.中华风湿病学杂志，2010，14（12）：828-828.DOI：10.3760/cma.j.issn.1007-7480.2010.12.008.

第九章　五官科疾病超说明书用药

第一节　五官科疾病常见超说明书用药分析

广东省药学会《超药品说明书用药目录》（2023年版）中，收录治疗五官科疾病药物8种，分别为精神兴奋药1种、糖皮质激素2种、抗菌药1种、抗血管生成药1种、创伤治疗药1种、细胞毒类抗生素1种、白三烯受体阻断剂1种。超说明书用药类型共9个，包括超适应证用药7个、超给药途径1个、超用药人群1个。以下为目录内五官疾病药物超说明书用药介绍。

（一）艾地苯醌片

超说明书用药内容	超说明书用药类型
用于与Leber遗传性视神经病变有关的视觉障碍	超适应证

1.【NMPA已批准的适应证】　慢性脑血管病及脑外伤等所引起的脑功能损害。

2.【国外说明书收录情况】　欧盟说明书已批准艾地苯醌用于与Leber遗传性视神经病变有关的视觉障碍，推荐剂量为900mg/d（300mg，每天3次）。

3.【国外指南共识】　A randomize dplacebo-controlled trial of idebenone in Leber's hereditary optic neuropathy（一项艾地苯醌治疗Leber遗传性视神经病变的随机对照试验）.Brain.2011，134（Pt9）：2677-86。该随机安慰剂对照试验得出艾地苯醌对比安慰剂组，患者预后视力恢复较好，基于研究数据，艾地苯醌有改善Leber氏遗传性视神经病变患者视力的效果。

4.【MICROMEDEX数据库收录结果】　暂未收录。

5.【作用机制】　艾地苯醌通过恢复细胞能量（ATP）的产生重新激活Leber遗传性视神经病变患者中存活但无活性的视网膜神经节细胞（RGCs），依症状出现的时间和已受影响的RGCs的比例，艾地苯醌可促进视力丧失患者的视力恢复。

6.【用药监护】　不良反应主要有过敏反应、皮疹、恶心、食欲不振、腹泻、兴奋、失眠、头晕等。偶见白细胞减少、肝功能损害。

7.【用药交代】

（1）告知患者药物可能导致尿液变为红褐色。

（2）建议患者佐食服用药物，以增加药物吸收。

（二）地塞米松玻璃体植入剂

超说明书用药内容	超说明书用药类型
用于累及眼后段的非感染性葡萄膜炎	超适应证

1.【NMPA已批准的适应证】

（1）治疗成年患者中由视网膜分支静脉阻塞（BRVO）或中央静脉阻塞（CRVO）引起的黄斑水肿。

（2）治疗成年患者的糖尿病性黄斑水肿（DME）。

2.【国外说明书收录情况】 美国FDA批准地塞米松植入剂用于非感染性后葡萄膜炎，用于眼科玻璃体内注射，推荐剂量为单只患眼在玻璃体内给予一枚植入剂。

3.【国外指南共识】

（1）欧洲抗风湿病联盟（EULAR），《白塞氏综合征的管理建议（更新版）》（2018）。

（2）国外眼科专家协作组（统称），《法国建议：非感染性慢性葡萄膜炎的管理》（2023）：局部使用皮质类固醇（地塞米松、醋酸泼尼松龙或氟米酮）是治疗葡萄膜炎的基础，玻璃体内植入地塞米松也可作为联合全身治疗的辅助抗炎治疗。

4.【MICROMEDEX数据库收录结果】 有效性级别Class Ⅱa；推荐等级Class Ⅱa；证据强度Category B。

5.【作用机制】 地塞米松为一种糖皮质激素，可通过抑制炎症反应的水肿、纤维蛋白沉积、毛细血管渗漏及炎性细胞迁移抑制炎症。地塞米松玻璃体植入剂可以改善非感染性葡萄膜炎患者视网膜水肿，减轻眼内炎症，改善患者视力。

6.【用药监护】

（1）最常见不良事件为眼压升高、白内障形成以及结膜出血或玻璃体出血。注射后应对患者进行监测，若发生感染或眼压升高应尽早治疗。

（2）活动性或疑似眼部或眼周感染患者禁用，包括大部分角膜和结膜病毒性疾病。

（3）仅靠药物无法有效控制的晚期青光眼患者禁用。

7.【用药交代】

（1）告知患者在出现任何疑似眼内炎或有如眼痛、视物模糊等症状应立即报告。

（2）告知患者接受玻璃体内注射本品后可能发生暂时性视力下降，不应驾驶或使用机器直至视力恢复。

（3）不推荐患者双眼同时给药。

（三）多西环素片

超说明书用药内容	超说明书用药类型
用于沙眼滤泡性结膜炎	超适应证

1.【NMPA已批准的适应证】　主要用于敏感的革兰阳性球菌和革兰阴性杆菌所致的上呼吸道感染、扁桃体炎、胆道感染、淋巴结炎、蜂窝织炎、老年慢性支气管炎等，也用于斑疹伤寒、恙虫病、支原体肺炎等。尚可用于治疗霍乱，也可用于预防恶性疟疾和钩端螺旋体感染。

2.【国外说明书收录情况】　美国FDA批准多西环素用于沙眼滤泡性结膜炎，多西环素的常用剂量为治疗第一天200mg（每12小时给药100mg），随后维持剂量为每日100mg，维持剂量可为单次剂量或每12小时给予50mg。

3.【MICROMEDEX数据库收录结果】　有效性级别Class Ⅰ（成人、8岁以上儿童）；推荐等级Class Ⅱa（成人、8岁以上儿童）；证据强度Category B（成人、8岁以上儿童）。

4.【作用机制】　多西环素通过与30S核糖体亚单位结合，抑制细菌蛋白质合成，对多种革兰阳性和革兰阴性菌具有抑菌活性。多西环素能抑制沙眼衣原体活性，可以治疗沙眼衣原体引起的感染。

5.【用药监护】

（1）本品可抑制血浆凝血酶原活性，正在接受抗凝治疗的患者可能需要减少其抗凝药物的剂量。

（2）乙醇、巴比妥类药物、卡马西平和苯妥英可缩短多西环素的半衰期，需调整多西环素剂量。

6.【用药交代】

（1）建议患者避免服药期间过度暴露于阳光或人工紫外灯下，在出现光敏反应（如皮肤斑疹等）时停止治疗，可考虑使用防晒乳或防晒霜预防。

（2）用大量液体送服多西环素以降低食管刺激和溃疡的风险。患者如果发生胃刺激，建议多西环素与食物或牛奶一起服用。

（3）告诫患者用药期间禁止饮酒。

（四）雷珠单抗注射液

超说明书用药内容	超说明书用药类型
用于糖尿病性视网膜病变	超适应证

1.【NMPA已批准的适应证】 用于治疗湿性（新生血管性）年龄相关性黄斑变性（AMD）。

2.【国外说明书收录情况】 美国FDA已批准雷珠单抗用于治疗糖尿病性视网膜病变，雷珠单抗注射液0.3mg，玻璃体内注射，每月1次（约28天）。

3.【MICROMEDEX数据库收录结果】 有效性级别Class Ⅱa；推荐等级Class Ⅱa；证据强度Category B。

4.【作用机制】 雷珠单抗与人血管内皮生长因子A（VEGF-A）的结合阻止了VEGF-A与其在内皮细胞表面的受体（VEGFR1和VEGFR2）的相互作用，减少了内皮细胞的增殖、血管渗漏和新血管的形成。VEGF-A与其受体结合，会引起糖尿病患者眼毛细血管泄漏和黄斑水肿。接受抗VEGF治疗可以改善的糖尿病性视网膜病变严重程度，改善患者视力。

5.【用药监护】

（1）活动的或怀疑的眼部或眼周感染的患者及活动期眼内炎症的患者禁用本品。

（2）本品可能会导致结膜出血、眼内压升高、眼痛、玻璃体性飞蚊症和眼内炎症等不良反应。

（3）注射后必须监测患者的眼内压和眼内炎。监测应包括注射后马上检查视神经乳头的血流量、30分钟内测眼内压及2～7天后进行检眼镜、裂痕灯和眼底检查。

6.【用药交代】

（1）告知患者应立即报告眼部不适如眼部疼痛或红肿，畏光或视力改变等相关症状和体征。

（2）本品治疗可引起短暂的视觉障碍，建议患者用药期间避免驾驶或进行机械操作。

（五）人表皮生长因子滴眼液

超说明书用药内容	超说明书用药类型
用于各种原因引起的角膜上皮缺损	超适应证

1.【NMPA已批准的适应证】　适用于角膜移植、翼状胬肉手术后等的治疗。

2.【国外说明书收录情况】　美国FDA未批准人表皮生长因子滴眼液用于各种原因引起的角膜上皮缺损。

3.【国内指南共识】

（1）用于各种原因引起的角膜上皮缺损，推荐剂量：每次2～3滴，滴眼，每日4次。

①《中华人民共和国药典临床用药须知》（2020版）：适用于各种原因引起的角膜上皮缺损，包括角膜机械性损伤、各种角膜手术后、轻度干眼症伴浅层点状角膜病变、轻度化学烧伤等。

②亚洲干眼协会中国分会、海峡两岸医药卫生交流协会眼科学专业委员会眼表与泪液病学组、中国医师协会眼科医师分会眼表与干眼学组，《中国干眼专家共识：治疗》（2020年），表皮生长因子滴眼液为促眼表修复滴眼液，具有促进上皮增生、维护眼表微环境的作用。中、重度干眼伴有明显角膜上皮损伤者应根据干眼的类型选择合适的人工泪液，并配合应用促眼表修复的滴眼液（每天2～4次）。

4.【MICROMEDEX数据库收录结果】　暂未收录。

5.【作用机制】　本品活性成分为人表皮生长因子（hEGF），可促进角膜上皮细胞的再生，从而缩短受损角膜的愈合时间。

6.【用药交代】

（1）告知患者使用前应仔细检查药液，如药液有浑浊、絮凝情况，不得使用。

（2）告知患者滴眼液开启后，应在一周内使用。

（六）注射用丝裂霉素

序号	超说明书用药内容	超说明书用药类型
1	用作青光眼手术辅助手段	超适应证
2	配制成浓度为0.2mg/ml的溶液于治疗区域放置浸润该药物的湿棉片2分钟	超给药途径

1.【NMPA已批准的适应证】 适用于胃癌、肺癌、乳腺癌，也适用于肝癌、胰腺癌、结直肠癌、食管癌、卵巢癌及癌性腔内积液、膀胱肿瘤。

2.【NMPA已批准的给药途径】 本品可通过静脉注射、动脉注射、腔内注射给药。

3.【国外说明书收录情况】 美国FDA批准丝裂霉素眼用溶液［Mitosol（R）溶液］用作青光眼手术辅助手段，浓度为0.2mg/ml的丝裂霉素局部用于青光眼的手术部位，使用手术镊子将完全饱和的海绵均匀地应用于治疗区域，将海绵放置在处理区域2分钟。

4.【MICROMEDEX数据库收录结果】 有效性级别Class Ⅱa；推荐等级Class Ⅱa；证据强度Category B。

5.【作用机制】 丝裂霉素抑制DNA合成，对RNA及蛋白合成也有一定的抑制作用。本品可用来阻止手术区的血管再生，抑制青光眼滤过性手术后滤过道的纤维细胞增生和瘢痕化，保持滤过道通畅，提高手术成功率。

6.【用药监护】

（1）丝裂霉素外用制剂可能会导致低眼压，低眼压性黄斑病变，滤过泡炎，血管反应（例如前房积血，出血）和角膜反应（例如内皮损伤，浅层点状角膜炎）。

（2）丝裂霉素具有细胞毒性。使用浓度高于0.2mg/ml的丝裂霉素或使用时间超过2分钟可能会导致意外的角膜和（或）巩膜损伤，包括变薄或穿孔。直接接触角膜内皮会导致细胞死亡。

7.【用药交代】

（1）建议因青光眼手术而使用丝裂霉素外用制剂的患者要报告任何视力改变的相关症状和体征。

（2）告诫因青光眼手术而使用丝裂霉素外用制剂的患者报告炎症反应（如虹膜炎、眼内炎或巩膜炎）的相关症状和体征。

（七）糠酸莫米松鼻喷雾剂

超说明书用药内容	超说明书用药类型
用于慢性鼻窦炎伴有鼻息肉	超适应证

1.【NMPA已批准的适应证】 治疗成人、青少年和3～11岁儿童季节性或常年性鼻炎。

2.【国外说明书收录情况】 美国FDA已批准糠酸莫米松鼻喷雾剂用于治疗18岁及以上成人慢性鼻窦炎合并鼻息肉，推荐剂量是每侧鼻孔2揿（共提供100μg糠酸莫米松），每日2次（每日总剂量为400μg）。每侧鼻孔2揿（提供100μg糠酸莫米松），每日总剂量200μg对于一些患者也有效。

3.【国内指南共识】 中华医学会耳鼻咽喉头颈外科学分会鼻科学组《中国慢性鼻窦炎诊断和治疗指南》（2018）：鼻用糖皮质激素可作为慢性鼻窦炎的一线首选治疗药物，慢性鼻窦炎患者术前应用糖皮质激素可以改善症状，减少手术出血，术后应用鼻用糖皮质激素可减少复发。鼻用糖皮质激素一般每天使用1～2次，每侧鼻腔至少100μg，需要长期持续用药（＞12周）以维持疗效。

4.【MICROMEDEX数据库收录结果】 有效性级别Class Ⅱa；推荐等级Class Ⅱa；证据强度Category B。

5.【作用机制】 糠酸莫米松是一种局部用糖皮质激素，发挥局部抗炎作用的剂量并不引起全身作用。糠酸莫米松可以起到显著的抗炎、抗过敏作用，能有效地改善因鼻窦炎疾病引发的鼻黏膜肿胀、疼痛等不适症状，起到一定的抗炎、消肿疗效。

6.【用药监护】

（1）在全身和局部（包括鼻内、吸入和眼内）使用皮质类固醇后可能会报告视觉障碍。

（2）对于使用本品达数月或更长时间的患者，应定期检查鼻黏膜。

（3）对于新近接受鼻部手术或受外伤的患者，在伤口愈合前不应使用鼻用糖皮质激素。对于涉及鼻黏膜的未经治疗的局部感染，不应使用本品。

7.【用药交代】 告知患者使用前充分振摇容器，禁止穿刺喷嘴。

（八）孟鲁司特钠颗粒

超说明书用药内容	超说明书用药类型
用于常年过敏性鼻炎（≥6个月且≤2岁）（用于对替代疗法反应不充分或不耐受的患者）	超用药人群

1.【NMPA说明书收录情况】 适用于减轻过敏性鼻炎引起的症状（2～5岁儿童的季节性过敏性鼻炎和常年性过敏性鼻炎）。

2.【国外说明书收录情况】 美国FDA批准孟鲁司特钠用于≥6个月儿童的常年性过敏性鼻炎，对于6～23个月大的儿童患者推荐剂量为每天服用一袋4mg口服颗粒。

3.【国内指南共识】 中国医师协会儿科分会，《儿童过敏性鼻炎诊疗—临床实践指南》（2019），白三烯受体阻断剂更为适用于学龄前期鼻塞较重的患儿，对于中、重度过敏性鼻炎患儿，白三烯受体阻断剂可作为联合用药，特别是与鼻用糖皮质激素一起使用。

4.【MICROMEDEX数据库收录结果】 有效性级别：Class Ⅱa（儿童）；推荐等级：Class Ⅱb（儿童）；证据强度：Category C（儿童）。

5.【作用机制】 在过敏性鼻炎中，过敏原暴露后的速发相和迟发相反应中，鼻黏膜均会释放与过敏性鼻炎症状相关的CysLTs。鼻内CysLTs激发会增加鼻部气道阻力和鼻阻塞的症状。本品对CysLT1受体有高度的亲和性和选择性，能有效地抑制LTC4、LTD4和LTE4与CysLT1受体结合所产生的生理效应。

6.【用药监护】 服用本品的患者有精神神经事件的报道，不良反应可见精神系统紊乱，包括但不限于激动、攻击性、抑郁、睡眠障碍、自杀的想法和行为。

7.【用药交代】

（1）提醒患者在服用时才能打开包装袋。打开包装袋以后应马上服用全部的剂量（15分钟内）。

（2）本品不应溶解于除婴儿配方奶粉或母乳外的其他液体中服用，但是服药后可以饮水。

（3）告知患者如错过一剂量应在常规时间服用下一剂量，不应同时服用2剂。

第二节 五官科疾病超说明书用药案例

案例 ❶

【处方描述】

性别：男　　年龄：47岁

临床诊断：糖尿病视网膜病

处方内容：

雷珠单抗注射液　0.2ml/瓶 10mg/ml　0.05ml　每月1次　眼玻璃体内注射

【处方问题】

雷珠单抗注射液超适应证用药，用法用量不适宜。

【处方分析】

雷珠单抗注射液说明书适应证为用于治疗湿性（新生血管性）年龄相关性黄斑变性（AMD）。美国FDA已批准雷珠单抗用于治疗糖尿病性视网膜病变，推荐剂量0.3mg，每月1次。该处方开具剂量为0.05mg，每月1次，高于美国FDA说明书推荐剂量。雷珠单抗为抗血管内皮生长因子（VEGF）药物，接受抗VEGF治疗可以改善的糖尿病性视网膜病变严重程度，改善患者视力。

【干预建议】

有较充分证据支持雷珠单抗注射液超适应证用于糖尿病视网膜病变，建议按美国FDA说明书推荐剂量，调整雷珠单抗注射液单次使用剂量由0.05ml改为0.03ml。

案例 ❷

【处方描述】

性别：女　　年龄：35岁

临床诊断：人工晶体植入术后角膜水肿

处方内容：

地塞米松磷酸钠注射液　5mg/ml×1支　2.5mg/次　once　结膜下注射

【处方问题】

地塞米松磷酸钠注射液超给药途径用药。

【处方分析】

地塞米松磷酸钠注射液说明书推荐本品可通过静脉注射、静脉滴注、肌内注射、鞘内注射和关节腔内注射给药。美国FDA批准地塞米松眼内悬液（商品名Dexycu）于眼内虹膜后下方的后房注射治疗眼部术后炎症，推荐在眼部手术结束时，将0.005ml Dexycu（相当于517μg地塞米松）注射进入虹膜后方的后房以治疗术后炎症；2020年7月日本批准地塞米松磷酸钠注射液用于结膜下注射和球后注射。《山东省药品超说明书用药专家共识》（2021年版）对于地塞米松磷酸钠注射液用于结膜下注射的推荐意见为在某些情况下推荐使用。

【干预建议】

具有一定的证据支持超说明书用药，建议与临床沟通确认是否需要超给药途径给药，如需使用，建议临床向医院药事管理与药物治疗学会作超说明书用药申请，通过审批后方可使用，用药前做好患者知情告知。

案例 ❸

【处方描述】

性别：女　　年龄：27岁

临床诊断：干眼症、结膜炎

处方内容：

左氧氟沙星滴眼液	5ml：15mg×1支	1滴	tid	外用
玻璃酸钠滴眼液	5ml：5mg×1支	1滴	tid	外用
0.9%氯化钠注射液	10ml×9支	30ml	qd	外用
地塞米松磷酸钠注射液	5mg：1ml×3支	3mg	qd	外用

【处方问题】

地塞米松磷酸钠注射液超给药途径用药。

【处方分析】

地塞米松有眼用剂型地塞米松磷酸钠滴眼液，适用于虹膜睫状体炎、虹膜炎、角膜炎、过敏性结膜炎、眼睑炎、泪囊炎等。地塞米松磷酸钠注射液完全溶解于介质中，与介质亲和力大，透皮速率低，不适合外用。

【干预建议】

地塞米松磷酸钠注射液外用属于超说明书用药，缺乏循证医学证据，给药途径不适宜，建议医生更换适用于眼用的糖皮质激素制剂。

案例 ④

【处方描述】

性别：男　　年龄：3岁

临床诊断：过敏性鼻炎、急性支气管炎

处方内容：

注射用糜蛋白酶	4000U/瓶×3瓶	4000U	qd	雾化
硫酸庆大霉素注射液	2ml：8万U×3支	8万U	qd	雾化
0.9%氯化钠注射液	10ml×3支	3ml	qd	雾化
地塞米松磷酸钠注射液	5mg：1ml×3支	5mg	qd	雾化

【处方问题】

地塞米松磷酸钠注射液、庆大霉素注射液超给药途径用药。硫酸庆大霉素有耳毒性，儿科中应慎用。地塞米松磷酸钠注射液、硫酸庆大霉素注射液的说明书用法中均无吸入疗法。

【处方分析】

吸入型糖皮质激素类药物不能用全身用糖皮质激素类药物替代，地塞米松和庆大霉素都是水溶性药物，全身吸收广泛，其分子较大，多沉积在大气道，肺内沉积率低，局部抗炎作用弱，不能很好到达肺细支气管发挥作用。庆大霉素气道药物浓度过低，达不到抗感染目的，且容易产生耐药。

【干预建议】

地塞米松磷酸钠注射液、庆大霉素注射液雾化属于超说明书用药，缺乏循证医学证据，给药途径不适宜，建议医生更换可用于4岁以下儿童使用的雾化用布地奈德溶液，如有细菌感染指征，可口服或静脉用抗菌药物。

（李维洪）

参考文献

［1］广东省药学会，《超药品说明书用药目录（2023年版）》（粤药会〔2023〕72号），2023-07-04.http：//www.sinopharmacy.com.cn/notification/2797.html.

［2］艾地苯醌片说明书（申维，NMPA），核准日期：2011年1月24日，修改日期：2020年4月22日.

［3］地塞米松玻璃体植入剂说明书（傲迪适，NMPA），核准日期：2017年10月20日，修改日期：2021年7月28日.

［4］盐酸多西环素片说明书（江苏联环，NMPA），核准日期：2010年10月1日.

［5］人表皮生长因子滴眼液说明书（易贝，NMPA），核准日期：2006年12月29日，修改日期：2021年1月13日.

［6］注射用丝裂霉素说明书（浙江海正，NMPA），核准日期：2007年4月3日，修改日期：2020年12月30日.

［7］Product Information：MITOSOL（R）topical solution powder，mitomycin for solutiontopical solution powder. Mobius Therapeutics, LLC（PerFDA），StLouis，MO，2012.

［8］糠酸莫米松鼻喷雾剂说明书（内舒拿，NMPA），核准日期：2007年1月16日，修改日期：2021年6月3日.

［9］孟鲁司特钠颗粒说明书（顺尔宁，NMPA），核准日期：2006年11月13日，修改日期：2016年11月4日.

［10］地塞米松磷酸钠注射液（河南润弘，NMPA），核准日期：2007年4月17日，修改日期：2020年12月30日.

［11］硫酸庆大霉素注射液（河南润弘，NMPA），核准日期：2007年4月17日，修改日期：2015年12月1日.

［12］中华医学会呼吸病学分会《雾化吸入疗法在呼吸疾病中的应用专家共识》制定专家组.雾化吸入疗法在呼吸疾病中的应用专家共识［J］.中华医学杂志，2016，96（34）：2696-2708.

［13］山东省药学会循证药学专业委员会.山东省超药品说明书用药专家共识（2021年版）［J］.临床药物治疗杂志，2021，6（19）：9-40.Doi：10.3969/j.issn.1672-3384.2021.06.002.

第十章 抗肿瘤药物超说明书用药

第一节 抗肿瘤药物常见超说明书用药分析

广东省药学会《超药品说明书用药目录》（2023年版）中，收录肿瘤药物约三十一种，分别为小分子靶向药7种、细胞毒类药物15种、单克隆抗体6种、生物反应调节剂2种、促黄体生成素释放激素类似物1种，超说明书用药类型共84个，均为超适应证用药。以下为目录内抗肿瘤药物超说明书用药介绍。

（一）奥拉帕利片

序号	超说明书用药内容	超说明书用药类型
1	用于胰腺癌（经一线铂类化疗16周及以上仍未出现疾病进展且BRCA1/2突变的转移性胰腺癌）	超适应证
2	用于既往接受过新辅助或辅助化疗、携带致病性或可能致病性胚系BRCA突变（gBRCAm）HER2阴性高危早期乳腺癌患者的辅助治疗	超适应证

1.【NMPA已批准的适应证】

（1）用于携带胚系或体细胞BRCA突变的（gBRCAm或sBRCAm）晚期上皮性卵巢癌、输卵管癌或原发性腹膜癌初治成人患者在一线含铂化疗达到完全缓解或部分缓解后的维持治疗。

（2）用于铂敏感的复发性上皮性卵巢癌、输卵管癌或原发性腹膜癌成人患者在含铂化疗达到完全缓解或部分缓解后的维持治疗。

2.【国外说明书收录的用法】

（1）美国FDA批准奥拉帕利用于有害或疑似有害胚系BRCA突变（gBRCAm）转移性胰腺癌成年患者的一线维持治疗，这些患者在接受一线铂类化疗16周及以上仍未出现疾病进展，推荐剂量为300mg，bid，空腹或餐后均可，持续治疗直到疾病进展或出现不可接受的毒性反应。

（2）美国FDA已批准奥拉帕利用于既往接受过新辅助或辅助化疗、携带致病性或可能致病性胚系BRCA突变（gBRCAm）HER2阴性高危早期乳腺癌患者的辅助治疗，推荐剂量为300mg，bid，空腹或餐后均可，持续治疗共1年，或直到疾病复发，或不可接受的毒性，以最先发生者为准。

3.【国内指南共识】 用于胰腺癌：国家卫生健康委员办公厅,《胰腺癌诊疗指南》(2022年版),对于存在RCA1/2胚系基因突变、经含铂的方案一线治疗≥16周后未进展的患者,采用多腺苷二磷酸核糖聚合酶抑制剂奥拉帕利单药进行维持治疗,用法为300mg,bid,po.。

4.【国外指南共识】 用于胰腺癌:《NCCN临床实践指南:胰腺癌》(2023.V1),既往接受过铂类化疗,推荐首选方案为奥拉帕尼(仅用于种系BRCA1/2)。

5.【MICROMEDEX数据库收录结果】

(1)胰腺癌:有效性级别Class Ⅱb;推荐等级Class Ⅱb;证据强度Category B。

(2)BRCA突变(gBRCAm)HER2阴性高危早期乳腺癌:有效性级别Class Ⅱa;推荐等级Class Ⅱa;证据强度Category B。

6.【作用机制】 奥拉帕利为聚ADP核糖聚合酶(PARP,包括PARP1、PARP2和PARP3)抑制剂,当体内存在BRCA相关的DNA损伤同源重组修复缺陷时,可产生更强的细胞毒和肿瘤抑制作用。

7.【用药监护】

(1)既往抗肿瘤治疗引起的血液学毒性未恢复之前不应开始本品治疗。

(2)不推荐本品与强效或中效CYP3A4抑制剂、诱导剂合并使用。

(3)治疗期间出现新的或加重的呼吸系统症状,如呼吸困难、咳嗽和发热,或胸部影像学结果异常,则暂时中断治疗,并立即开始相关检查。如确诊为非感染性肺炎,则应停用本品。

8.【用药交代】 妊娠期妇女禁用,治疗期间和本品最后一次给药后6个月内注意避孕,治疗期间和末次给药后1个月内停止哺乳。

(二)厄洛替尼片

超说明书用药内容	超说明书用药类型
用于局部晚期、不可切除或转移性胰腺癌的一线治疗	超适应证

1.【NMPA说明书收录情况】 适用于治疗局部晚期或转移性非小细胞肺癌。包括维持治疗、一线治疗,或既往接受过至少一次化疗后的二线及以上治疗。

2.【国外说明书收录情况】 美国FDA已批准厄洛替尼联用吉西他滨局部

晚期、不可切除或转移性胰腺癌一线治疗。推荐用法用量为100mg，1天1次，进食前1小时或进食后2小时服用。

3.【国外指南共识】《NCCN临床实践指南：胰腺癌》（2022.V1），推荐吉西他滨联合厄洛替尼用于局部晚期胰腺癌的一线治疗。

4.【MICROMEDEX数据库收录结果】 有效性级别Class Ⅱa；推荐等级Class Ⅱa；证据强度Category B。

5.【作用机制】 厄洛替尼是表皮生长因子受体EGFR/HER1的酪氨酸激酶抑制剂，HER1/EGFR在许多胰腺肿瘤中表达。阻断HER1/EGFR酪氨酸激酶信号传导可降低人胰腺肿瘤异种移植物的生长和转移，从而抑制胰腺癌。

6.【用药监护】

（1）患者出现间质性肺病、皮疹、眼疾、肝功能异常、肝损伤患者、胃肠道穿孔、腹泻、气促或咳嗽、脱水且有肾衰竭等症状时应立即停止用药。

（2）同时服用CYP3A4强抑制剂和CYP3A4诱导剂，如阿扎那韦、克拉霉素、卡马西平苯妥英钠应调整剂量。

7.【用药交代】

（1）妊娠期及哺乳期妇女避免服用。

（2）应避免与其他药物同时服用。

（3）发生身体不适时立即停止服药并咨询药师。

（三）克唑替尼胶囊

超说明书用药内容	超说明书用药类型
用于间变性淋巴瘤激酶（ALK）阳性的间变性大细胞淋巴瘤	超适应证

1.【NMPA已批准的适应证】 可用于间变性淋巴瘤激酶（ALK）阳性的局部晚期或转移性非小细胞肺癌（NSCLC）患者的治疗；可用于ROS1阳性的晚期非小细胞肺癌患者的治疗。

2.【国外说明书收录的用法】 美国FDA批准用于1岁及以上的儿童和年轻成人患者ALK阳性的复发性或难治性系统性间变性大细胞淋巴瘤，推荐剂量为280mg/m²，口服，1日2次。

3.【国内指南共识】 国家卫生健康委员会，《儿童ALK阳性间变性大细胞淋巴瘤诊疗规范》（2019年版）：克唑替尼在儿童ALCL的临床试验中显示了非常高的反应率，目前多用于难治复发的ALK+ALCL，Ⅱ期临床试验的推荐剂量为一次280mg/m²，1天2次。

4.【国外指南共识】《NCCN临床实践指南：T细胞淋巴瘤》（2021.V1）指出：克唑替尼可用于ALK阳性的间变性大细胞淋巴瘤的二线及后续治疗。

5.【MICROMEDEX数据库收录结果】 有效性级别Class Ⅱ a；推荐等级Class Ⅱ b；证据强度Category B。

6.【作用机制】 克唑替尼是一种酪氨酸激酶受体抑制剂，包括ALK、肝细胞生长因子受体（HGFR，c–Met）、ROS1和RON。易位可促使ALK基因引起致癌融合蛋白的表达。ALK融合蛋白形成可引起基因表达和信号的激活和失调，进而促使表达这些蛋白的肿瘤细胞增殖和存活。克唑替尼在肿瘤细胞株中对ALK、ROS1和c–Met在细胞水平检测的磷酸化具有浓度依赖性抑制作用。

7.【用药监护】

（1）在治疗开始的最初两个月应每周检查一次肝功能，之后每月检测一次。

（2）如果怀疑出现间质性肺病/肺炎，应暂停本品治疗。

（3）先天性长Q–T综合征患者应避免服用。

（4）新发严重视力丧失的患者应停用本品。

8.【用药交代】 服药期间避免食用西柚或西柚汁。

（四）拉帕替尼片剂

超说明书用药内容	超说明书用药类型
用于联合来曲唑治疗需要激素治疗的激素受体阳性且人表皮生长因子受体2（HER2）过度表达的绝经后妇女转移性乳腺癌	超适应证

1.【NMPA已批准的适应证】 拉帕替尼与卡培他滨联用，适用于HER2过度表达且既往接受过包括蒽环类、紫杉类和曲妥珠单抗治疗的晚期或转移性乳腺癌患者的治疗。注意：本品必须是在接受曲妥珠单抗治疗后进展的复发转移的患者使用。

2.【国外说明书收录的用法】

（1）美国FDA批准拉帕替尼联合卡培他滨用于治疗肿瘤过表达HER2，并且既往接受过治疗（包括蒽环类药物、紫杉烷类药物和曲妥珠单抗）的晚期或转移性乳腺癌患者。

（2）美国FDA批准拉帕替尼联合来曲唑治疗需要激素治疗的激素受体阳

性且HER2过度表达的绝经后妇女转移性乳腺癌，推荐剂量为1500mg，口服，每日1次，与来曲唑联合使用时，来曲唑的剂量为2.5mg，每日1次。

3.【国内指南共识】　中国临床肿瘤学会（CSCO），《乳腺癌诊疗指南》（2022）指出：拉帕替尼联合卡培他滨是作为曲妥珠单抗治疗失败的HER2阳性晚期乳腺癌的Ⅲ级推荐治疗方案。

4.【国外指南共识】

（1）《2020欧洲肿瘤学院（ESO）/欧洲临床肿瘤学会（ESMO）国际共识指南》。

（2）《NCCN临床实践指南：乳腺癌》（2023.V4）表示：拉帕替尼联合芳香化酶抑制剂可用于治疗HER2过度表达的绝经后妇女的转移性乳腺癌。

5.【MICROMEDEX数据库收录结果】　有效性级别Class Ⅰ；推荐等级Class Ⅱb；证据强度Category B。

6.【作用机制】　拉帕替尼是小分子4-苯胺基喹唑啉类受体酪氨酸激酶抑制剂，抑制表皮生长因子受体（ErbB1）和人表皮因子受体2（ErbB2）。

7.【用药监护】

（1）使用本品治疗前应先评估LVEF，确定基线LVEF在正常值范围内。

（2）治疗期间每隔4～6周监测肝功能。如果出现严重肝功能损害，需停止且不得再使用本品治疗。

（3）建议在首次出现不成形便后立即用止泻剂治疗腹泻。

（4）有Q-Tc延长或可能发生Q-Tc延长的患者应当慎用本品。使用拉帕替尼治疗前必须纠正低钾血症或低镁血症。

8.【用药交代】

（1）应在餐前或餐后至少1小时服用。

（2）育龄妇女接受本品治疗时应采取避孕措施；建议停止母乳喂养。

（五）培唑帕尼片剂

超说明书用药内容	超说明书用药类型
用于既往接受过化疗的晚期软组织肉瘤	超适应证

1.【NMPA已批准的适应证】　适用于晚期肾细胞癌患者的一线治疗和曾接受细胞因子治疗的晚期肾细胞癌患者的治疗。

2.【国外说明书收录的用法】 美国FDA批准用于治疗成人晚期肾细胞癌和既往接受过化疗的晚期软组织肉瘤，推荐剂量为800mg，每日1次，口服（餐前至少1小时或者饭后2小时服用）。

3.【国外指南共识】《NCCN临床实践指南：软组织肉瘤治疗指南》（2023.V2）指出：培唑帕尼联合吉西他滨可作为治疗晚期软组织肉瘤的其他推荐方案。

4.【MICROMEDEX数据库收录结果】 有效性级别Class Ⅱa；推荐等级Class Ⅱb；证据强度Category B。

5.【作用机制】 培唑帕尼是一种多靶点酪氨酸激酶抑制剂，通过抑制血管内皮细胞生长因子受体、血小板源性生长因子受体–α（pPDGFR–α）和PDGFR–β、成纤维细胞生长因子受体–1和FGFR–3等，抑制肿瘤血管生长，发挥抗肿瘤作用。

6.【用药监护】

（1）中度肝损害患者，建议剂量减少至200mg每日1次。不建议重度肝损害患者使用。

（2）出现间质性肺病、肺炎、可逆性后部脑病综合征/可逆性后脑白质脑病综合征患者停用本品。

（3）应密切监测患者是否有充血性心力衰竭、甲状腺功能减退和气胸的临床体征出现。

（4）出现血栓性微血管的患者应永久终止本品治疗。

（5）在进行择期手术前至少7天，应停止培唑帕尼治疗。决定手术后是否再次开始培唑帕尼治疗，应以切口完全愈合的临床判断为依据。对于伤口裂开的患者，应终止本品治疗。

（6）如患者出现肾病综合征，应终止本品治疗。

7.【用药交代】

（1）不应与食物同时服用，餐前至少1小时或餐后至少2小时服用本品。

（2）治疗期间应避免食用西柚汁。

（3）怀孕期间和母乳喂养期间不应使用。

（4）治疗期间以及终止治疗后2周内避免怀孕。

（六）索拉非尼片剂

超说明书用药内容	超说明书用药类型
用于经伊马替尼、舒尼替尼、瑞戈非尼、瑞普替尼治疗失败的不可切除、进行性或转移性晚期胃肠道间质瘤	超适应证

1.【NMPA已批准的适应证】 治疗不能手术的晚期肾细胞癌；治疗无法手术或远处转移的肝细胞癌；治疗局部复发或转移的进展性的放射性碘难治性分化型甲状腺癌。

2.【国外说明书收录的用法】 美国FDA未批准索拉非尼片用于晚期胃肠道间质瘤。

3.【国外指南共识】《NCCN临床实践指南：胃肠道间质瘤》（2023.V1）表示：索拉非尼可作为经过批准的治疗方法上取得进展的，治疗不可切除、进行性或转移性晚期胃肠道间质瘤的选择。推荐剂量为口服0.4g，每日2次。

4.【MICROMEDEX数据库收录结果】 有效性级别Class Ⅱa；推荐等级Class Ⅱb；证据强度Category B。

5.【作用机制】 索拉非尼是多种激酶抑制剂。体外试验显示它可抑制肿瘤细胞增殖和抗血管生成作用。

6.【用药监护】

（1）常见不良反应是手足皮肤反应和皮疹。

（2）患者高血压、出血概率可能会增加。

（3）需要做大手术者建议停用。

（4）谨慎与多西他赛联用。

7.【用药交代】

（1）以一杯温开水吞服，空腹或伴低脂、中脂饮食服用。

（2）育龄妇女在治疗期间应注意避孕。

（3）哺乳期妇女在治疗期间应停止哺乳。

（七）依维莫司片

序号	超说明书用药内容	超说明书用药类型
1	乳腺癌（与依西美坦联合使用，用于治疗绝经后激素受体阳性，Her2阴性，使用来曲唑或阿那曲唑失败的进展性乳腺癌患者）	超适应证
2	适用于患有结节性硬化症（TSC）相关部分性癫痫的2岁及以上儿童和成人患者的辅助治疗	超适应证

1.【NMPA说明书收录情况】

（1）治疗既往接受舒尼替尼或索拉非尼治疗失败的晚期肾细胞癌成人患者。

（2）治疗不可切除的、局部晚期或转移性的、分化良好的（中度分化或高度分化）进展期胰腺神经内分泌瘤成人患者。

（3）治疗无法手术切除的、局部晚期或转移性的、分化良好的、进展期非功能性胃肠道或肺源神经内分泌肿瘤（NET）成人患者。

（4）需要治疗干预但不适于手术切除的结节性硬化症（TSC）相关的室管膜下巨细胞星形细胞瘤（SEGA）成人和儿童患者。

（5）用于不需立即手术治疗的结节性硬化症相关的肾血管平滑肌脂肪瘤（TSC-AML）成人患者。

2.【国外说明书收录情况】

（1）美国FDA已批准依维莫司用于乳腺癌（与依西美坦联合使用，用于治疗绝经后激素受体阳性，Her2阴性，使用来曲唑或阿那曲唑失败的进展性乳腺癌患者），10mg，口服，每天1次。

（2）美国FDA已批准依维莫司分散剂用于患有结节性硬化症（TSC）相关部分性癫痫的2岁及以上儿童和成人患者的辅助治疗，一般用量为每天 $5mg/m^2$，调整剂量以达到谷浓度 $5 \sim 15ng/ml$。

3.【国内指南共识】

（1）乳腺癌：中国抗癌协会乳腺癌专业委员会，《中国抗癌协会乳腺癌诊治指南与规范》（2021年版）指出，依维莫司可考虑在二线治疗中联合内分泌治疗使用。

（2）用于患有结节性硬化症（TSC）相关部分性癫痫的2岁及以上儿童和成人患者的辅助治疗：国外神经内科相关专家小组，《结节性硬化相关癫痫的管理》（2018）指出，在随机双盲的EXIST-3试验中，依维莫司用于TSC相关的药物难治性癫痫的辅助治疗有效，并且在低龄儿童中，高剂量的依维莫司可显著降低癫痫的发作频率，总体安全性良好。

4.【国外指南共识】 乳腺癌：《NCCN临床实践指南：乳腺癌》（2023.V3），推荐依维莫司联合依西美坦为绝经后ER阳性、HER2阴性乳腺癌患者的二线及后续治疗；欧洲肿瘤内科学会（ESO/ESMO）国际共识指南，《ABC5全球晚期乳腺癌指南》（2020）。

5.【MICROMEDEX数据库收录结果】

（1）乳腺癌：有效性级别 Class Ⅱ a；推荐等级 Class Ⅱ b；证据强度 Category B。

（2）依维莫司分散剂用于患有结节性硬化症（TSC）相关部分性癫痫的 2 岁及以上儿童和成人患者的辅助治疗：有效性级别 Class Ⅱ a；推荐等级 Class Ⅱ b；证据强度 Category B。

6.【作用机制】　依维莫司为 mTOR 的选择性抑制剂，抑制 mTOR 信号通路的抑制从而干扰细胞周期、血管新生、糖酵解等相关蛋白的翻译和合成，可在体内外抑制实体瘤的糖酵解。mTOR 的激活可导致神经兴奋性增加和癫痫的发作，依维莫司可通过抑制神经元的异常放电从而减少癫痫的发作。

7.【用药监护】

（1）避免与强效 CYP3A4 抑制剂合并使用；与中效 CYP3A4、PgP 抑制剂或强效 CYP3A4 诱导剂合用时，需要调整剂量。

（2）定期检查空腹血糖、检查血胆固醇和甘油三酯。

（3）服用时应警惕感染的症状和体征。

（4）同时使用血管紧张素转化酶抑制剂（普利类）可能会发生血管性水肿（如气道或舌肿胀，伴有或不伴有呼吸道损害）。

8.【用药交代】

（1）每天同一时间服用，可与食物或不与食物同服，服用时不应嚼碎或压碎。

（2）用药期间避免接种活疫苗。

（八）奥沙利铂注射液

序号	超说明书用药内容	超说明书用药类型
1	用于结肠癌	超适应证
2	用于食管癌	超适应证
3	用于胃癌	超适应证
4	用于胆道恶性肿瘤	超适应证
5	用于非霍奇淋巴瘤	超适应证

1.【NMPA说明书收录情况】

（1）与 5-氟尿嘧啶和亚叶酸（甲酰四氢叶酸）联合应用于：转移性结直肠癌的一线治疗。

（2）用于原发肿瘤完全切除后的Ⅲ期（Duke's C期）结肠癌的辅助治疗。

（3）用于不适合手术切除或局部治疗的局部晚期和转移的肝细胞癌（HCC）的治疗。

2.【国外说明书收录情况】 国外说明书均未批准奥沙利铂用于结肠癌、食管癌、胃癌、胆道恶性肿瘤及非霍奇金淋巴瘤。

3.【指南共识】

（1）用于结肠癌：《NCCN临床实践指南：结肠癌》（2023.V2），第一天静脉输注奥沙利铂85mg/m²，亚叶酸钙400mg/m²，5-FU 400mg/m²，1200mg/（m²·d）×2d（共2400mg/m²，超过46~48小时）连续输注。每2周重复一次。

（2）用于食管癌：《NCCN临床实践指南：食道癌和胃食管交界处癌》（2023.V2），推荐奥沙利铂用于术前放化疗、围手术期化疗、局部放化疗，一线治疗（推荐等级1级）。

（3）用于胃癌：《NCCN临床实践指南：胃癌》（2023.V1），推荐围手术期化疗首选方案：氟尿嘧啶、亚叶酸素、奥沙利铂和多西紫杉醇（FLOT）（推荐等级1级）；术前放化疗可选择氟尿嘧啶和奥沙利铂（推荐等级2B）；术后化疗（对于接受过原发性D2淋巴结清扫的患者首选方案为卡培他滨和奥沙利铂（推荐等级1级）。

（4）用于胆道恶性肿瘤：《NCCN临床实践指南：肝胆癌》（2022.V5），推荐5-氟尿嘧啶/卡培他滨+奥沙利铂或吉西他滨+奥沙利铂（推荐等级2B）用于新辅助治疗；推荐5-氟尿嘧啶/卡培他滨+奥沙利铂用于辅助治疗。

（5）非霍奇金淋巴瘤：①《NCCN临床实践指南：B-细胞淋巴瘤》（2023.V4），二线治疗（进行器官移植的意向）首选方案地塞米松/阿糖胞苷+铂（卡铂、顺铂或奥沙利铂）±利妥昔单抗；②《NCCN临床实践指南：T-细胞淋巴瘤》（2023.V1），二线治疗和后续治疗（进行器官移植的意向），首选临床试验联合用药方案为DHA（地塞米松和阿糖胞苷）+铂（卡铂、顺铂或奥沙利铂）或ESHAP（依托泊苷、甲基强的松龙和阿糖胞苷）+铂（顺铂或奥沙利铂）或GemOx（吉西他滨和奥沙利铂）。

4.【MICROMEDEX数据库收录结果】

（1）用于结肠癌：与5-氟尿嘧啶/亚叶酸联合辅助治疗成人Ⅱ期结肠癌，有效性级别Class Ⅱa；推荐等级Class Ⅱb；证据强度Category A。

（2）食管癌：有效性级别Class Ⅱa；推荐等级 Class Ⅱb；证据强度

Category B。

（3）胃癌：有效性级别Class Ⅱa；推荐等级Class Ⅱa；证据强度Category B。

（4）胆道恶性肿瘤：有效性级别Class Ⅱa；推荐等级Class Ⅱb；证据强度Category B。

（5）非霍奇金淋巴瘤：有效性级别Class Ⅱa；推荐等级Class Ⅱb；证据强度Category B。

5.【作用机制】 奥沙利铂在体液中通过非酶反应取代不稳定的草酸盐配体，转化为具有生物活性的一水合和二水合1,2-二氨基环己烷铂衍生物。这些衍生物可以与DNA形成链内和链间交联，抑制DNA的复制和转录，从而发挥抗肿瘤作用。

6.【用药监护】

（1）不得与其他药物混合或经同一输液通道同时使用。奥沙利铂输完后需冲洗管道。必须用等渗溶液如5%葡萄糖配制输注液，不得用盐或碱溶液。

（2）严密监测过敏症状、感觉性外周神经毒性、神经系统症状（感觉障碍、痉挛）、肝功能。

（3）治疗前后密切监测血液学指标，重度肾功能不全患者应密切监测肾功能。

（4）如有外渗发生，应立即终止滴注并采取局部处理措施以改善症状。

（5）奥沙利铂和5-氟尿嘧啶联合应用发生胃肠道毒性的可能性更大。

（6）当出现严重/威胁生命的腹泻、中性粒细胞减少症、发热性中性粒细胞减少或严重的血小板减少症，肠缺血、弥漫性血管内凝血、无法解释的呼吸系统症状、出现任何微血管溶血性贫血的征兆、Q-T间期延长、十二指肠溃疡，必须停止奥沙利铂治疗。

（7）当出现肌肉疼痛和肿胀，同时伴随无力、发热或尿液颜色变暗、十二指肠溃疡，应停止使用。

（8）不得腹腔给药。通过腹腔途径给予奥沙利铂时可能会发生腹膜出血。

7.【用药交代】

（1）哺乳期妇女禁用。

（2）发生过敏反应的患者禁止再次使用奥沙利铂。

（3）为防止出现急性喉痉挛，在奥沙利铂给药期间或给药后数小时内，避免暴露于冷环境中，避免进食冷食和冷饮。

（九）卡铂注射剂

序号	超说明书用药内容	超说明书用药类型
1	用于胸膜间皮瘤（与培美曲塞、与或不与贝伐珠单抗联用，适用于不适合顺铂治疗的患者	超适应证
2	用于转移性乳腺癌	超适应证

1.【NMPA已批准的适应证】 适用于实体瘤如睾丸肿瘤、小细胞肺癌、卵巢癌、恶性淋巴瘤及头颈部癌等。也可适用非小细胞性肺癌、子宫颈癌及膀胱癌等。

2.【国外说明书收录的用法】

（1）美国FDA未批准用于用于胸膜间皮瘤。

（2）美国FDA未批准用于转移性乳腺癌。

3.【国内指南共识】

（1）胸膜间皮瘤（与培美曲塞、与或不与贝伐珠单抗联用，适用于不适合顺铂治疗的患者）：中国医师协会肿瘤多学科诊疗专业委员会，《中国恶性胸膜间皮瘤临床诊疗指南》（2021年版），推荐卡铂+培美曲塞+贝伐珠单抗作为备选治疗方案，具体为培美曲塞 $500mg/m^2$，静脉滴注，d1，卡铂AUC为5，静脉滴注，d1，贝伐珠单抗15mg/kg，d1。

（2）用于转移性乳腺癌：中国抗癌协会临床肿瘤学协作专业委员会（CSCO），《乳腺癌诊疗指南》（2021），推荐用法用量为：①长春瑞滨 $25mg/m^2$，d1、8，卡铂AUC2，d1、8；吉西他滨 $1000mg/m^2$，d1、8，卡铂AUC2，d1、8。

4.【国外指南共识】

（1）用于胸膜间皮瘤（与培美曲塞、与或不与贝伐珠单抗联用，适用于不适合顺铂治疗的患者）：《NCCN临床实践指南：恶性胸膜间皮瘤指南》（2021.V2），推荐培美曲塞+顺铂或卡铂 ± 贝伐珠单抗方案为首选的一线治疗方案。

（2）用于转移性乳腺癌：《NCCN临床实践指南：乳腺癌指南》（2022.V2）提出，铂类药物用于复发或转移性乳腺癌时，应检测患者BRCA1/2突变情况，以确定是否适合PARP抑制剂治疗。推荐用法为卡铂：AUC 5 ~ 6,d1，q3w或q4w或 AUC2，d1，d8，q3w。

5.【MICROMEDEX数据库收录结果】

（1）用于胸膜间皮瘤（与培美曲塞、与或不与贝伐珠单抗联用，适用于不适合顺铂治疗的患者）：有效性级别Class Ⅱ a；推荐等级Class Ⅱ b；证据强度

Category B。

（2）用于转移性乳腺癌：有效性级别 Class Ⅱa（联合紫杉醇和曲妥珠单抗联合治疗的 HER2 阳性转移性乳腺癌）；推荐等级 Class Ⅱb（联合紫杉醇和曲妥珠单抗联合治疗的 HER2 阳性转移性乳腺癌）；证据强度 Category B（联合紫杉醇和曲妥珠单抗联合治疗的 HER2 阳性转移性乳腺癌）。

6.【作用机制】 卡铂为周期非特异性抗肿瘤药，直接作用于 DNA，从而抑制分裂旺盛的肿瘤细胞，对多种肿瘤均有疗效。

7.【用药监护】

（1）用药前后应密切观测患者的肝肾功能、血象。治疗期间，应每周检查白细胞、血小板至少 1~2 次。

（2）卡铂对骨髓有明显的抑制作用，在用药后 3~4 周内不应重复给药。出现严重的骨髓抑制时进行输血治疗。有明显骨髓抑制及肾功能不全者禁用。

（3）本品只作静脉注射，应避免漏于血管外。一经稀释，应在 8 小时以内用完，滴注及存放时应避免直接日晒。

8.【用药交代】

（1）妊娠期妇女、儿童禁用。

（2）服药期间必须停止哺乳。

（十）奈达铂注射剂

超说明书用药内容	超说明书用药类型
用于宫颈癌	超适应证

1.【NMPA 已批准的适应证】 主要用于头颈部癌、小细胞肺癌、非小细胞肺癌、食管癌、卵巢癌等实体瘤。

2.【国外说明书收录的用法】 日本 PMDA 已批准用于成人子宫颈癌，其他包括头颈部癌、小细胞肺癌、非小细胞肺癌、食道癌、膀胱癌、睾丸肿瘤、卵巢癌。成人剂量为 $80~100mg/m^2$，每日 1 次，然后停药至少 4 周，以此为 1 个疗程，反复给药。用量根据年龄、疾病、症状适当增减。给药时，根据给药剂量溶于不少于 300ml 的生理盐水中，滴注时间不少于 60 分钟。

3.【指南共识】 日本妇科肿瘤学会（JSGO），《宫颈癌的治疗》（2017）指出，奈达铂单药治疗宫颈癌的应答率较高，为 34%~41%。

4.【MICROMEDEX 数据库收录结果】 暂未收录。

5.【作用机制】 奈达铂为顺铂类似物。本品进入细胞后，甘醇酸酯配基上的醇性氧与铂之间的键断裂，水与铂结合，导致离子型物质的形成，断裂的甘醇酸酯配基变得不稳定并被释放，产生多种离子型物质并与 DNA 结合。本品以与顺铂相同的方式与 DNA 结合，并抑制 DNA 复制，从而产生抗肿瘤活性。

6.【用药监护】

（1）下列患者禁用：有明显骨髓抑制及严重肝、肾功能不全者；对其他铂制剂及右旋糖酐过敏者；妊娠期妇女、可能妊娠及有严重并发症的患者。

（2）药物相互作用：与其他抗肿瘤药或放疗并用时，骨髓抑制作用可能增强。与氨基糖苷类抗生素或万古霉素合用时，对肾功能和听觉器官的损害可能增加。

（3）本品只作静脉滴注，配制时不可与其他抗肿瘤药混合滴注，也不宜使用氨基酸输液及 pH 5 以下的酸性输液。

7.【用药交代】

（1）使用期间须多喝水，确保充分的尿量。

（2）注意观察有无恶心、呕吐、食欲不振等消化道不良反应、有无出现感染症状或出血倾向。

（十一）多西他赛

序号	超说明书用药内容	超说明书用药类型
1	用于小细胞肺癌	超适应证
2	用于局部晚期头颈部鳞状细胞癌（联合顺铂和氟尿嘧啶）	超适应证
3	用于宫颈癌（二线治疗）	超适应证
4	用于食道癌	超适应证
5	用于卵巢癌	超适应证

1.【NMPA 说明书收录情况】

（1）用于乳腺癌（包括局部晚期或转移性乳腺癌的治疗）。

（2）联合曲妥珠单抗，用于 HER2 基因过度表达的转移性乳腺癌患者的治疗（此类患者先期未接受过转移性癌症的化疗）。

（3）联合阿霉素及环磷酰胺，用于淋巴结阳性的乳腺癌患者的术后辅助化疗。

（4）用于局部晚期或转移性非小细胞肺癌的治疗）。

（5）联合强的松或强的松龙，用于治疗激素难治性转移性前列腺癌。

（6）联合顺铂和5–氟尿嘧啶（TCF方案），用于治疗既往未接受过化疗的晚期胃腺癌，包括胃食管结合部腺癌。

2.【国外说明书收录情况】 美国FDA已批准多西他赛联合顺铂和氟尿嘧啶用于成人局部晚期头颈部鳞状细胞癌，推荐剂量为$75mg/m^2$，随后顺铂$75mg/m^2$（第1天），顺铂输注结束后给予氟尿嘧啶$750mg/（m^2 \cdot d）$，24小时静脉滴注（第1~5天），治疗4周期；或$75mg/m^2$，随后顺铂$100mg/m^2$静脉滴注（第1天），顺铂输注结束后给予氟尿嘧啶$1000mg/（m^2 \cdot d）$，24小时静脉滴注（第1~4天），治疗3个周期。

3.【国内指南共识】

（1）小细胞肺癌：中国临床肿瘤学会（CSCO），《小细胞肺癌诊疗指南》（2022），二线治疗（≤6个月复发的）Ⅱ级推荐使用多西他赛（推荐等级2A）。

（2）宫颈癌（二线治疗）：中国临床肿瘤学会（CSCO），《宫颈癌诊疗指南》（2022），复发或转移性宫颈癌的二线治疗Ⅱ级推荐使用多西他赛。

（3）食道癌：中国临床肿瘤学会（CSCO），《食管癌诊疗指南》（2022），HER2阴性腺癌，Ⅰ级推荐顺铂或奥沙利铂+氟尿嘧啶类+多西他赛（适用于PS评分良好、可配合定期行不良反应评估的患者，1A类）。

（4）卵巢癌：中国临床肿瘤学会（CSCO），《卵巢癌诊疗指南》（2022），推荐一线化疗，Ⅰ期患者术后可选择的辅助化疗方案：多西他赛$60~75mg/m^2$，静脉滴注1小时，卡铂AUC5~6，静脉滴注1小时，第1天，每3周重复，共6个周期。

4.【国外指南共识】

（1）小细胞肺癌：《NCCN临床实践指南：小细胞肺癌》（2023.V3），后续全身治疗其他推荐方案可以选择多西他赛。

（2）局部晚期头颈部鳞状细胞癌（联合顺铂和氟尿嘧啶）：《NCCN临床实践指南：头颈部肿瘤》（2023.V1版），诱导/序贯全身治疗，首选方案推荐使用多烯紫杉醇/顺铂/氟尿嘧啶（剂量调整）。

（3）宫颈癌（二线治疗）：《NCCN临床实践指南：宫颈癌》（2023.V1），二线或后续治疗，其他推荐治疗方案可以选择多西他赛。

（4）食道癌：《NCCN临床实践指南：食道癌和胃食管交界处癌》（2023.V1），推荐联合顺铂、氟尿嘧啶使用的3周方案中：多西他赛$70~85mg/m^2$，第一天给药，静脉输注时间不少于1小时。

（5）卵巢癌：《NCCN临床实践指南：卵巢癌包括输卵管癌和原发性腹膜癌》（2023.V2），对于铂敏感复发上皮性卵巢癌（包括少见病理类型）/输卵管癌/原发性腹膜癌全身治疗方案推荐使用卡铂/多西他赛。

5.【MICROMEDEX数据库收录结果】

（1）小细胞肺癌：有效性级别ClassⅡa；推荐等级ClassⅡb；证据强度Category B。

（2）局部晚期头颈部鳞状细胞癌（联合顺铂和氟尿嘧啶）：有效性级别ClassⅡa；推荐等级ClassⅡa；证据强度Category B。

（3）宫颈癌：暂未收录。

（4）食道癌：有效性级别ClassⅡa；推荐等级ClassⅡb；证据强度Category B。

（5）卵巢癌：有效性级别ClassⅠ（联合卡铂一线治疗）、ClassⅡa（晚期，先前接受过治疗）；推荐等级ClassⅡb；证据强度Category B。

6.【作用机制】 多西他赛为紫杉醇类抗肿瘤药物，通过促进小管聚合成稳定的微管并抑制其解聚从而使游离小管的数量显著减少起到抗肿瘤作用。

7.【用药监护】

（1）注意监测严重胃肠道毒性早期临床表现、过敏反应、胸膜积液，心包积液及腹水、充血性心力衰竭、第二原发恶性肿瘤的发生。

（2）治疗过程中应严密监测胆红素、AST或ALT以及碱性磷酸酶、血细胞计数及主要功能指标。

（3）多西他赛联合曲妥珠单抗治疗期间密切监测心脏功能。

（4）严密监测处于肿瘤溶解综合征风险的患者（即肾功能不全、高尿酸血症、肿大的肿瘤），在开始治疗之前纠正脱水并治疗高尿酸水平。

（5）治疗过程中诊断出囊样斑点水肿，需立即停用。

（6）中性粒细胞计数＜1500个/mm³的患者避免使用多西他赛。

（7）胆红素＞正常值（ULN）上限的患者，或者天门冬氨酸氨基转移酶（AST）和（或）丙氨酸氨基转移酶（ALT）＞1.5×ULN合并碱性磷酸酶＞2.5×ULN的患者避免使用。

（8）严重肝功能损害者禁用。

8.【用药交代】

（1）妊娠期妇女禁用。

（2）在治疗期间及治疗结束后至少3个月内应采取避孕措施。

（十二）艾立布林注射液

超说明书用药内容	超说明书用药类型
用于既往接受过含蒽环类药物治疗的不可切除或转移性脂肪肉瘤	超适应证

1.【NMPA说明书收录情况】 用于既往接受过至少两种化疗方案的局部晚期或转移性乳腺癌患者（既往的化疗方案应包含一种蒽环类和一种紫杉烷类药物）。

2.【国外说明书收录情况】 美国FDA批准甲磺酸艾立布林用于既往接受过含蒽环类药物治疗的不可切除或转移性脂肪肉瘤，推荐剂量为$1.4mg/m^2$，第1天和第8天静脉注射2~5分钟，21天为一周期。

3.【国内指南共识】 中国临床肿瘤学会（CSCO），《CSCO软组织肉瘤诊疗指南》（2022年）指出：美国FDA批准用于脂肪肉瘤的二线治疗，与达卡巴嗪相比，中位生存期由8.4个月提高到15.6个月。

4.【国外指南共识】《NCCN临床实践指南：软组织肉瘤》（2023.V2），推荐艾立布林用于脂肪肉瘤晚期/转移性疾病的后续治疗（推荐等级1级）。

5.【MICROMEDEX数据库收录结果】 有效性级别Class Ⅱa；推荐等级Class Ⅱb；证据强度Category B。

6.【作用机制】 通过基于微管蛋白的抗有丝分裂机制导致G2/M期细胞周期阻滞，有丝分裂纺锤体分裂，最终在长时间有丝分裂阻滞后导致细胞凋亡。

7.【用药监护】

（1）合并使用治疗窗窄且主要通过CYP3A4介导代谢消除的物质（例如阿芬太尼、环孢菌素、麦角胺、芬太尼、匹莫齐特、奎尼丁、西罗莫司、他克莫司）时应慎重并监测不良事件。

（2）给药前需进行全血细胞计数监测、纠正低钾血症和低镁血症，且治疗期间应定期监测电解质。

（3）治疗期间密切监测患者外周运动和感觉神经病变体征。

（4）对患有充血性心力衰竭、缓慢性心律失常、合并使用可致Q-T间期延长的药物以及电解质异常的患者，给药前建议进行ECG监测。

8.【用药交代】 妊娠期及哺乳期妇女禁用。

（十三）氟尿嘧啶注射剂

序号	超说明书用药内容	超说明书用药类型
1	用于头颈癌	超适应证
2	用于鼻咽癌诱导化疗	超适应证

1.【NMPA已批准的适应证】 抗瘤谱广，主要治疗消化道肿瘤、绒毛膜上皮癌、乳腺癌、宫颈癌、肺癌、膀胱癌、卵巢癌及皮肤癌等疾病。

2.【国外说明书收录的用法】

（1）美国FDA未批准用于治疗头颈癌。

（2）美国FDA未批准用于鼻咽癌诱导化疗。

3.【国内指南共识】

（1）用于治疗成头颈癌：中国临床肿瘤学会（CSCO），《头颈部肿瘤诊疗指南》（2021）指出，顺铂联合5-FU（PF方案）联合紫杉醇类是常用的一线化疗方案选择，建议复发/转移性头颈部鳞癌（非鼻咽癌）（远处转移一线治疗）：①顺铂/卡铂+5-FU+西妥昔单抗/帕博利珠单抗，Ⅰ级推荐；②顺铂/卡铂+5-FU，Ⅱ级推荐。

（2）用于鼻咽癌诱导化疗：中国临床肿瘤学会（CSCO），《鼻咽癌诊疗指南》（2021）建议，远处转移鼻咽癌（一线治疗）：顺铂/卡铂+5-FU，Ⅱ级推荐。

4.【国外指南共识】《NCCN临床实践指南：头颈肿瘤指南》（2022.V1）推荐：首选方案为卡铂/氟尿嘧啶，Category 1，其他方案如氟尿嘧啶/多西他赛/顺铂可用于鼻咽癌的诱导序贯治疗（2A）。建议当使用卡铂和氟尿嘧啶治疗头颈部肿瘤时，方案为标准方案加3个周期的化疗。

5.【MICROMEDEX数据库收录结果】

（1）用于治疗成头颈癌：有效性级别Class Ⅱa；推荐等级Class Ⅱb；证据强度Category B。

（2）用于鼻咽癌诱导化疗：有效性级别Class Ⅰ；推荐等级Class Ⅱa；证据强度Category B。

6.【作用机制】 氟尿嘧啶为细胞周期特异性药，主要抑制S期细胞，可抑制DNA及RNA的合成，达到治疗多种实体肿瘤的效果。

7.【用药监护】

（1）用药前后应密切观察周围血象、保护脏器功能（70岁以上及女性患者）。

（2）不宜饮酒或同用阿司匹林类药物，以减少消化道出血的可能。

（3）有骨髓抑制、消化道反应，严重时可有腹泻。

8.【用药交代】

（1）妊娠初期三个月内及哺乳期妇女禁用。

（2）服药期间出现水痘或带状疱疹时停止服药。

（3）服药期间禁止饮酒。

（十四）吉西他滨注射剂

序号	超说明书用药内容	超说明书用药类型
1	用于非霍奇金淋巴瘤	超适应证
2	用于复发或难治外周T细胞淋巴瘤	超适应证
3	用于晚期软组织肉瘤，单药或联合化疗	超适应证
4	用于晚期或转移性子宫颈癌	超适应证
5	用于晚期卵巢癌，联合卡铂联合（与卡铂联用治疗在以铂类药物为基础的治疗后6个月以上复发的患者）	超适应证
6	用于不能手术切除、局部晚期或转移性胆管癌	超适应证
7	用于头颈癌	超适应证
8	用于膀胱癌	超适应证

1.【NMPA说明书收录情况】　适用于治疗局部晚期或已转移的非小细胞肺癌、胰腺癌。吉西他滨与紫杉醇联合，可用于治疗经辅助和新辅助化疗后复发，不能切除的、局部复发或转移性乳腺癌。

2.【国外说明书收录情况】

（1）美国FDA未批准用于非霍奇金淋巴瘤，复发或难治外周T细胞淋巴瘤、晚期软组织肉瘤、晚期或转移性子宫颈癌、不能手术切除、局部晚期或转移性胆管癌、头颈癌、膀胱癌。

（2）美国FDA批准用于晚期卵巢癌，联合卡铂联合（与卡铂联用治疗在以铂类药物为基础的治疗后6个月以上复发的患者），推荐剂量为吉西他滨 $1000mg/m^2$，d1、d8，3周一次，并在吉西他滨给药后第1天联用卡铂，AUC为4。

3.【国内指南共识】

（1）用于治疗非霍奇金淋巴瘤：中国临床肿瘤学会CSCO临床指南，《恶性淋巴瘤的诊断和治疗》（2021），推荐用法为：①利妥昔单抗 $375mg/m^2$，d0，吉西他滨1000mg/m^2，d1、d8，顺铂75mg/m^2，d1，地塞米松40mg/m^2，d1~4；②吉西他滨1000mg/m^2，d1，利妥昔单抗375mg/m^2，d0，奥沙利铂100mg/m^2，d1。

（2）用于复发或难治外周T细胞淋巴瘤

①中国抗癌协会临床肿瘤学协作专业委员会（CSCO），《淋巴瘤诊疗指南》（2021）推荐吉西他滨（2A类），Ⅰ级推荐。

②中国抗癌协会淋巴瘤专业委员会，《中国淋巴瘤治疗指南》（2021年版）提出吉西他滨可用于二线治疗方案。

（3）用于晚期软组织肉瘤，单药或联合化疗

①中国抗癌协会肉瘤专业委员会中国临床肿瘤学会，《软组织肉瘤诊治中国专家共识》（2015年版），使用ADM±IFO方案不足1年后复发或转移者，可选用吉西他滨（GEM），2A类推荐。

②中国抗癌协会临床肿瘤学协作专业委员会（CSCO），《软组织肉瘤诊疗指南》（2021），推荐吉西他滨+多西紫杉醇可作为二线治疗方案，Ⅰ级推荐。

（4）用于晚期或转移性子宫颈癌：中国抗癌协会妇科肿瘤专业委员会，《子宫颈癌诊断与治疗指南》（2021年版），将吉西他滨列入了铂类不能耐受的复发性或转移性疾病二线治疗方案。

（5）用于晚期卵巢癌，联合卡铂联合（与卡铂联用治疗在以铂类药物为基础的治疗后6个月以上复发的患者）

1）中国抗癌协会临床肿瘤学协作专业委员会（CSCO），《卵巢癌诊疗指南》（2021），推荐方案为：①卡铂+吉西他滨±贝伐珠单抗（1A类）；②顺铂+吉西他滨（1A类）。

2）中国抗癌协会妇科肿瘤专业委员会，《卵巢恶性肿瘤诊断与治疗指南》（2021年版）。

（6）用于不能手术切除、局部晚期或转移性胆管癌：中国抗癌协会临床肿瘤学协作专业委员会（CSCO），《胆道恶性肿瘤诊疗指南》（2021），推荐方案为：①吉西他滨+顺铂+度伐利尤单抗，Ⅰ级推荐；②吉西他滨+顺铂，Ⅰ级推荐；③吉西他滨+替吉奥，Ⅰ级推荐；④吉西他滨+顺铂+白蛋白结合型紫杉醇，Ⅱ级推荐；⑤吉西他滨+顺铂+替吉奥，Ⅱ级推荐；⑥吉西他滨+奥沙利铂，Ⅱ级推荐；⑦吉西他滨+卡培他滨，Ⅱ级推荐；⑧纳武利尤单抗+吉西他滨+顺铂，Ⅲ级推荐。

（7）用于头颈癌：中国抗癌协会临床肿瘤学协作专业委员会（CSCO），《头颈癌临床诊疗指南》（2021），推荐方案为：①卡瑞利珠单抗+顺铂+吉西他滨，Ⅰ级推荐（复发/转移性鼻咽癌）；②特瑞普利单抗+顺铂+吉西他滨，Ⅰ级推荐（复发/转移性鼻咽癌）；③顺铂+吉西他滨，Ⅰ级推荐（复发/转移性鼻咽癌）；④吉西他滨，Ⅱ级推荐（复发/转移性鼻咽癌）。

（8）用于膀胱癌

①国家卫生健康委，《膀胱癌诊治规范》（2022版）。

②中国抗癌协会临床肿瘤学协作专业委员会（CSCO），《尿路上皮癌诊治治疗》（2021），推荐方案为：①吉西他滨+顺铂，Ⅰ级推荐（转移性膀胱癌）；②吉西他滨+卡铂，Ⅰ级推荐（不可耐受顺铂时）（转移性膀胱癌）；③吉西他滨+紫杉醇+顺铂，Ⅱ级推荐（转移性膀胱癌）；④吉西他滨+紫杉醇，Ⅱ级推荐（转移性膀胱癌）；⑤吉西他滨单药，Ⅱ级推荐（转移性膀胱癌）。

4.【国外指南共识】

（1）用于治疗非霍奇金淋巴瘤：《NCCN临床实践指南：B细胞淋巴瘤》（2022.V2）。

（2）用于复发或难治外周T细胞淋巴瘤：《NCCN临床实践指南：T细胞淋巴瘤》（2022.V2），指南推荐可采取GDP方案：吉西他滨+地塞米松+顺铂，Gemox方案：吉西他滨+奥沙利铂或吉西他滨单药方案。

（3）用于晚期软组织肉瘤，单药或联合化疗：《NCCN临床实践指南：软组织肉瘤》（2021.V3），推荐方案为：①吉西他滨单药：Category 2A；②吉西他滨联合多西紫杉醇：Category 2A；③吉西他滨联合长春瑞滨：Category 2A；④吉西他滨联合达卡巴嗪：Category 2A；⑤吉西他滨联合帕唑帕尼：Category 2B。

（4）用于晚期或转移性子宫颈癌：《NCCN临床实践指南：宫颈癌》（2022.V1），推荐吉西他滨用于宫颈癌的二线或后续治疗。

（5）用于晚期卵巢癌，联合卡铂联合（与卡铂联用治疗在以铂类药物为基础的治疗后6个月以上复发的患者）：《NCCN临床实践指南.卵巢癌包括输卵管癌和原发腹膜癌》（2022.V1），推荐用法用量为：①吉西他滨800mg/m^2，d1；②吉西他滨1000mg/（m^2·d），d1~8，cycles1~4。

（6）用于不能手术切除、局部晚期或转移性胆管癌：《NCCN临床实践指南：肝胆肿瘤》（2021.V5），推荐对于不可切除和转移性疾病的初始治疗：①吉西他滨+顺铂，Category 1；②度伐利尤单抗+吉西他滨+顺铂，Category 1；

③吉西他滨+顺铂+白蛋白结合型紫杉醇，Category 2B；④吉西他滨+白蛋白结合型紫杉醇，Category 2A；⑤吉西他滨+卡培他滨，Category 2A；⑥吉西他滨+奥沙利铂，Category 2A；⑦吉西他滨单药，Category 2A。

（7）用于头颈癌：中国抗癌协会临床肿瘤学协作专业委员会（CSCO），《头颈癌临床诊疗指南》（2021），推荐方案为：①吉西他滨/顺铂，Category 1；适合EBV相关鼻咽癌，Category 2A；适合非EBV相关鼻咽癌。②对于复发、无法切除或转移性鼻咽癌，顺铂/吉西他滨，Category 1。③对于复发、无法切除或转移性鼻咽癌和唾液腺癌，卡铂/吉西他滨，Category 2A。④对于复发、无法切除或转移性鼻咽癌，吉西他滨单药，Category 2A。⑤对于复发、无法切除或转移性鼻咽癌，顺铂/吉西他滨+PD-1抑制剂，Category 2A。

（8）用于膀胱癌：《NCCN临床实践指南：膀胱癌》（2022.V1），推荐方案为：①吉西他滨膀胱灌注，Category 1；②吉西他滨和顺铂，Category 2A（新辅助/辅助）；③吉西他滨和顺铂，Category 1（局部晚期或转移性膀胱癌）；④吉西他滨，Category 2A（局部晚期或转移性膀胱癌）；⑤吉西他滨和紫杉醇，Category 2A（局部晚期或转移性膀胱癌）。

5.【MICROMEDEX数据库收录结果】

（1）用于治疗非霍奇金淋巴瘤：有效性级别Class Ⅱa；推荐等级Class Ⅱb；证据强度Category B。

（2）用于复发或难治外周T细胞淋巴瘤：有效性级别Class Ⅰ；推荐等级Class Ⅰ；证据强度Category B。

（3）用于晚期软组织肉瘤，单药或联合化疗：有效性级别Class Ⅱa（联合）；Class Ⅱb（单用）；推荐等级Class Ⅱb；证据强度Category B。

（4）用于晚期或转移性子宫颈癌：有效性级别Class Ⅱb；推荐等级Class Ⅱb；证据强度Category B。

（5）用于晚期卵巢癌，联合卡铂联合（与卡铂联用治疗在以铂类药物为基础的治疗后6个月以上复发的患者）：有效性级别Class Ⅱa；推荐等级Class Ⅱa；证据强度Category B。

（6）用于不能手术切除、局部晚期或转移性胆管癌：有效性级别Class Ⅱa；推荐等级Class Ⅱb；证据强度Category B。

（7）用于头颈癌：有效性级别Class Ⅱa；推荐等级Class Ⅱb；证据强度

Category B。

（8）用于膀胱癌：有效性级别 Class Ⅱa；推荐等级 Class Ⅱb；证据强度 Category B。

6.【作用机制】 吉西他滨对各种肿瘤细胞有明显的细胞毒活性。其作用具有细胞周期特异性，即吉西他滨主要作用于DNA合成期（S期）的细胞，在一定的条件下，可以阻止G1期/S期交接点的细胞进展。

7.【用药监护】

（1）应密切监测血象，发生骨髓抑制时，应暂停化疗或修改治疗方案。出现伴血小板减少症的血色素迅速下降，血清胆红素、肌酐、尿素氮、乳酸脱氢酶上升时应立即停药。

（2）吉西他滨与放射治疗同时联合时有发生严重肺及食道纤维样变性的危险。

（3）严重肾功能不全的患者禁止联用顺铂。

（4）延长输液时间和增加给药频率都可能增加毒性。

8.【用药交代】 妊娠期妇女应避免应用吉西他滨。治疗期间必须停止哺乳。

（十五）克拉屈滨注射剂

超说明书用药内容	超说明书用药类型
用于复发难治急性髓系白血病	超适应证

1.【NMPA说明书收录情况】 适用于经干扰素治疗失败后活动性的伴有临床意义的贫血、中性粒细胞减少、血小板减少以及疾病相关症状的毛细胞白血病（HCL）的治疗。

2.【国外说明书收录情况】 美国FDA未批准用于复发难治急性髓系白血病。

3.【国内指南共识】《中国复发难治性急性髓系白血病诊疗指南》（2021年版）推荐化疗方案，用于情况好，耐受性好的患者：剂量为 $5mg/m^2$，第 $1 \sim 5$ 天；Ara-C $1 \sim 2g/m^2$，克拉屈滨用后4小时使用，第 $1 \sim 5$ 天，静脉滴注3小时；G-CSF $300\mu g/m^2$，第 $0 \sim 5$ 天（WBC $> 20 \times 10^9/L$ 暂停）；IDA $10 \sim 12mg/m^2$，第 $1 \sim 3$ 天或 Mitox $10 \sim 12mg/m^2$，第 $1 \sim 3$ 天（证据等级2A）。

4.【国外指南共识】《NCCN临床实践指南：急性髓性白血病》（2022.

V1），推荐急性髓系白血病患者可选择克拉屈滨+阿糖胞苷+G-CSF8±米托蒽醌或伊达比星方案。用法用量为克拉屈滨5mg/m^2、d1~5，伊达比星8mg/m^2、d1~3。

5.【MICROMEDEX数据库收录结果】 急性髓系白血病：有效性级别Class Ⅱ a；推荐等级Class Ⅱ b；证据强度Category B。

6.【作用机制】 克拉屈滨是一种脱氧腺苷类似物，可迅速磷酸化为三磷酸形式，抵抗腺苷脱氨酶的降解，抑制DNA合成，导致细胞死亡，诱导细胞凋亡，并且克拉屈滨能导致白血病耐药性降低。

7.【用药监护】

（1）通常可观察到严重骨髓抑制，包括中性白细胞减少、贫血和血小板减少等状况。

（2）应监测患者（特别是肝、肾功能失调患者）的肝、肾功能。

8.【用药交代】 妊娠期及哺乳期妇女禁用。

（十六）培美曲塞注射剂

超说明书用药内容	超说明书用药类型
用于复发性卵巢癌	超适应证

1.【NMPA已批准的适应证】

（1）非小细胞肺癌：①联合帕博利珠单抗和铂类用于表皮生长因子受体（EGFR）基因突变阴性和间变性淋巴瘤激酶（ALK）阴性的转移性非鳞状非小细胞肺癌的一线治疗。②与顺铂联合，适用于局部晚期或者转移性非鳞状非小细胞肺癌患者的一线化疗。③单药适用于经4个周期以铂类为基础的一线化疗后未出现进展的局部晚期或转移性的非鳞状非小细胞肺癌患者的维持治疗。④单药适用于既往接受一线化疗后出现进展的局部晚期或转移性非鳞状非小细胞肺癌患者的治疗。不推荐本品在以组织学为鳞状细胞癌为主的患者中使用。

（2）恶性胸膜间皮瘤：联合顺铂用于治疗无法手术的恶性胸膜间皮瘤。

2.【国外说明书收录的用法】

（1）美国FDA已批准用于联合帕博利珠单抗和铂类化疗药，用于EGFR基因突变阴性和ALK阴性的转移性非鳞状NSCLC的初始治疗。

（2）美国FDA已批准用于联合顺铂用于治疗无法手术的恶性胸膜间皮瘤。

3.【指南共识】《NCCN临床实践指南：卵巢癌包括输卵管癌和原发性腹膜癌治疗指南》（2023.V2），指出培美曲塞可作为治疗输卵管癌和复发性卵巢癌的其他推荐方案。推荐剂量为$500mg/m^2$，静脉滴注，每3周1次。

4.【MICROMEDEX数据库收录结果】　有效性级别Class Ⅱa；推荐等级Class Ⅱb；证据强度Category B。

5.【作用机制】　培美曲塞是一种多靶点抗癌叶酸拮抗剂，通过破坏细胞复制所必须的关键的叶酸依赖性代谢过程，从而抑制细胞复制。

6.【用药监护】

（1）治疗期间应当监测患者是否发生骨髓抑制。

（2）肌酐清除率＜45ml/min的患者不推荐使用培美曲塞。

7.【用药交代】

（1）需要补充叶酸和维生素B_{12}。

（2）育龄人群治疗期间采取有效的避孕措施。

（十七）伊立替康注射液

序号	超说明书用药内容	超说明书用药类型
1	联合卡铂/顺铂的一线治疗广泛期小细胞肺癌	超适应证
2	不可切除的局部晚期、复发或转移性胃癌的综合治疗	超适应证

1.【NMPA说明书收录情况】

（1）用于晚期大肠癌患者的治疗：与5-氟尿嘧啶和亚叶酸联合治疗既往未接受化疗的晚期大肠癌患者。

（2）作为单一用药，治疗经含5-氟尿嘧啶化疗方案治疗失败的患者。

2.【国外说明书收录情况】　美国FDA未批准伊立替康用于联合卡铂/顺铂的一线治疗广泛期小细胞肺癌，以及未批准用于不可切除的局部晚期、复发或转移性胃癌的综合治疗。

3.【国内指南共识】

（1）联合卡铂/顺铂的一线治疗广泛期小细胞肺癌：中国临床肿瘤学会（CSCO），《小细胞肺癌诊疗指南》（2022），伊立替康联合顺铂/卡铂治疗广泛期小细胞肺癌为Ⅰ级推荐。

（2）用于不可切除的局部晚期、复发或转移性胃癌的综合治疗：中国临床肿瘤学会（CSCO），《胃癌诊疗指南》（2022），HER2阳性（IHC3+或2+且

FISH+）既往应用过曲妥珠单抗，伊立替康单药二线治疗为Ⅰ级推荐（1A类）；HER2阴性，伊立替康伊立替康单药二线治疗为Ⅰ级推荐（1A类）。

4.【国外指南共识】

（1）联合卡铂/顺铂的一线治疗广泛期小细胞肺癌：《NCCN临床实践指南：小细胞肺癌》（2023.V3），指出治疗广泛期的小细胞肺癌在某些情况下可使用联合顺铂60mg/m²（d1），伊立替康60mg/m²（d1、d8、d15），静脉滴注，每4周重复；联合顺铂30mg/m²（d1、d8），伊立替康65mg/m²（d1、d8），每3周重复；联合卡铂AUC5（d1），伊立替康50mg/m²（d1、d8、d15），每4周重复。

（2）用于不可切除的局部晚期、复发或转移性胃癌的综合治疗。

①《NCCN临床实践指南：胃癌》（2023.V1），指出伊立替康联合氟尿嘧啶为一线治疗方案：第1天，伊立替康180mg/m²（静脉注射），亚叶酸钙400mg/m²（静脉注射），氟尿嘧啶400mg/m²（静脉推注）；第1天和第2天，氟尿嘧啶1200mg/m²（静脉持续输注24小时），每14天重复一次。

②欧洲肿瘤内科学会（ESMO），《临床实践指南：胃癌的诊断、治疗与随访》（2022）。

5.【MICROMEDEX数据库收录结果】

（1）联合卡铂/顺铂的一线治疗广泛期小细胞肺癌：有效性级别Class Ⅱa；推荐等级：联合卡铂Class Ⅱb，联合顺铂Class Ⅱa；证据强度Category B。

（2）用于不可切除的局部晚期、复发或转移性胃癌的综合治疗：有效性级别Class Ⅱa；推荐等级Class Ⅱb；证据强度Category B。

6.【作用机制】 伊立替康特异性地作用于拓扑异构酶Ⅰ，破坏DNA双链结构产生细胞毒性作用。

7.【用药监护】

（1）慢性炎性肠病和（或）肠梗阻、胆红素超过正常值上限的3倍、严重骨髓抑制和WHO体力状态评分＞2的患者禁用伊立替康。

（2）本品会导致早期和晚期发生腹泻，早期腹泻伴有胆碱能症状，可使用阿托品预防或改善胆碱能症状；晚期腹泻可能危及生命，应立即用洛哌丁胺治疗。监测腹泻患者并根据需要给予液体和电解质。如果患者出现肠梗阻、发烧或严重的中性粒细胞减少症，则进行抗生素治疗。如果发生严重腹泻，中断使用并减少后续剂量。

（3）可引起严重骨髓抑制。禁用于胆红素超过正常值1.5倍以上患者。

（4）不要同时使用强效CYP3A4诱导剂、CYP3A4或UGT1A1抑制剂。

8.【用药交代】　备孕期、妊娠期及哺乳期妇女禁用。

（十八）美法仑注射剂

序号	超说明书用药内容	超说明书用药类型
1	用于视网膜母细胞瘤	超适应证
2	儿童	超人群
3	动脉内灌注、玻璃体腔内注射	超用药途径

1.【NMPA已批准的适应证】　用于多发性骨髓瘤患者造血干细胞移植前的高剂量预处理治疗；用于不适合口服剂型治疗的多发性骨髓瘤患者的姑息治疗。

2.【国外说明书收录的用法】　美国FDA已批准用于多发性骨髓瘤患者造血干细胞移植前的高剂量预处理治疗。

3.【指南共识】

（1）国家卫生健康委办公厅，《儿童视网膜母细胞瘤诊疗规范》（2019），表示在儿童视网膜母细胞瘤的治疗中，动脉内灌注化疗治疗时，注射美法仑（Melphalan）：4~6个月2.5mg；6~12个月3.0mg；1~3岁4.0mg；＞3岁5.0mg，有明显的副作用时降低剂量的25%，当反应不足时增加剂量的25%。最大剂量不能超过一个方程0.5mg/kg；玻璃体内化疗时，为了更好地控制玻璃体腔内种植的视网膜母细胞瘤患者病情，应在玻璃体腔内注射美法仑。

（2）中华医学会眼科学分会眼整形眼眶病学组，《中国单侧眼内期视网膜母细胞瘤诊疗专家共识》（2019）。

①动脉内化学治疗：动脉化学治疗是通过股动脉插管，经颈内动脉至眼动脉后，将化学治疗药物直接灌注至眼内。与静脉化学治疗相比，具有肿瘤局部药物浓度高、杀伤效果强和不良反应轻等优点。所用药物主要为马法兰（Melphalan）、卡铂和拓普替康。一般每3~4周1次，共2~4次。50mg马法兰使用自带的10ml溶媒溶解后，根据患者年龄和体重采用相应的剂量。卡铂直接20mg加生理盐水30ml稀释；托普替康使用2ml注射用水溶解后，再按1mg加生理盐水30ml稀释；每组溶液分别按照30ml/15~30min的速度行眼动脉灌注。第1次：马法兰+卡铂20mg；第2次：马法兰+托普替康1mg；第3次：

马法兰+卡铂20mg；第4次：马法兰+托普替康1mg。

不同年龄视网膜母细胞瘤患儿动脉化学治疗中美法仑的参考用量

年龄	美法仑用量[a]（mg）	稀释后药物用量（ml）
0~3个月	每千克体重0.5	15
>3~6个月	3.5	21
>6~12个月	4.0	24
>1~3岁	5.0	30
>3岁	7.5	45

注：[a]示有明显不良反应时降低剂量的25%，当治疗效果不足时，年龄在3个月以上的患者增加剂量的25%；每疗程最大剂量不超过每千克体重0.5mg，总剂量不超过7.5mg。

②玻璃体腔内注射：将化学治疗药物马法兰直接注入到玻璃体腔内，适用于伴有玻璃体肿瘤播散种植的患者。注射前3天，患眼点抗生素滴眼液4次/日；注射前聚维酮碘冲洗结膜囊；常规消毒铺巾，暴露患眼后，抽取新鲜配置的马法兰，根据肿瘤和肿瘤细胞播散的位置选择注射部位，使用32G注射针头于角膜缘后1.0~2.5mm进针，将药物注入玻璃体腔；注射部位3次冻融冷凝治疗，或结膜下注射马法兰后拔针，棉签按压注射部位3~5秒；轻轻转动眼球使药物分散，避免局部聚集导致视网膜毒性；注射后继续点用抗生素和糖皮质激素滴眼液3~4天。

4.【MICROMEDEX数据库收录结果】 有效性级别儿童Class Ⅱa；推荐等级儿童Class Ⅱb；证据强度儿童Category B。

5.【作用机制】 美法仑是一双功能的烷化剂。它的两个双-2-氯乙基团，可分别形成中间产物：正碳离子，再与DNA中的鸟嘌呤第7位氮共价结合，产生烷基化作用，使DNA双链内交叉联接，从而阻止细胞复制。

6.【用药监护】

（1）骨髓抑制：如果尚无法获得用于挽救性治疗的造血干细胞产品，则不得使用本品进行预处理。

（2）可能发生恶心、呕吐、腹泻和口腔黏膜炎。应使用预防性止吐药。

（3）应监测肝脏生化指标。

7.【用药交代】

（1）治疗期间不建议哺乳。

（2）建议育龄人群治疗期间采取有效的避孕措施。

（十九）替吉奥胶囊

序号	超说明书用药内容	超说明书用药类型
1	用于胆道癌	超适应证
2	用于非小细胞肺癌	超适应证

1.【NMPA已批准的适应证】　不能切除的局部晚期或转移性胃癌。

2.【国外说明书收录的用法】　日本PMDA已批准替吉奥用于治疗成人胆道癌，成人首剂量根据体表面积的标准量给予，早餐后和晚餐后服用，每日2次，连续28天口服给药，之后停药14天，将此作为一个疗程反复给药。体表面积标准量为：$1.25m^2$以下，一次40mg；$1.25 \sim 1.5m^2$，一次50mg；$1.5m^2$以上，一次60mg。日本PMDA已批准替吉奥用于治疗非小细胞肺癌，推荐用法用量为$40mg/m^2$，一天2次。

3.【指南共识】

（1）胆道癌：中华医学会外科学分会，《胆管癌诊断与治疗—外科专家共识》指出，对不能手术切除或伴有转移的进展期胆管癌，主要推荐吉西他滨联合铂类抗肿瘤药（顺铂、奥沙利铂等）和（或）替吉奥的化疗方案，加用埃罗替尼可增强抗肿瘤效果。

（2）非小细胞肺癌：中国医师协会肿瘤医师分会、中国抗癌协会肿瘤临床化疗专业委员会，《中国晚期原发性肺癌诊治专家共识》（2016年版）指出，替吉奥联合顺铂或卡铂是一个新的一线治疗晚期NSCLC的化疗方案。

4.【MICROMEDEX数据库收录结果】　暂未收录。

5.【作用机制】　替吉奥胶囊由替加氟（FT）、吉美嘧啶（CDHP）和奥替拉西钾（Oxo）组成。其作用机制为：口服后FT在体内逐渐转化成5-氟尿嘧啶（5-FU）。CDHP选择性可逆抑制存在于肝脏的5-FU分解代谢酶——DPD，从而提高来自FT的5-FU浓度。伴随着体内5-FU浓度的升高，肿瘤组织内5-FU磷酸化产物——5-氟核苷酸可维持较高浓度，从而增强抗肿瘤疗效。Oxo口服后分布于胃肠道，可选择性可逆抑制乳清酸磷酸核糖转移酶，从而选择性抑制5-FU转化为5-氟核苷酸，从而在不影响5-FU抗肿瘤活性的同时减轻胃肠道毒副反应。

6.【用药监护】　以下患者禁用：重度骨髓抑制、重度肾功能异常、重度肝功能异常、正在接受其他氟尿嘧啶类抗肿瘤药治疗（包括联合治疗）的患者、正在接受索利夫定及其结构类似物（溴夫定）治疗的患者，以及妊娠或有可能妊娠的妇女。

7.【用药交代】 早晚餐后口服。

（二十）替莫唑胺胶囊

序号	超说明书用药内容	超说明书用药类型
1	用于转移性恶性黑色素瘤	超适应证
2	用于神经内分泌瘤（转移性胃/肠/胰/肺/胸腺神经内分泌瘤）	超适应证
3	用于原发中枢神经系统淋巴瘤	超适应证

1.【NMPA已批准的适应证】 多形性胶质母细胞瘤或间变性星形细胞瘤。

2.【国外说明书收录的用法】 美国FDA尚未批准用于转移性恶性黑色素瘤、神经内分泌瘤、原发中枢神经系统淋巴瘤。

3.【指南共识】

（1）转移性恶性黑色素瘤：《NCCN临床实践指南：皮肤黑色素瘤》（2023. V2）指出，可单独或联合使用替莫唑胺用于治疗转移性恶性黑色素瘤，推荐剂量为每日口服200mg/m²，在28天为一治疗周期内连续服用5天。

（2）神经内分泌瘤

①中国临床肿瘤学会神经内分泌肿瘤专家委员会，《中国胃肠胰神经内分泌肿瘤专家共识》（2022年版）推荐，替莫唑胺＋卡培他滨或替吉奥作为胃肠胰神经内分泌肿瘤可选择的一线治疗方案。

②《NCCN临床实践指南：神经内分泌和肾上腺肿瘤诊疗指南》（2022. V1）推荐，替莫唑胺联合或不联合卡培他滨通常作为可切除、局部不可切除或转移性神经内分泌瘤的初级治疗方案。推荐剂量为每日口服200mg/m²，共5天，每28天为一个周期。

（3）原发中枢神经系统淋巴瘤

①中国抗癌协会肿瘤临床化疗专业委员会，《恶性淋巴瘤诊疗规范》（2015年版）指出，替莫唑胺可作为原发性中枢神经系统淋巴瘤的备选化疗药物。

②《NCCN临床实践指南：中枢神经系统肿瘤》（2023.V1）推荐，新诊断的胶质母细胞瘤和KPS低于60岁的患者（包括70岁或以下）大分割脑室放疗同时辅助使用替莫唑胺，单独使用替莫唑胺（用于患有MGMT启动子甲基化肿瘤）或

使用替莫唑胺作为姑息支持性疗法。推荐剂量为配合放疗，每日75mg/m²，在放疗后每28天中连续服用5天，剂量为150～200mg/m²。

4.【MICROMEDEX数据库收录结果】

（1）转移性恶性黑色素瘤：有效性级别Class Ⅱ a；推荐等级Class Ⅱ b；证据强度Category B。

（2）神经内分泌瘤（转移性胃/肠/胰/肺/胸腺神经内分泌瘤）和原发中枢神经系统淋巴瘤：MICROMEDEX未收录替莫唑胺。

5.【作用机制】 替莫唑胺为咪唑并四嗪类具有抗肿瘤活性的烷化剂。在体循环生理pH状态下，经非酶途径迅速转化为活性产物MTIC（3-甲基-（三嗪-1-）咪唑-4-甲酰胺）。MTIC的细胞毒作用主要表现为DNA分子上鸟嘌呤第6位氧原子上的烷基化及第7位氮原子的烷基化。通过甲基化加成物的错配修复，发挥细胞毒作用。

6.【用药监护】

（1）密切观察有无发生卡氏肺囊虫性肺炎，特别是接受类固醇治疗的患者。

（2）服用前后可使用止吐药。

（3）禁用于严重骨髓抑制的患者。

7.【用药交代】

（1）服用本品的男性患者应采取有效的避孕措施。

（2）本品可导致疲劳和嗜睡。

（二十一）紫杉醇注射液

序号	超说明书用药内容	超说明书用药类型
1	胃癌	超适应证
2	宫颈癌	超适应证
3	鼻咽癌	超适应证
4	膀胱癌	超适应证
5	食道癌	超适应证

1.【NMPA说明书收录情况】

（1）进展期卵巢癌的一线和后继治疗。

（2）淋巴结阳性的乳腺癌患者在含阿霉素标准方案联合化疗后的辅助治疗。

（3）转移性乳腺癌联合化疗失败或者辅助化疗6个月内复发的乳腺癌患者。

（4）非小细胞肺癌患者的一线治疗。

（5）艾滋病（AIDS）相关性卡波西肉瘤（Kaposi's sarcoma）的二线治疗。

2.【国外说明书收录情况】 美国FDA未批准用于胃癌、宫颈癌、鼻咽癌、膀胱癌、食道癌。

3.【国内指南共识】

（1）胃癌：中国临床肿瘤学会（CSCO），《胃癌诊疗指南》（2023）推荐，紫杉醇用于可切除胃癌的围手术期的新辅助治疗（1B类）；推荐紫杉醇联合氟尿嘧啶类（Ⅰ级推荐，2A类）用于HER2阴性的晚期转移性胃癌的一线药物治疗，单药适用于体力状况弱的HER2阴性的晚期转移性胃癌患者的一线治疗（Ⅲ级推荐，2B类）。

（2）宫颈癌：国家卫生健康委员会，《宫颈癌诊疗指南》（2022）指出，临床研究中紫杉醇联合顺铂的同步化疗方案为顺铂$50 \sim 70mg/m^2$，紫杉醇$135 \sim 175mg/m^2$放化疗d1和d29，顺铂联合紫杉醇周疗为顺铂$25 \sim 30mg/m^2$，紫杉醇$60 \sim 80mg/m^2$放化疗d1、d8、d15、d22、d29和d36，根据患者放化疗的不良反应进行剂量调整，总体原则是不影响放疗正常进行；目前紫杉醇联合顺铂为最常用的新辅助化疗。

（3）鼻咽癌

①中国临床肿瘤学会（CSCO），《头颈部肿瘤诊疗指南》（2022）。

②《转移性鼻咽癌治疗专家共识》（2018年版）指出，临床上常用的一线方案组合是以铂类联合氟尿嘧啶、紫杉醇类和吉西他滨为主，并且紫杉醇联合卡铂、吉西他滨三药方案在多次化疗失败后患者的治疗中获得较好的疗效。

（4）食道癌

①中国临床肿瘤学会（CSCO），《食管癌诊疗指南》（2021）。

②国家卫生健康委员会，《食管癌诊疗指南》（2022）指出，对于晚期食管鳞癌的患者，一线治疗可在紫杉醇联合顺铂化疗的基础上联合卡瑞利珠单抗。紫杉醇单药治疗晚期食管胃交界部腺癌患者可作为二线治疗。

4.【国外指南共识】

（1）胃癌：《NCCN临床实践指南：胃癌治疗指南》（2023.V1），①联合卡铂用于术前新辅助，Category 2B；②联合5-FU类同步放化疗用于不可切除的胃癌，Category 2B；③联合或不联合顺铂/卡铂用于不可切除的局部晚期胃癌、复发、转移性胃癌的一线治疗，Category 2A；④单药用于不可切除的局部晚期胃癌、复发、转移性胃癌的二线治疗，Category 1；⑤联合雷莫芦单抗用于不可切除的局部晚期胃癌、复发、转移性胃癌的二线治疗，Category 1。

（2）宫颈癌：《NCCN临床实践指南：宫颈癌》（2023.V1）推荐：①联合顺铂+帕博利珠单抗加或不加贝伐珠单抗用于PD-L阳性的鳞状细胞癌，腺癌或腺鳞状细胞癌的一线治疗，Category 1；②联合顺铂+贝伐珠单抗用于PD-L阳性的鳞状细胞癌，腺癌或腺鳞状细胞癌的一线治疗，Category 1；③联合卡铂+贝伐珠单抗用于鳞状细胞癌，腺癌或腺鳞状细胞癌的一线治疗，Category 2A；④联合顺铂用于鳞状细胞癌，腺癌或腺鳞状细胞癌的一线治疗，Category 1；⑤联合卡铂用于鳞状细胞癌，腺癌或腺鳞状细胞癌的一线治疗，Category 2A，如果既往曾用于顺铂，则为Category 1；⑥联合托泊替康+贝伐珠单抗用于鳞状细胞癌，腺癌或腺鳞状细胞癌的一线治疗，Category 1；⑦联合托泊替康用于鳞状细胞癌，腺癌或腺鳞状细胞癌的一线治疗，Category 2A；⑧对于复发或转移性小细胞NECC，均为Category 2A。

（3）鼻咽癌：《NCCN临床实践指南：头颈部肿瘤》（2023.V1）指出，紫杉醇单药治疗或联合铂类用于不可切除或不能进行放疗的局部晚期、复发或转移性鼻咽癌的一线治疗（Category 2A），卡铂联合紫杉醇治疗方案为第1天，紫杉醇175mg/m^2（静脉注射），卡铂AUC 5（静脉注射），21天为一个周期，共4~6个周期。并且推荐紫杉醇联合卡铂用于远处转移鼻咽癌的一线治疗（Ⅰ级推荐）。

（4）用于治疗膀胱癌：《NCCN临床实践指南：膀胱癌》（2023.V3）指出，紫杉醇为：①联合吉西他滨用于顺铂不耐受的局部晚期或转移性膀胱癌的一线治疗，Category 2A；②既往使用免疫检查点抑制剂或化疗后的局部晚期或转移性膀胱癌的二线治疗，Category 2A；③局部晚期或转移性膀胱癌的后线治疗，Category 2A；④局部晚期或转移性膀胱癌的同步放化疗，Category 2B。

（5）食道癌：《NCCN临床实践指南：食道癌和胃食管交界处癌》（2023.V2）推荐，紫杉醇用于不可耐受局部治疗，且手术不可切除、复发或转移性食管腺癌或鳞癌（Category 1），同步化疗方案：联合铂类，第1天，紫杉醇45~60mg/m^2，卡铂AUC 2（或联合奈达铂20~25mg/m^2；或联合顺铂20~25mg/m^2），7天为一个周期，共5~6个周期。

5.【MICROMEDEX数据库收录结果】

（1）胃癌：有效性级别Class Ⅱa；推荐等级Class Ⅱb；证据强度Category B。

（2）宫颈癌：有效性级别Class Ⅱa；推荐等级Class Ⅱb；证据强度Category B。

（3）鼻咽癌：有效性级别Class Ⅱa；推荐等级Class Ⅱb；证据强度Category B。

（4）膀胱癌：有效性级别Class Ⅱa；推荐等级Class Ⅱb；证据强度Category B。

（5）食道癌：有效性级别Class Ⅱa；推荐等级Class Ⅱb；证据强度Category B。

6.【作用机制】 通过促进微管蛋白二聚体聚合并抑制其解聚而达到稳定微管的作用，从而抑制分裂间期和有丝分裂期细胞功能至关重要的微管网的正常动态重组；另外，在整个细胞周期和细胞有丝分裂产生多发性星状体时，紫杉醇可导致微管"束"的排列异常，影响肿瘤细胞的分裂。

7.【用药监护】

（1）基线中性粒细胞计数小于1500个/mm^{3}的实体瘤患者不能使用紫杉醇。

（2）治疗前通常采用肾上腺皮质类激素（如地塞米松）、苯海拉明和H$_2$受体阻断剂（如西咪替丁或雷尼替丁）进行预防用药。

（3）与铂化合物联合使用时，应当先用紫杉醇。

（4）为监测骨髓抑制的发生（主要是中性粒细胞减少），建议对患者经常进行周围血细胞计数。

（5）本品可引起感染、出血、周围神经病变、脱发、恶心、呕吐、腹泻、黏膜炎、乏力、关节痛、肌痛。

8.【用药交代】 妊娠期和哺乳期妇女禁用。

（二十二）紫杉醇（白蛋白结合型）

序号	超说明书用药内容	超说明书用药类型
1	联合卡铂用于成人不适合手术或放疗的局部晚期或转移性非小细胞肺癌的一线治疗	超适应证
2	联合吉西他滨用于成人胰腺转移性腺癌的一线治疗	超适应证
3	铂耐药的复发性卵巢癌	超适应证

1.【NMPA说明书收录情况】 适用于治疗联合化疗失败的转移性乳腺癌或辅助化疗后6个月内复发的乳腺癌。除非有临床禁忌证，既往化疗中应包括一种蒽环类抗癌药。

2.【国外说明书收录情况】

（1）美国FDA批准联合卡铂用于成人不适合手术或放疗的局部晚期或转

移性非小细胞肺癌的一线治疗，推荐剂量为100mg/m²，在每个21天周期的第1、8和15天静脉滴注30分钟，在使用紫杉醇（白蛋白结合型）后立即在每21天周期的第1天给予卡铂。

（2）美国FDA批准联合吉西他滨用于成人胰腺转移性腺癌的一线治疗，推荐剂量为125mg/m²，在每28天周期的第1、8和15天静脉滴注30~40分钟；在使用紫杉醇（白蛋白结合型）后每个28天周期的第1、8和15天使用吉西他滨。

（3）美国FDA未批准用于铂耐药的复发性卵巢癌。

3.【国内指南共识】

（1）联合吉西他滨用于转移性胰腺癌的一线治疗。

①国家卫生健康委员会，《胰腺癌诊疗规范》（2018）。

②中国临床肿瘤学会（CSCO），《胰腺癌诊疗指南》（2022），吉西他滨联合白蛋白结合型紫杉醇（Ⅰ级推荐）为体能状态良好的转移性胰腺癌患者的一线治疗。

③3中国抗癌协会胰腺癌专业委员会，《中国胰腺癌综合诊治指南》（2020）。

（2）铂耐药的复发性卵巢癌：中国临床肿瘤学会（CSCO），《卵巢癌诊疗指南》（2022），CSCO分级为Ⅲ级推荐，一般用法用量为白蛋白结合型紫杉醇260mg/m²静脉滴注，d1，每3周重复。

4.【国外指南共识】

（1）联合吉西他滨用于转移性胰腺癌的一线治疗：《NCCN临床实践指南：胰腺癌》（2023.V1）指出，吉西他滨联合白蛋白紫杉醇为局部晚期和转移性胰腺癌的一线治疗（Category 1）。

（2）联合卡铂用于局部晚期或转移性的非小细胞肺癌的一线治疗：《NCCN临床实践指南：非小细胞肺癌》（2023.V2），推荐白蛋白结合型紫杉醇联合卡铂用于局部晚期或转移性的非小细胞肺癌的一线治疗（Category 1）。

（3）铂耐药的复发性卵巢癌：《NCCN临床实践指南：卵巢癌包括输卵管癌和原发性腹膜癌》（2023.V2），推荐白蛋白结合型紫杉醇作为其他推荐治疗方案用于铂耐药或铂敏感的复发性的卵巢癌（Category 2A）。

5.【MICROMEDEX数据库收录结果】

（1）联合卡铂用于局部晚期或转移性的非小细胞肺癌的一线治疗：有效

性级别Class Ⅱa；推荐等级Class Ⅱb；证据强度Category B。

（2）联合吉西他滨用于转移性胰腺癌的一线治疗：有效性级别Class Ⅱa；推荐等级Class Ⅱa；证据强度Category B。

（3）铂耐药的复发性卵巢癌：有效性级别Class Ⅱa；推荐等级Class Ⅱb；证据强度Category B。

6.【作用机制】 通过促进微管蛋白二聚体聚合并抑制其解聚而达到稳定微管的作用，从而抑制分裂间期和有丝分裂期细胞功能至关重要的微管网的正常动态重组，影响肿瘤细胞的分裂。

7.【用药监护】

（1）治疗前如患者外周血中性粒细胞数低于1500个/mm³，不应给予本品治疗。

（2）与已知的细胞色素CYP2C8和CYP3A4抑制剂或诱导剂联合使用时应提高警惕。

（3）肝功能不全的患者发生严重副作用的风险会增加，需密切监控是否发生明显的骨髓抑制。

（4）注射期间发生严重的心脏传导异常需给予适当的治疗并进行连续性心电图监测。

8.【用药交代】 可能会引起严重过敏反应，其症状为呼吸困难、低血压、血管性水肿或全身性荨麻疹，用药期间如有任何不适，请立即联系医护人员。

（二十三）纳武利尤单抗

序号	超说明书用药内容	超说明书用药类型
1	用于既往接受过索拉菲尼治疗的肝癌患者	超适应证
2	用于伴淋巴结转移的黑色素瘤或完全切除患者伴转移的黑色素瘤的辅助治疗	超适应证
3	用于联用伊匹单抗治疗不可切除或转移性黑色素瘤或单药治疗BRAFV600野生型不可切除或转移性黑色素瘤	超适应证
4	用于单药治疗BRAFV600突变阳性的不能切除或转移黑色瘤	超适应证
5	用于中、低风险，既往未治疗的晚期肾细胞癌（联合伊匹单抗）	超适应证
6	用于复发或难治的霍奇金淋巴瘤	超适应证

1.【NMPA说明书收录情况】 适用于非小细胞肺癌、头颈部鳞状细胞癌、胃或胃食管连接部腺癌。

2.【国外说明书收录情况】

（1）美国FDA批准用于既往接受过索拉菲尼治疗的肝癌患者。用法用量为纳武利尤单抗1mg/kg，伊匹单抗3mg/kg，3周1次，共4次，随后每两周240mg或4周480mg。

（2）美国FDA批准用于伴淋巴结转移的黑色素瘤或完全切除患者伴转移的黑色素瘤的辅助治疗。成人用法用量为或40kg以上的儿童患者每两周240mg或4周480mg。体重低于40kg的儿童患者用法用量为每2周3mg/kg或每4周6mg/kg。

（3）美国FDA批准用于联用伊匹单抗治疗不可切除或转移性黑色素瘤或单药治疗BRAFV600野生型不可切除或转移性黑色素瘤。联用伊匹木单抗治疗用法用量为成人或40kg以上的儿童患者，纳武利尤单抗1mg/kg，伊匹单抗3mg/kg，3周1次，共4次，随后每两周240mg或4周480mg。

（4）美国FDA批准用于单药治疗BRAFV600突变阳性的不能切除或转移黑色素瘤。单用纳武利尤单抗单抗治疗用法用量为成人或40kg以上的儿童患者每2周240mg或4周480mg。

（5）美国FDA批准用于中、低风险，既往未治疗的晚期肾细胞癌（联合伊匹单抗）。用法用量为纳武利尤单抗3mg/kg，伊匹单抗1mg/kg，3周1次，共4次，随后每2周240mg或4周480mg。

（6）美国FDA批准用于复发或难治的霍奇金淋巴瘤。用法用量为纳武利尤单抗每2周240mg或4周480mg。

3.【国内指南共识】

（1）用于既往接受过索拉菲尼治疗的肝癌患者

①中国临床肿瘤学会（CSCO），《原发性肝癌诊疗指南》（2020）。

②国家卫生健康委员会，《原发性肝癌诊疗指南》（2022）推荐，纳武利尤单抗联合伊匹单抗用于既往接受索拉菲尼治疗或无法耐受索拉菲尼的肝癌患者，证据等级3，推荐B。

（2）用于伴淋巴结转移的黑色素瘤或完全切除患者伴转移的黑色素瘤的辅助治疗：中国临床肿瘤学会（CSCO），《黑色素瘤诊疗指南》（2019）。

（3）联用伊匹单抗治疗不可切除或转移性黑色素瘤或单药治疗BRAFV600野生型不可切除或转移性黑色素瘤；单药治疗BRAFV600突变阳性的不能切除或转移黑色素瘤：中国临床肿瘤学会（CSCO），《黑色素瘤诊疗指南》

（2022）推荐，纳武利尤单抗可作为一线治疗，Ⅲ级推荐，证据类别2A。

4.【国外指南共识】

（1）用于既往接受过索拉菲尼治疗的肝癌患者

①《NCCN临床实践指南：肝胆肿瘤》（2021.V5）。

②欧洲肿瘤内科学会（ESMO），《肝细胞癌临床实践指南》（2021）提到，纳武利尤单抗治疗的中位OS时间达16.4个月，并且其作为晚期HCC的一线治疗方法显示OS、ORR和完全缓解率均具有临床意义的改善。

（2）用于伴淋巴结转移的黑色素瘤或完全切除患者伴转移的黑色素瘤的辅助治疗：NCCN，《临床实践指南皮肤黑色素瘤》（2021.V2）提出，瑞替普酶和纳武利尤单抗可作为一线治疗首选方案，证据级别由Category 2A提升到Category 1。

（3）联用伊匹单抗治疗不可切除或转移性黑色素瘤或单药治疗BRAFV600野生型不可切除或转移性黑色素瘤；单药治疗BRAFV600突变阳性的不能切除或转移黑色素瘤：《NCCN临床实践指南：皮肤黑色素瘤》（2022.V2）提出，伊匹单抗联用纳武利尤单抗为首选方案，证据级别Category 1。

（4）在使用氟尿嘧啶、奥沙利铂和伊立替康治疗后进展的错配修复缺陷（dMMR）或微卫星高度不稳定（MSI-H）的转移性结直肠癌：《NCCN临床实践指南：结肠癌》（2022.V1）推荐，纳武利尤单抗±伊匹单抗可作为免疫检查点治疗方案的一种选择。

（5）用于中、低风险，既往未治疗的晚期肾细胞癌（联合伊匹单抗）：《NCCN临床实践指南：肾癌》（2022.V4）推荐，伊匹单抗联用纳武利尤单抗作为治疗方案，Category 1。

（6）用于复发或难治的霍奇金淋巴瘤：《NCCN临床实践指南：霍奇金淋巴瘤》（2022.V2）推荐，ICE+纳武利尤单抗可作为二线或后续治疗方案。

5.【MICROMEDEX数据库收录结果】

（1）用于既往接受过索拉菲尼治疗的肝癌患者：有效性级别Class Ⅱa；推荐等级Class Ⅱb；证据强度Category B。

（2）用于伴淋巴结转移的黑色素瘤或完全切除患者伴转移的黑色素瘤的辅助治疗：有效性级别Class Ⅰ；推荐等级Class Ⅰ；证据强度Category B。

（3）联用伊匹单抗治疗不可切除或转移性黑色素瘤或单药治疗BRAFV600野生型不可切除或转移性黑色素瘤；单药治疗BRAFV600突变阳性的不能

切除或转移黑色素瘤：有效性级别 Class Ⅰ；推荐等级 Class Ⅱa；证据强度 Category A。

（4）在使用氟尿嘧啶、奥沙利铂和伊立替康治疗后进展的错配修复缺陷（dMMR）或微卫星高度不稳定（MSI-H）的转移性结直肠癌：有效性级别 Class Ⅱa；推荐等级 Class Ⅱa；证据强度 Category B。

（5）用于中、低风险，既往未治疗的晚期肾细胞癌（联合伊匹单抗）：有效性级别 Class Ⅰ；推荐等级 Class Ⅱa；证据强度 Category B。

（6）用于复发或难治的霍奇金淋巴瘤：有效性级别 Class Ⅱa；推荐等级 Class Ⅱa；证据强度 Category B。

6.【作用机制】　纳武利尤单抗是一种人类免疫球蛋白 G4（IgG4）单克隆抗体（HuMAb），可与 PD-1 受体结合，阻断其与 PD-L1 和 PD-L2 之间的相互作用，阻断 PD-1 活性可抑制肿瘤生长。

7.【用药监护】

（1）发生不良反应时停用。

（2）纳武利尤单抗可引起免疫相关性肺炎、肝炎、结肠炎、内分泌疾病、皮肤疾病等。

（3）不应与其他药品同时静脉输注。

8.【用药交代】　用药后 5 个月内注意避孕。

（二十四）帕博利珠单抗注射剂

序号	超说明书用药内容	超说明书用药类型
1	用于局部晚期不能切除或转移的 HER2 阳性的胃或胃食管交界处的腺癌的一线治疗（联合曲妥珠单抗、含氟嘧啶和含铂化疗）	超适应证
2	用于完全切除后伴有淋巴结转移的黑色素瘤，或无法切除或转移的黑色素瘤	超适应证
3	用于联合阿昔替尼一线治疗晚期肾细胞癌	超适应证
4	用于化疗中或化疗后发生疾病进展，伴 PD-L1 表达（CPS≥1）的复发性或转移性宫颈癌	超适应证
5	用于局部晚期或转移性尿路上皮细胞癌	超适应证
6	用于原发性纵隔大 B 细胞淋巴瘤（PMBCL）：适用于难治性 PMBCL 的成人和儿童患者，或在 2 线或以上治疗后复发的患者	超适应证、超人群

序号	超说明书用药内容	超说明书用药类型
7	用于高微卫星不稳定性（MSI-H）或错配修复缺陷（dMMR）癌症：适用于经既往治疗后进展的且无合适的可替代治疗选择的不可切除或转移性高微卫星不稳定性或错配修复缺陷实体肿瘤成人及儿童患者（3～16岁儿童、青少年）	超适应证、超人群
8	用于：①单药用于既往系统性治疗后进展、不适合根治性手术或放疗的MSI-H或dMMR的晚期子宫内膜癌；②联合仑伐替尼用于既往系统性治疗后进展、不适合根治性手术或放疗的非MSI-H或pMMR的晚期子宫内膜癌	超适应证
9	用于既往治疗后进展、且无其他满意治疗措施替代的高肿瘤突变负荷（TMB-H，≥10mut/Mb）的晚期实体瘤	超适应证
10	用于皮肤鳞状细胞癌（cSCC）：手术或放疗无法治愈的复发性或转移性皮肤鳞状细胞癌或局部晚期鳞状细胞癌	超适应证
11	用于联合化疗用于PD-L1表达（CPS≥10）的不可切除的局部复发的或转移性三阴性乳腺癌	超适应证
12	①用于治疗复发或难治性经典霍奇金淋巴瘤（cHL）成人患者；②适用于难治性或在2线或2线以上治疗后复发的cHL的儿科患者	超适应证、超人群

1.【NMPA已批准的适应证】 适用于经一线治疗失败的不可切除或转移性黑色素瘤的治疗、非小细胞肺癌、头颈部鳞状细胞癌、食管癌、结直肠癌。

2.【国外说明书收录的用法】 美国FDA均已批准上述第（1）～（12）项适应证用药。推荐剂量为每3周200mg或每6周400mg。其中第（6）、（7）和（12）项适应证中，儿童的推荐剂量为每3周2mg/kg（最大剂量为200mg）。

3.【国内指南共识】

（1）中国临床肿瘤学会（CSCO），《胃癌诊疗指南》（2022）推荐，帕博利珠单抗+曲妥珠单抗+XELOX/PF[h]（1B类）作为HER2阳性的晚期转移性胃癌的一线治疗Ⅲ级推荐方案。

（2）中国临床肿瘤学会（CSCO），《淋巴瘤诊疗指南》（2022）推荐，帕博利珠单抗作为治疗符合移植条件的复发或难治性经典霍奇金淋巴瘤的Ⅱ级推荐方案。

4.【国外指南共识】

（1）《NCCN临床实践指南：胃癌》（2023.V1）指出，帕博利珠单抗联合曲妥珠单抗、铂类和氟尿嘧啶类用于HER2阳性的局部晚期不能切除或转移的胃或胃食管交界处的腺癌的一线治疗。

（2）《NCCN临床实践指南：皮肤黑色素瘤》（2023.V2）指出，帕博利珠单抗可作为无法切除或转移的黑色素瘤的首选治疗方案。

（3）《NCCN临床实践指南：肾癌》（2023.V4）指出，帕博利珠单抗联合阿昔替尼是晚期肾细胞癌的一线治疗的首选方案。

（4）《NCCN临床实践指南：宫颈癌》（2023.V1）指出，帕博利珠单抗+顺铂/紫杉醇±哌姆单抗可作为治疗化疗中或化疗后发生疾病进展，伴PD-L1表达（CPS≥1）的复发性或转移性宫颈癌的首选方案。

（5）《NCCN临床实践指南：膀胱癌》（2023.V1）指出，帕博利珠单抗可用于治疗不适合任何含铂化疗的局部晚期转移性尿路上皮癌患者。

（6）《NCCN临床实践指南：霍奇金淋巴瘤》（2023.V2）指出，帕博利珠单抗+GVD（吉西他滨、长春瑞滨和多柔比星脂质体）可作为复发或难治性经典霍奇金淋巴瘤（cHL）成人患者的二线或后续治疗方案。

（7）《NCCN临床实践指南：儿童霍奇金淋巴瘤》（2023.V2）指出，帕博利珠单抗可作为cHL的儿科患者的后续治疗方案。

5.【MICROMEDEX数据库收录结果】

（1）局部晚期不可切除或转移性胃或胃食管结合部腺癌（联合曲妥珠单抗、铂类和氟尿嘧啶类用于HER2阳性的；PD-L1CPS≥1的）：有效性级别Class Ⅱa；推荐等级Class Ⅱa；证据强度Category B。

（2）完全切除后伴有淋巴结转移的黑色素瘤，或无法切除或转移的黑色素瘤：无法切除或转移的黑色素瘤：有效性级别Class Ⅱa；推荐等级Class Ⅱa；证据强度Category B。

（3）联合阿昔替尼一线治疗晚期肾细胞癌：有效性级别Class Ⅰ；推荐等级Class Ⅱa；证据强度Category B。

（4）化疗中或化疗后发生疾病进展，伴PD-L1表达（CPS≥1）的复发性或转移性宫颈癌：有效性级别Class Ⅱa；推荐等级Class Ⅱb；证据强度Category B。

（5）局部晚期或转移性尿路上皮细胞癌：用于治疗不能使用任何铂类药物化疗的局部晚期或转移性尿路上皮癌：有效性级别Class Ⅱa；推荐等级Class Ⅱa；证据强度Category B。

经含铂类药物化疗中或化疗后疾病进展、或经含铂类药物新辅助或辅助化疗后12个月内疾病进展的局部晚期或转移性尿路上皮细胞癌：有效性级别Class Ⅰ；推荐等级Class Ⅰ；证据强度Category B。

（6）原发性纵膈大B细胞淋巴瘤（PMBCL）：适用于难治性PMBCL的成人和儿童患者，或在2线或以上治疗后复发的患者，有效性级别ClassⅡa；推荐等级ClassⅡb；证据强度Category B。

（7）高微卫星不稳定性（MSI-H）或错配修复缺陷（dMMR）癌症：适用于经既往治疗后进展的且无合适的可替代治疗选择的不可切除或转移性高微卫星不稳定性或错配修复缺陷实体肿瘤成人及儿童患者，有效性级别ClassⅡa；推荐等级ClassⅡa；证据强度Category B。

（8）①单药用于既往系统性治疗后进展、不适合根治性手术或放疗的MSI-H或dMMR的晚期子宫内膜癌；②联合仑伐替尼用于既往系统性治疗后进展、不适合根治性手术或放疗的非MSI-H或pMMR的晚期子宫内膜癌：有效性级别ClassⅡa；推荐等级ClassⅡb；证据强度Category B。

（9）既往治疗后进展、且无其他满意治疗措施替代的高肿瘤突变负荷（TMB-H，≥10mut/Mb）的晚期实体瘤：有效性级别ClassⅡa；推荐等级ClassⅡb；证据强度Category B。

（10）皮肤鳞状细胞癌（cSCC）：手术或放疗无法治愈的复发性或转移性皮肤鳞状细胞癌或局部晚期鳞状细胞癌：有效性级别ClassⅡa；推荐等级ClassⅡb；证据强度Category B。

（11）联合化疗用于PD-L1表达（CPS≥10）的不可切除的局部复发的或转移性三阴性乳腺癌：有效性级别ClassⅡa；推荐等级ClassⅡb；证据强度Category B。

（12）①用于治疗复发或难治性经典霍奇金淋巴瘤（cHL）成人患者；②适用于难治性或在2线或2线以上治疗后复发的cHL的儿科患者：成人：有效性级别ClassⅠ；推荐等级ClassⅡa；证据强度Category B；儿童：有效性级别ClassⅡa；推荐等级ClassⅡa；证据强度Category C。

6.【作用机制】 帕博利珠单抗是一种可与PD-1受体结合的单克隆抗体，可阻断PD-1与PD-L1、PD-L2的相互作用，解除PD-1通路介导的免疫应答抑制，包括抗肿瘤免疫应答。

7.【用药监护】

（1）应对患者肺炎、结肠炎、肝功能、肾功能、垂体炎、高血糖、甲状腺等疾病的相关体征和症状进行监测。

（2）对于任何复发性3级以及任何4级免疫相关不良反应，必须永久停用帕博利珠单抗治疗。

（3）建议育龄女性治疗期间采用高效避孕方法，并在最后一次用药后4个月内持续避孕。

8.【用药交代】 使用期间可能出现疲劳。

（二十五）伊匹木单抗注射液

序号	超说明书用药内容	超说明书用药类型
1	肝癌（既往使用过索拉非尼联合纳武利尤单抗治疗）	超适应证
2	晚期、中期或低风险肾细胞癌（与纳武利尤单抗联用）	超适应证
3	无EGFR或ALK基因突变的转移性或复发性非小细胞肺癌的一线治疗（与纳武利尤单抗和2个周期的铂类双药联用）	超适应证
4	氟嘧啶、奥沙利铂和伊立替康治疗后进展的MSI-H或dMMR转移性结直肠癌（与纳武利尤单抗联用）	超适应证
5	完整切除了病理受累超过1mm局部淋巴结的皮肤黑色素瘤的辅助治疗	超适应证
6	联合纳武利尤单抗或单药治疗不可切除或转移性恶性黑色素瘤	超适应证

1.【NMPA说明书收录情况】 联合纳武利尤单抗用于不可手术切除的、初治的非上皮样恶性胸膜间皮瘤成人患者。

2.【国外说明书收录情况】

（1）美国FDA批准用于肝癌（既往使用过索拉非尼联合纳武利尤单抗治疗），用法用量详见本章（二十三）纳武利尤单抗。

（2）美国FDA批准伊匹木单抗用于晚期、中期或低风险肾细胞癌的一线治疗，联合纳武利尤单抗，用法用量详见本章（二十三）纳武利尤单抗。

（3）美国FDA批准伊匹木单抗与纳武利尤单抗和2个周期的铂类双药化疗联合用于一线治疗无EGFR或ALK基因突变的成人转移性或复发性非小细胞肺癌，伊匹木单抗1mg/kg（每6周）+纳武利尤单抗360mg（每3周）或伊匹木单抗1mg/kg（每6周）+纳武利尤单抗360mg（每3周）+铂类双药化疗2个周期。

（4）美国FDA批准伊匹木单抗用于氟嘧啶、奥沙利铂和伊立替康治疗后进展的MSI-H或dMMR转移性结直肠癌，联合纳武利尤单抗、伊匹木单抗1mg/kg（静脉滴注30分钟），接着马上给予纳武利尤单抗3mg/kg（静脉滴注30分钟），每3周一次，共4次，完成4个联合用药后，按照纳武利尤单抗单药治疗的推荐量继续用药，直至疾病进展或出现不可接受的毒性。

（5）美国FDA批准伊匹木单抗用于完整切除了病理受累超过1mm局部淋

巴结的皮肤黑色素瘤的辅助治疗，伊匹木单抗10mg/kg，每3周1次，共4次，随后10mg/kg每12周1次，持续3年。

（6）美国FDA批准伊匹木单抗联合纳武利尤单抗或单药治疗不可切除或转移性恶性黑色素瘤：①伊匹木单抗单药治疗，3mg/kg，每3周1次，最多4次；②联合纳武利尤单抗，详见本章（二十三）纳武利尤单抗。

3.【国内指南共识】

（1）肝癌（既往使用过索拉非尼联合纳武利尤单抗治疗）：中国临床肿瘤学会（CSCO），《原发性肝癌诊疗指南》（2022），肝功能Child-Pugh A级或较好的B级（≤7分）Ⅲ级推荐（2A类）二线治疗晚期肝细胞癌。

（2）晚期、中期或低风险肾细胞癌（与纳武利尤单抗联用）：中国临床肿瘤学会（CSCO），《肾癌诊疗指南》（2022），伊匹木单抗与纳武利尤单抗联合治疗中危或高危的转移性或不可切除性透明细胞型肾细胞癌属Ⅰ级推荐（1A类）。

（3）无EGFR或ALK基因突变的转移性或复发性非小细胞肺癌（与纳武利尤单抗和2个周期的铂类双药联用）：中国临床肿瘤学会CSCO，《原发性非小细胞肺癌诊疗指南》（2022），①Ⅳ期无驱动基因非鳞癌非小细胞肺癌的一线治疗，纳武利尤单抗和伊匹木单抗联合周期培美曲塞+铂类为Ⅲ级推荐。②Ⅳ期无驱动基因鳞癌的一线治疗，纳武利尤单抗和伊匹木单抗联合两周期紫杉醇+铂类为Ⅲ级推荐。

（4）完整切除了病理受累超过1mm局部淋巴结的皮肤黑色素瘤的辅助治疗：中国临床肿瘤学会（CSCO），《中国黑色素瘤诊治指南》（2022），皮肤黑色素瘤（ⅢA~D期）可切除的淋巴结转移、移行转移或卫星灶，伊匹木单抗3年，淋巴结区辅助放疗为Ⅲ级推荐。

（5）联合纳武利尤单抗或单药治疗不可切除或转移性恶性黑色素瘤：中国临床肿瘤学会（CSCO），《中国黑色素瘤诊治指南》（2022版）推荐，PD-1单抗+伊匹木单抗为转移性或不可切除Ⅲ或Ⅳ期的无脑转移患者的一线治疗（Ⅱ级推荐），伊匹木单抗+溶瘤病毒瘤内注射（2B类）为二线治疗。存在脑转移的播散性（不可切除）Ⅳ期患者推荐PD-1单抗+伊匹木单抗全身治疗（Ⅲ级推荐）。

4.【国外指南共识】

（1）肝癌（既往使用过索拉非尼联合纳武利尤单抗治疗）：《NCCN临床实

践指南：肝胆癌》（2022.V5），伊匹木单抗联合纳武利尤单抗用于Child-Pugh A级的患者。

（2）晚期、中期或低风险肾细胞癌（与纳武利尤单抗联用）：《NCCN临床实践指南：肾癌》（2023.V4），推荐伊匹木单抗联合纳武利尤单抗为复发性、晚期透明细胞型肾细胞癌的一线治疗方案（Category 1）。

（3）无EGFR或ALK基因突变的转移性或复发性非小细胞肺癌（与纳武利尤单抗和2个周期的铂类双药联用）：《NCCN临床实践指南：非小细胞肺癌》（2023.V3）指出，伊匹木单抗与纳武利尤单抗联合治疗晚期或转移性的非小细胞肺癌可作为一线治疗方案（Category 1）。

（4）氟嘧啶、奥沙利铂和伊立替康治疗后进展的MSI-H或dMMR转移性结直肠癌（与纳武利尤单抗联用）。

①《NCCN临床实践指南：结肠癌》（2023.V1）。

②《NCCN临床实践指南：直肠癌》（2023.V1），伊匹木单抗联合纳武利尤单抗作为既往无免疫治疗的dMMR/MSI-H可切除异时性的转移性结直肠癌（Category 2A）的主要治疗选择。

（5）完整切除了病理受累超过1mm局部淋巴结的皮肤黑色素瘤的辅助治疗：《NCCN临床实践指南：皮肤黑色素瘤》（2022.V3），既往接受过PD-1抑制剂治疗，伊匹木单抗可作为黑色素的辅助治疗（Category 2A）。

（6）联合纳武利尤单抗或单药治疗不可切除或转移性恶性黑色素瘤：《NCCN临床实践指南：皮肤黑色素瘤》（2023.V3）指出，伊匹木单抗联合纳武利尤单抗治疗转移性或不可切除的黑色素瘤为首选治疗方案（Category 1）。

5.【MICROMEDEX数据库收录结果】

（1）肝癌（既往使用过索拉非尼联合纳武利尤单抗治疗）：有效性级别Class Ⅱa；推荐等级Class Ⅱa；证据强度Category B。

（2）晚期、中期或低风险肾细胞癌（与纳武利尤单抗联用）：有效性级别Class Ⅰ；推荐等级Class Ⅱa；证据强度Category B。

（3）无EGFR或ALK基因突变的转移性或复发性非小细胞肺癌（与纳武利尤单抗和2个周期的铂类双药联用）：有效性级别Class Ⅰ；推荐等级Class Ⅱa；证据强度Category B。

（4）氟嘧啶、奥沙利铂和伊立替康治疗后进展的MSI-H或dMMR转移性结直肠癌（与纳武利尤单抗联用）：有效性级别 Class Ⅱ a；推荐等级 Class Ⅱ b；证据强度 Category B。

（5）完整切除了病理受累超过 1mm 局部淋巴结的皮肤黑色素瘤的辅助治疗：有效性级别 Class Ⅱ a；推荐等级 Class Ⅱ b；证据强度 Category B。

（6）联合纳武利尤单抗或单药治疗不可切除或转移性恶性黑色素瘤：有效性级别 Class Ⅱ a；推荐等级 Class Ⅱ a；证据强度 Category B。

6.【作用机制】 伊匹木单抗是细胞毒性 T 淋巴细胞抗原 4（CTLA-4）免疫检查点抑制剂，可选择性地耗尽肿瘤部位的调节 T 细胞，导致肿瘤内效应 T 细胞/调节 T 细胞的比例增加，从而导致肿瘤细胞死亡。

7.【用药监护】

（1）与纳武利尤单抗联合使用时，应持续监测患者的心肺不良反应，并定期监测提示电解质紊乱和脱水的临床症状、体征和实验室异常。

（2）建议输注时间为 30 分钟，不得以静脉推注或单次快速静脉注射给药，与纳武利尤单抗合用时，先输注纳武利尤单抗，之后同一天输注本品，每次输注需单独的输液袋和过滤器。

（3）最常见的不良反应，包括皮疹、疲劳、腹泻、瘙痒、甲状腺功能减退等。

8.【用药交代】 妊娠期和哺乳期妇女不建议使用。

（二十六）西妥昔单抗注射液

序号	超说明书用药内容	超说明书用药类型
1	联合放疗用于成人局部或局部晚期头颈部鳞状细胞癌的初始治疗	超适应证
2	联合康奈非尼用于一线治疗失败的 BRAFV600E 突变转移性结直肠癌	超适应证
3	单药用于既往含铂治疗失败的复发转移性头颈鳞癌（双周方案，500mg/m^2）	超剂量

1.【NMPA 说明书收录情况】

（1）用于治疗 RAS 基因野生型的转移性结直肠癌：与 FOLFOX 或 FOLFIRI 方案联合用于一线治疗；与伊立替康联合用于经含伊立替康治疗失败后的患者。

（2）用于治疗头颈部鳞状细胞癌：与铂类和氟尿嘧啶化疗联合用于一线治疗复发和（或）转移性疾病。

2.【国外说明书收录情况】

（1）美国FDA已批准西妥昔单抗联合放疗用于成人局部或局部晚期头颈部鳞状细胞癌的初始治疗，初始剂量：400mg/m²，在开始一个疗程的放射治疗前1周，120分钟静脉输注给药；后续剂量：在放射治疗期间（6～7周），每周以60分钟输注给予250mg/m²，放疗前1小时完成西妥昔单抗给药。

（2）美国FDA已批准西妥昔单抗联合康奈非尼用于一线治疗失败的BRAFV600E突变转移性结直肠癌，推荐的初始剂量为400mg/m²，与康奈非尼联合120分钟静脉输注给药。后续推荐剂量为每周250mg/m²，与康奈非尼联合60分钟输注，直至疾病进展或出现不可接受的毒性。

（3）美国FDA已批准西妥昔单抗单药用于既往含铂治疗失败的复发转移性头颈鳞癌，一周方案：初始剂量：400mg/m²，120分钟静脉输注；后续剂量：250mg/m²，60分钟输注。每周一次。两周方案：初始和后续剂量：500mg/m²，120分钟静脉输注，每2周1次。

3.【国内指南共识】 中国临床肿瘤学会（CSCO），《头颈部肿瘤诊疗指南》（2023），对于适宜手术且适宜或不适宜使用顺铂的患者，放疗联合西妥昔单抗均为Ⅱ级推荐；对于不适宜手术且不适宜使用顺铂的患者，可给予放疗联合西妥昔单抗（Ⅰ级推荐，1B类）；适宜使用顺铂的患者，放疗联合西妥昔单抗为Ⅱ级推荐。

4.【国外指南共识】《NCCN临床实践指南：头颈部肿瘤》（2023.V1）推荐，西妥昔单抗联合放疗用于头颈部肿瘤（非鼻咽癌）的初始治疗（Category 2B）。

5.【MICROMEDEX数据库收录结果】

（1）联合放疗用于成人局部或局部晚期头颈部鳞状细胞癌的初始治疗：有效性级别Class Ⅰ；推荐等级Class Ⅱa；证据强度Category B。

（2）联合康奈非尼用于一线治疗失败的BRAFV600E突变转移性结直肠癌：有效性级别Class Ⅱa；推荐等级Class Ⅱb；证据强度Category B。

（3）单药用于既往含铂治疗失败的复发转移性头颈鳞癌（双周方案，500mg/m²）：有效性级别Class Ⅱa；推荐等级Class Ⅱb；证据强度Category B。

6.【作用机制】 西妥昔单抗与表皮生长因子受体（EGFR）特异性结合，与EGFR结合后，可阻断磷酸化和受体相关激酶的激活，从而抑制细胞生长，诱导细胞凋亡，减少基质金属蛋白酶和血管内皮生长因子的产生。EGFR通过信号转导使得野生型RAS蛋白激活，但对于RAS基因突变的细胞导致RAS蛋白不断地激活，不受EGFR的调控。

7.【用药监护】

（1）本品不良反应主要为皮肤反应、低镁血症、输液反应。

（2）RAS基因突变型或RAS基因状态未知的转移性结直肠癌（mCRC）患者禁用。

（3）头颈部鳞状细胞癌患者用药期间和之后，应监测血清电解质，包括血清镁、钾和钙。

（4）与铂类化疗药联合使用会增加重度白细胞减少或重度中性粒细胞减少的发生率；联合输注5-氟尿嘧啶会增加心肌缺血（包括心肌梗死、充血性心力衰竭）、手足综合征的发生；与卡培他滨和奥沙利铂联用可增加中度腹泻的发生。

（5）首次滴注期间及滴注结束后数小时或后续滴注中可能会发生过敏反应，症状包括支气管痉挛、荨麻疹、血压升高或降低、意识丧失或休克。罕见心绞痛、心肌梗死或心搏骤停。

8.【用药交代】 首次滴注期间及滴注结束后数小时或后续滴注中如有任何不适，请立即通知医护人员。

（二十七）奥妥珠单抗

超说明书用药内容	超说明书用药类型
慢性淋巴细胞白血病	超适应证

1.【NMPA说明书收录情况】 适用于与化疗联合，用于初治的Ⅱ期伴有巨大肿块、Ⅲ期或Ⅳ期滤泡性淋巴瘤成人患者，达到至少部分缓解的患者随后用奥妥珠单抗维持治疗。

2.【国外说明书收录情况】 美国FDA批准奥妥珠单抗与苯丁酸氮芥合用用于初治的慢性淋巴细胞白血病，治疗6个疗程，每个疗程为28天，除第1周期第一次注射剂量为第1天（100mg）和第2天（900mg），其余注射剂量为1000mg。

3.【国内指南共识】 国家卫生健康委，《慢性淋巴细胞白血病—小淋巴细胞淋巴瘤诊疗指南》（2022），对于无del（17p）基因突变：①＜65岁且无严重伴随疾病［疾病累计评分（CIRS）＜6］的患者一线治疗推荐使用维奈克拉+奥妥珠单抗。②＞65岁或＜65岁伴有严重伴随疾病（CIRS＞6）的患者也可以考虑维奈克拉+奥妥珠单抗，其他治疗选择还可以有：奥妥珠单抗单药。③衰弱患者（不能耐受嘌呤类似物）其他治疗选择还可以有：维奈克拉+利妥昔单抗/奥妥珠单抗、奥妥珠单抗。对于伴del（17p）突变患者其他治疗选择还可以有：大剂量甲泼尼龙 ± 利妥昔单抗/奥妥珠单抗。

4.【国外指南共识】《NCCN临床实践指南：慢性淋巴细胞白血病/小淋巴细胞淋巴瘤》（2023.V2），对于无del（17p）/TP53突变的，衰弱患者（不能耐受嘌呤类似物）或年龄≥65岁或年轻患者合并重大的并发症（肌酐清除率〔CrCi〕＜70ml/min）首选治疗方案为阿卡替尼 ± 奥妥珠单抗（推荐等级1级）或（维奈妥拉+奥妥珠单抗（推荐等级1级）；其他推荐方案可以选择苯丁酸氮芥+奥妥珠单抗、依鲁替尼+奥妥珠单抗（推荐等级2B级）、奥妥珠单抗（推荐等级2B级）。对于年龄＜65岁且无重大的并发症的患者，推荐阿卡替尼 ± 奥妥珠单抗（推荐等级1级）或维奈妥拉+奥妥珠单抗。

5.【MICROMEDEX数据库收录结果】 有效性级别Class Ⅱa；推荐等级Class Ⅱa；证据强度Category B。

6.【作用机制】 奥妥珠单抗主要通过抗体依赖性细胞介导的细胞毒作用（ADCC）和抗体依赖性细胞介导的吞噬作用发挥抗肿瘤活性。

7.【用药监护】

（1）本品最为严重的药物不良反应是：输液相关反应、肿瘤溶解综合征、血小板减少症。

（2）治疗前进行乙型肝炎病毒（HBV）筛查，治疗期间密切监测血小板及有心脏病病史的患者。

（3）输注过程中或输注后疑似出现超敏反应，则应停止输注并永久终止治疗。

（4）输注前12小时以及输注期间和输注后1小时内，应考虑暂停使用降压药。

（5）有肿瘤溶解综合征（TLS）风险的患者应接受预防性治疗。

8.【用药交代】

（1）妊娠期妇女禁用、存在活动性感染的患者、患有进行性多灶性脑白质病患者禁用。

（2）在治疗期间以及B细胞恢复前不要接种活病毒疫苗。

（3）对于出现输液相关症状的患者，建议在症状消退之前，不要驾驶和操作机器。

（二十八）贝伐珠单抗

序号	超说明书用药内容	超说明书用药类型
1	转移性肾癌（联合干扰素）	超适应证
2	转移性乳腺癌	超适应证
3	铂耐药型复发卵巢癌（联合紫杉醇、多柔比星脂质体或托泊替康）	超适应证

1.【NMPA说明书收录情况】

（1）用于联合以氟嘧啶为基础的化疗，用于转移性结直肠癌患者的治疗。

（2）用于联合以铂类为基础的化疗，用于不可切除的晚期、转移性或复发性非鳞状细胞非小细胞肺癌患者的一线治疗。

（3）用于成人复发性胶质母细胞瘤患者的治疗。

（4）用于联合阿替利珠单抗治疗既往未接受过全身系统性治疗的不可切除肝细胞癌患者。

（5）用于联合卡铂和紫杉醇用于初次手术切除后的Ⅲ期或Ⅳ期上皮性卵巢癌、输卵管癌或原发性腹膜癌患者的一线治疗。

（6）用于联合紫杉醇和顺铂或紫杉醇和托泊替康用于持续性、复发性或转移性宫颈癌患者的治疗。

2.【国外说明书收录情况】

（1）美国FDA批准贝伐珠单抗联合干扰素用于转移性肾癌，使用剂量为10mg/kg，联合干扰素，每2周1次。

（2）欧洲EMA批准贝伐珠单抗联合紫杉醇或者卡培他滨用于转移性乳腺癌治疗，推荐剂量为每2周给药1次，10mg/kg或每3周1次，15mg/kg，静脉输注，持续治疗直至潜在疾病进展或出现不可接受的毒性。

（3）美国FDA批准贝伐珠单抗联合紫杉醇、多柔比星脂质体或托泊替康，用于之前接受过不超过2期化疗的铂耐药型复发卵巢癌，推荐每2周给予10mg/kg紫杉醇、多柔比星脂质体或托泊替康每3周给药托泊替康15mg/kg。

3.【国内指南共识】

（1）转移性乳腺癌：中国临床肿瘤学会（CSCO），《乳腺癌诊疗指南》（2022版），三阴性晚期乳腺癌解救治疗，对于紫杉类治疗敏感的，Ⅱ级推荐紫杉类+贝伐珠单抗（推荐等级2B）。对于紫杉类治疗失败的，Ⅱ级推荐联合治疗卡培他滨+贝伐珠单抗（推荐等级2B）。

（2）铂耐药型复发卵巢癌（联合紫杉醇、多柔比星脂质体或托泊替康）：中国临床肿瘤学会（CSCO），《卵巢癌诊疗指南》（2022版），Ⅰ级推荐多柔比星脂质体+贝伐珠单抗、紫杉醇周疗+贝伐珠单抗、托泊替康±贝伐珠单抗。

4.【国外指南共识】　铂耐药型复发卵巢癌（联合紫杉醇、多柔比星脂质体或托泊替康）：NCCN临床实践指南，《卵巢癌包括输卵管癌和原发性腹膜癌》（2023.V2），推荐使用卡铂和紫杉醇+贝伐单抗。

5.【MICROMEDEX数据库收录结果】

（1）转移性肾癌（联合干扰素）：有效性级别Class Ⅱa；推荐等级Class Ⅱb；证据强度Category B。

（2）转移性乳腺癌：有效性级别Class Ⅱb（联合不包含紫杉醇的化疗一线治疗HER2阴性转移性乳腺癌），Class Ⅱa（联合包含紫杉醇的化疗一线治疗；联合化疗二线治疗）；推荐等级Class Ⅱb；证据强度Category B。

（3）铂耐药型复发卵巢癌（联合紫杉醇、多柔比星脂质体或托泊替康）：有效性级别Class Ⅱa；推荐等级Class Ⅱa；证据强度Category B。

6.【作用机制】　通过特异性与VEGF结合，阻断VEGF与VEGFR结合，阻断血管生成的信号传导途径，抑制肿瘤新生血管形成，从而抑制肿瘤细胞生长、发挥抗肿瘤作用。

7.【用药监护】

（1）最严重的不良反应包括胃肠道穿孔、出血。最常见包括高血压、疲乏或乏力、腹泻和腹痛。

（2）贝伐珠单抗输注液不能与右旋糖或葡萄糖溶液同时或混合给药。不能静脉内推注或快速注射。

（3）出现以下情况，需要停止使用贝伐珠单抗：胃肠道穿孔（胃肠道穿孔、胃肠道瘘形成、腹腔脓肿），内脏瘘形成、需要干预治疗的伤口裂开以及伤口愈合并发症、重度出血、重度动脉血栓事件、危及生命（4级）的静脉血栓栓塞事件，包括肺栓塞、高血压危象或高血压脑病、可逆性后部脑病综合征（PRES）、肾病综合征。

（4）出现以下状况，需暂停使用贝伐珠单抗：择期手术前至少4周、药物控制不良的重度高血压、中度到重度的蛋白尿需要进一步评估、重度输液反应。

8.【用药交代】 妊娠期间禁用，治疗期间停止哺乳，并且在最后一次贝伐珠单抗治疗后的至少6个月内不要采取母乳喂养。

（二十九）沙利度胺片

序号	超说明书用药内容	超说明书用药类型
1	用于新诊断的多发性骨髓瘤，与地塞米松联用	超适应证
2	用于白塞病（皮肤黏膜、胃肠道受累）	超适应证

1.【NMPA已批准的适应证】 用于控制瘤型麻风反应症。

2.【国外说明书收录的用法】 美国FDA已批准与地塞米松联合用于治疗新诊断的多发性骨髓瘤。未见批准用于白塞病。另FDA已批准沙利度胺用于麻风结节性红斑、麻风结节性红斑的预防。

3.【国内指南共识】

（1）多发性骨髓瘤：中国医师协会血液科医师分会、中华医学会血液学分会、中国医师协会多发性骨髓瘤专业委员会，《中国多发性骨髓瘤诊治指南》（2020年修订）指出，多发性骨髓瘤维持治疗可选择来那度胺、硼替佐米、伊沙佐米、沙利度胺等，对于有高危因素的患者，主张用含有蛋白酶体抑制剂的方案进行维持治疗2年或以上。高位患者建议两药联用，不可单独使用沙利度胺。适于移植患者的诱导治疗可选下述方案：硼替佐米/地塞米松、来那度胺/地塞米松、来那度胺/硼替佐米/地塞米松、硼替佐米/阿霉素/地塞米松、硼替佐米/环磷酰胺/地塞米松、硼替佐米/沙利度胺/地塞米松、沙利度胺/阿霉素/地塞米松、沙利度胺/环磷酰胺/地塞米松。

（2）白塞病

①中华医学会风湿学分会，《白塞病诊断与治疗指南》（2011版）。

②中华医学会风湿病学分会，《白塞综合征诊疗规范》（2021版）指出，沙利度胺和硫唑嘌呤可用于口腔溃疡和生殖器溃疡。沙利度胺（25～50mg，每晚1次）对口腔、生殖器溃疡和假性毛囊炎有效；沙利度胺（50～100mg/d）可用于食管溃疡及常规治疗无效的肠白塞综合征。

4.【国外指南共识】

（1）《NCCN临床实践指南：多发性骨髓瘤》（2023.V3）指出，卡非佐米/环磷酰胺/沙利度胺/地塞米松可作为早期多发性骨髓瘤（1～3次既往治疗）的治疗。推荐用法用量为200mg/d，睡前或晚餐后1小时口服，与地塞米松联合治疗，28天为一个疗程。地塞米松剂量为40mg/d，分别在第1～4，9～12，

17～20天服用。

（2）欧洲风湿病联盟，《白塞综合征的管理》（2018版更新）。

5.【MICROMEDEX数据库收录结果】

（1）新诊断的多发性骨髓瘤，与地塞米松联合：有效性级别ClassⅠ；推荐等级 ClassⅡa；证据强度Category B。

（2）白塞病（皮肤黏膜、胃肠道受累）：有效性级别ClassⅡa；推荐等级 ClassⅡb；证据强度Category B（成人），Category C（儿童）。

6.【作用机制】 推测有免疫抑制、免疫调节作用，通过稳定溶酶体膜，抑制中性粒细胞趋化性，产生抗炎作用。尚有抗前列腺素、组胺及5-羟色胺作用等。

7.【用药监护】

（1）本品能增强其他中枢抑制剂，尤其是巴比妥类药的作用。

（2）服用本品可能会引起外周神经病变。

（3）儿童禁用。

8.【用药交代】

（1）治疗前至少4周、治疗期间和停药后4周内应采取有效的避孕措施。

（2）怀孕期间不应服用本品。

（3）沙利度胺可导致倦怠和嗜睡。

（4）具有生育能力的女性应避免与沙利度胺片表面接触，若接触到，接触区域应用香皂和清水洗净。

（三十）咪喹莫特乳膏

超说明书用药内容	超说明书用药类型
用于浅表的基底细胞癌	超适应证

1.【NMPA已批准的适应证】 外用：成人外生殖器疣和肛周疣/尖锐湿疣。

2.【国外说明书收录的用法】

（1）美国FDA已批准用于治疗成人当手术方法不太合适，但有随访保证时的躯干、颈部或四肢浅表的皮肤基底细胞癌，推荐剂量为每周5次，持续6周。

（2）美国FDA已批准用于成人光化性角化病，推荐剂量为每周2次，持续

16周。

（3）美国FDA已批准用于12岁或以上患者的外生殖器和肛周疣/尖锐湿疣（EGW）。

3.【国外指南共识】《NCCN临床实践指南：皮肤基底细胞癌》（2022.V1）表示，对于浅表的基底细胞癌患者，可以考虑使用咪喹莫特乳膏、局部5-氟尿嘧啶、光动力疗法或冷冻疗法，尽管治愈率可能低于手术治疗方式。

4.【MICROMEDEX数据库收录结果】 有效性级别Class Ⅰ；推荐等级Class Ⅱa；证据强度Category B。

5.【作用机制】 咪喹莫特能够在用药局部诱导生成多种细胞因子及相关产物，从而产生免疫调节和间接抗病毒作用。咪喹莫特在体内、外均能有效地诱导生成包括α-干扰素和肿瘤坏死因子α等多种细胞因子。在体外能诱导人外周血单核细胞生成下列多种细胞因子：α-干扰素、肿瘤坏死因子α、白细胞介素（IL-1α、IL-1β、IL-6、8、10）、集落刺激因子（C-CSF、GM-CSF）及巨噬细胞类炎蛋白（MIP-1α、MIP-1β）等。

6.【用药监护】 如果出现严重的局部皮肤反应，应用温和的肥皂水洗去药物，皮肤反应消退后可继续治疗。本品有加重皮肤炎症的可能。

7.【用药交代】

（1）用药前/后洗手，临睡前取适量药膏，均匀涂抹一薄层于疣体部位，轻轻按摩直到药物完全吸收，并保留6～10小时，用药部位不要封包。

（2）在涂药膏后6～10小时请勿洗澡；6～10小时后，用清水和中性肥皂将药物从疣体部位洗掉。

（三十一）醋酸戈舍瑞林（10.8mg）

序号	超说明书用药内容	超说明书用药类型
1	子宫内膜异位症	超适应证
2	子宫肌瘤	超适应证

1.【NMPA已批准的适应证】 10.8mg规格用于可用激素治疗的前列腺癌。而3.6mg规格除了前列腺癌外，还可用于绝经前及围绝经期的乳腺癌，以及子宫内膜异位症的治疗，如缓解疼痛，包括减轻疼痛并减少子宫内膜损伤的大小和数目。

2.【国外说明书收录的用法】

（1）加拿大的醋酸戈舍瑞林（10.8mg）药品说明书批准用于子宫内膜异位

症，用于子宫内膜异位症的激素治疗，包括减轻疼痛和减少子宫内膜异位症的病变，仅限于18岁及以上妇女使用，治疗6个月。

（2）意大利、瑞士的醋酸戈舍瑞林（10.8mg）药品说明书批准用于子宫内膜异位症及子宫肌瘤的治疗。意大利说明书：女性每12周腹部皮下注射10.8mg；瑞士说明书：子宫内膜异位症，每12周腹部皮下注射一次，治疗时间为3~6个月。子宫肌瘤，术前预处理用药一次，贫血患者结合铁剂治疗。

3.【MICROMEDEX数据库收录结果】　暂未收录。

4.【作用机制】　本药是一种合成的、促黄体生成素释放激素的类似物，长期使用可抑制垂体的促黄体生成激素的分泌，女性患者在初次用药后21日左右，血清雌二醇浓度受到抑制，并在以后每28天的治疗中维持在绝经后水平。这种抑制与激素依赖性的子宫内膜异位症、子宫肌瘤相关。

5.【用药监护】

（1）已知对促黄体生成素释放激素类似物过敏的患者，妊娠期及哺乳期妇女不可使用本品。

（2）患代谢性骨骼疾病的妇女应慎用。

6.【用药交代】

（1）用药后偶见皮下注射部位的轻度肿胀。

（2）如出现潮红、出汗及性欲减退，一般不需停药。

第二节　抗肿瘤药物超说明书用药案例

案例 ❶

【处方描述】

性别：男　　年龄：68岁

临床诊断：胃癌

处方内容

注射用奥沙利铂	50mg/瓶×3瓶	150mg	q3w	iv.gtt.
5%葡萄糖注射液	250ml/袋×1袋	500ml	q3w	iv.gtt.
卡培他滨片	0.5g×84片	1.5g	bid	po.

【处方问题】

注射用奥沙利铂超适应证用药。

【处方分析】

《NCCN临床实践指南：胃癌》（2023.V1）推荐，围手术期化疗首选方案：氟尿嘧啶、亚叶酸素、奥沙利铂和多西紫杉醇（FLOT）（推荐等级1级）；术前放化疗可选择氟尿嘧啶和奥沙利铂（推荐等级2B）；术后化疗，对于接受过原发性D2淋巴结清扫的患者首选方案为卡培他滨和奥沙利铂（推荐等级1级）。具有较充分的证据支持超说明书用药，奥沙利铂推荐剂量为$130mg/m^2$，静脉输注2个小时，重复给药3周；同时，口服给予卡培他滨$1000mg/m^2$，每日2次，治疗2周后停药1周。

【干预建议】

在对患者给予奥沙利铂后的当天即可开始卡培他滨的治疗，奥沙利铂必须在卡培他滨之前完成给药。做好患者知情同意，加强用药交代。

案例 2

【处方描述】

性别：女　　年龄：62岁

临床诊断：BRCA突变（gBRCAm）HER2阴性乳腺癌

处方内容：

奥拉帕利片	150mg×56粒	150mg	qd	po.
紫杉醇注射液	5ml：30mg/支×8支	240mg	q3w	iv.gtt.
5%葡萄糖注射液	250ml/袋×1袋	250ml	q3w	iv.gtt.

【处方问题】

注射用奥沙利铂超适应证用药，用法用量不适宜。

【处方分析】

奥拉帕利片超适应证用药。美国FDA已批准奥拉帕利用于既往接受过新辅助或辅助化疗、携带致病性或可能致病性胚系BRCA突变（gBRCAm）HER2阴性高危早期乳腺癌患者的辅助治疗，具有较充分的证据支持超说明书用药。用法用量方面，说明书推荐剂量为300mg，每日2次，日总剂量为600mg。如需减少剂量，建议按照说明书调整给药剂量。

【干预建议】

有较充分证据支持奥拉帕利片超适应证用于BRCA突变（gBRCAm）HER2阴性乳腺癌，建议按FDA说明书推荐剂量，调整奥拉帕利片使用剂量由150mg qd改为300mg bid。

案例 ③

【处方描述】

性别：女　　年龄：49岁

临床诊断：乳癌复发转移（解救治疗期）

处方内容

卡铂注射液	100mg : 10ml/支	550mg	q3w	iv.gtt.
5%葡萄糖注射液	500ml/袋	500ml	q3w	iv.gtt.
多西他赛注射液	1ml : 20mg	135mg	q3w	iv.gtt.
氯化钠注射液	250ml/袋	250ml	q3w	iv.gtt.

【处方问题】

卡铂注射液超适应证用药。

【处方分析】

中国抗癌协会临床肿瘤学协作专业委员会（CSCO），《乳腺癌诊疗指南》（2021）推荐，卡铂用于转移性乳腺癌。《NCCN临床实践指南：乳腺癌指南》（2022.V2）提出：铂类药物用于复发或转移性乳腺癌时，应检测患者BRCA1/2突变情况，以确定是否适合PARP抑制剂治疗。具有较充分的证据支持超说明书用药。

【干预建议】

用药前后应密切观测患者的肝肾功能、血象、骨髓抑制及肾功能不全者忌用。做好患者知情同意，加强用药交代。

案例 ④

【处方描述】

性别：女　　年龄：26岁

临床诊断：膀胱癌

处方内容

注射用吉西他滨	0.2g×5瓶	1.6g	q3w	iv.gtt.
氯化钠注射液	100ml/袋	100ml	q3w	iv.gtt.
紫杉醇注射液	5ml：30mg	210mg	q3w	iv.gtt.
氯化钠注射液	500ml/袋	500ml	q3w	iv.gtt.

【处方问题】

吉西他滨注射粉针超适应证用药。

【处方分析】

中国抗癌协会临床肿瘤学协作专业委员会（CSCO）推荐：吉西他滨+紫杉醇用于转移性膀胱癌，Ⅱ级推荐；《NCCN临床实践指南：膀胱癌》（2022.V1）推荐：吉西他滨联合紫杉醇注射液可用于局部晚期或转移性膀胱癌的治疗，Category 2A。具有较充分的证据支持超说明书用药。

【干预建议】

应密切监测血象，发生骨髓抑制时，应暂停化疗或修改治疗方案。出现伴血小板减少症的血色素迅速下降，血清胆红素、肌酐、尿素氮、乳酸脱氢酶上升时应立即停药，做好患者知情同意，加强用药交代。

案例 ❺

【处方描述】

性别：女　　年龄：73岁

临床诊断：胆管癌

处方内容

替吉奥胶囊	20mg/粒×84粒	60mg	bid	po.
注射用奥沙利铂	50mg/瓶×3瓶	150mg	q3w	iv.gtt.
5%葡萄糖注射液GS	250ml/袋×1袋	250ml	q3w	iv.gtt.

【处方问题】

替吉奥胶囊超适应证用药。

替吉奥胶囊说明书：不能切除的局部晚期或转移性胃癌。

【处方分析】

中华医学会外科学分会，《胆管癌诊断与治疗—外科专家共识》指出：对不能手术切除或伴有转移的进展期胆管癌，主要推荐吉西他滨联合铂类抗肿瘤药（顺铂、奥沙利铂等）和（或）替吉奥的化疗方案，加用埃罗替尼可增强抗肿瘤效果。日本PMDA已批准替吉奥用于成人胆道癌。具有较充分的证据支持超说明书用药。

【干预建议】

替吉奥胶囊停药后，如需要服用其他的氟尿嘧啶类抗肿瘤药或氟胞嘧啶抗真菌药，必须有至少7天的洗脱期。做好患者知情同意，加强用药交代。

案例 ⑥

【处方描述】

性别：男　　年龄：57岁

临床诊断： 肠恶性肿瘤

处方内容

替莫唑胺胶囊	100mg×20粒	400mg	qd	po.
卡培他滨片	0.5g×84片	1.5g	bid	po.
利伐沙班片	15mg×30片	15mg	qd	po.

【处方问题】

替莫唑胺胶囊适应证用药。

【处方分析】

中国临床肿瘤学会神经内分泌肿瘤专家委员会，《中国胃肠胰神经内分泌肿瘤专家共识》（2022年版）推荐：替莫唑胺＋卡培他滨或替吉奥作为胃肠胰神经内分泌肿瘤可选择的一线治疗方案；《NCCN临床实践指南：神经内分泌和肾上腺肿瘤》（2022.V1）推荐：替莫唑胺联合或不联合卡培他滨通常作为可切除、局部不可切除或转移性神经内分泌瘤的初级治疗方案。具有较充分的证据支持超说明书用药。

【干预建议】

本品应空腹（进餐前至少1小时）服用。服用本品前后可使用止吐药。如果服药后出现呕吐，当天不能服用第2剂。不能打开或咀嚼本品，应用一杯水整粒吞服。如果胶囊有破损，应避免皮肤或黏膜与胶囊内粉状内容物接触。做好患者知情同意，加强用药交代。

案例 7

【处方描述】

性别：女　　年龄：71 岁

临床诊断： 子宫颈癌（ⅢA 期低分化鳞状细胞癌）

处方内容

紫杉醇注射液	5ml：30mg/瓶	180mg	q3w	iv.gtt.
0.9%氯化钠注射液	500ml/袋	500ml	q3w	iv.gtt.
顺铂注射液	6ml：30mg/瓶	80mg	q3w	iv.gtt.
0.9%氯化钠注射液	500ml/袋	1000ml	q3w	iv.gtt.
托烷司琼注射液	1ml：5mg/支	5mg	ONCE	iv.gtt.
0.9%氯化钠注射液	10ml/支	20ml	ONCE	iv.gtt.

【处方问题】

紫杉醇注射液超适应证用药。

【处方分析】

国家卫生健康委员会，《宫颈癌诊疗指南》（2022年版）推荐：紫杉醇联合顺铂的同步化疗方案为顺铂 $50 \sim 70mg/m^2$、紫杉醇 $135 \sim 175mg/m^2$，放化疗 d1 和 d29。具有较充分的证据支持超说明书用药。

【干预建议】

接受本品治疗的患者应在用本品治疗之前 12 及 6 小时左右给予地塞米松 20mg 口服，或在用本品之前 30 ~ 60 分钟静脉滴注地塞米松 20mg；苯海拉明（或其同类药）50mg，在用紫杉醇之前 30 ~ 60 分钟静脉注射或深部肌内注射，以及在注射本品之前 30 ~ 60 分钟给予静脉滴注西咪替丁（300mg）或雷尼替丁（50mg）。

案例 8

【处方描述】

性别：男　　年龄：63 岁

临床诊断：胃腺癌（pTxNxM1，Ⅳ期，低分化）

处方内容

盐酸伊立替康注射液	2ml：40mg/瓶	86mg	q2w	iv.gtt.
0.9%氯化钠注射液	250ml/袋	250ml	q2w	iv.gtt.
亚叶酸钙注射液	5ml：50mg/瓶	325mg	q2w	iv.gtt.
0.9%氯化钠注射液	250ml/袋	2500ml	q2w	iv.gtt.
注射用氟尿嘧啶	0.25g/支	2.25g	q2w	iv.gtt.
0.9%氯化钠注射液	500ml/袋	500ml	q2w	iv.gtt.
信迪利单抗注射液	10ml：100mg/瓶	200mg	q3w	iv.gtt.
0.9%氯化钠注射液	100ml/袋	100ml	q3w	iv.gtt.

【处方问题】

盐酸伊立替康注射液超适应证用药。

【处方分析】

《NCCN临床实践指南：胃癌》（2023.V1）指出：伊立替康联合氟尿嘧啶为一线治疗方案，推荐第1天，伊立替康180mg/m²（静脉滴注），亚叶酸钙400mg/m²（静脉注射），氟尿嘧啶400mg/m²（静脉推注）；第1天和第2天，氟尿嘧啶1200mg/m²（静脉持续输注24小时），每14天重复一次。信迪利单抗联合氟尿嘧啶是不可切除的局部晚期、复发或转移性胃腺癌的一线治疗。具有较充分的证据支持超说明书用药。

【干预建议】

在第一天持续静脉输注氟尿嘧啶前，需要静脉推注注射用氟尿嘧啶400mg/m²。

案例 ❾

【处方描述】

性别：女　　年龄：52岁

临床诊断：复发性卵巢癌

处方内容

盐酸多柔比星脂质体注射液	10ml：20mg/瓶×2瓶	40mg	q2w	iv.gtt.
0.9%氯化钠注射液	250ml/袋×1袋	250ml	q2w	iv.gtt.

【处方问题】

盐酸多柔比星脂质体注射液溶媒选择不适宜，超适应证用药。

【处方分析】

盐酸多柔比星脂质体注射液需要用5%葡萄糖注射液稀释后使用，其他稀释剂都可能使本品产生沉淀。

盐酸多柔比星脂质体注射液超适应证用药。美国FDA批准盐酸多柔比星脂质体注射液用于卵巢癌；《NCCN临床实践指南：卵巢癌包括输卵管癌和原发性腹膜癌》（2020）具有较充分的证据支持超说明书用药。

【干预建议】

做好患者知情同意，加强用药交代。

案例 ⑩

【处方描述】

性别：女　　年龄：39岁

临床诊断：胰腺癌

处方内容：

注射用盐酸吉西他滨	0.2g/支×7支	1.4g	qw	iv.gtt.
0.9%氯化钠注射液	100ml/袋×1袋	100ml	qw	iv.gtt.
卡培他滨片	0.5g×84片	1.5g	bid	po.

【处方问题】

卡培他滨超适应证用药。

【处方分析】

卡培他滨超适应证用药，《NCCN临床实践指南：胰腺癌》（2021.V1）治疗证据支持有效。卡培他滨治疗2周后停药1周，3周为一个疗程。卡培他滨片剂应在餐后30分钟内用水吞服。

【干预建议】

做好患者知情同意，加强用药交代。

（毕晓莹　赵　宇　林　红　陈欣桦）

参考文献

［1］广东省药学会,《超药品说明书用药目录（2023年版）》（粤药会〔2023〕72号）,2023-07-04.http://www.sinopharmacy.com.cn/notification/2797.html.

［2］奥拉帕利片说明书（利普卓,NMPA）,核准日期：2018年8月22日,修改日期：2020年1月20日.

［3］注射用奥沙利铂说明书（乐沙定,NMPA）,核准日期：2007年3月10日,修改日期：2020年6月22日.

［4］多西他赛注射液说明书（泰索帝,NMPA）,核准日期：2008年5月15日,修改日期：2021年1月21日.

［5］甲磺酸艾立布林注射液说明书（海乐卫,NMPA）,核准日期：2019年07月12日,修改日期：2019年09月18日.

［6］奥妥珠单抗注射液说明书（佳罗华,NMPA）,核准日期：2021年06月01日.

［7］贝伐珠单抗注射液说明书（安维汀,NMPA）,核准日期：2010年2月26日,修改日期：2021年11月17日.

［8］盐酸贝那普利片说明书（洛汀新,NMPA）,核准日期：2016年11月10日.

［9］厄洛替尼片说明书（特罗凯,NMPA）,核准日期：2007年10月4日,修改日期：2018年10月31日.

［10］氟尿嘧啶注射剂说明书（无,NMPA）,核准日期：2006年8月8日.

［11］吉西他滨注射剂说明书（健择,NMPA）,核准日期：2010年5月4日,修改日期：2010年5月4日.

［12］卡铂注射剂说明书（波贝,NMPA）,核准日期：2007年4月24日,修改日期：2020年12月30日.

［13］纳武利尤单抗注射剂说明书（欧狄沃/OPDIVO,NMPA）,核准日期：2019年9月29日,修改日期：2020年8月3日.

［14］克唑替尼胶囊说明书（赛可瑞,NMPA）,核准日期：2013年01月22日,修改日期：2021年06月08日.

［15］甲苯磺酸拉帕替尼片说明书（泰立沙,NMPA）,核准日期：2013年01月22日,修改日期：2016年11月07日.

［16］注射用盐酸美法仑说明书（迈维宁,NMPA）,核准日期：2018年11月30日.

［17］咪喹莫特乳膏说明书（艾达乐，NMPA），核准日期：2007年08月08日，修改日期：2010年03月04日.

［18］注射用奈达铂说明书（奥先达，NMPA），核准日期：2006年11月21日，修改日期：2017年05月07日.

［19］帕博利珠单抗注射液说明书（可瑞达，NMPA），核准日期：2018年07月20日，修改日期：2021年11月17日.

［20］注射用培美曲塞二钠说明书（力比泰，NMPA），核准日期：2006年11月14日，修改日期：2021年06月08日.

［21］培唑帕尼片说明书（维全特，NMPA），核准日期：2017年02月21日，修改日期：2018年03月02日.

［22］沙利度胺片说明书（反应亭，NMPA），核准日期：2006年07月31日，修改日期：2015年12月01日.

［23］甲苯磺酸索拉非尼说明书（多吉美，NMPA），核准日期：2006年09月12日，修改日期：2018年11月06日.

［24］替吉奥胶囊说明书（爱斯万，NMPA），核准日期：2009年01月09日，修改日期：2018年03月02日.

［25］替莫唑胺胶囊说明书（蒂清，NMPA），核准日期：2019年03月18日，修改日期：2021年03月02日.

［26］西妥昔单抗注射液（爱必妥，NMPA），核准日期：2005年12月22日，修改日期：2020年05月19日.

［27］盐酸伊立替康注射液（开普拓，NMPA），核准日期：2019年05月24日，修改日期：2021年02月02日.

［28］依维莫司片说明书（飞尼妥，NMPA），核准日期：2013年01月22日，修改日期：2018年10月17日.

［29］紫杉醇注射液说明书（泰素，NMPA），核准日期：2019年05月05日.

［30］注射液紫杉醇（白蛋白结合型）说明书（艾越，NMPA），核准日期：2018年08月27日.

［31］醋酸戈舍瑞林缓释植入剂说明书（诺雷得，NMPA），核准日期：2007年02月20日，修改日期：2021年03月15日.

第十一章　神经系统疾病超说明书用药

第一节　神经系统疾病常见超说明书用药分析

广东省药学会《超药品说明书用药目录》（2023年版）中，收录神经系统疾病药物约15种，超说明书用药类型共17个，包括超适应证用药18个、超用药人群1个。以下为目录内神经系统超说明书用药介绍。

（一）A型肉毒毒素注射液

序号	超说明书用药内容	超说明书用药类型
1	重度腋下多汗症	超适应证
2	肢体痉挛	超适应证

1.【NMPA说明书收录情况】　眼睑痉挛、面肌痉挛及相关局灶性肌张力障碍。

2.【国外说明书收录情况】　美国FDA已批准A型肉毒毒素用于治疗重度腋下多汗症。

3.【国内指南共识】《多汗症及腋臭的肉毒素注射治疗专家共识》（2017），建议使用2.5~4ml的生理盐水稀释100U肉毒素，浓度为25~40U/ml，每个注射区域（如单侧腋窝、单侧手掌）使用50U肉毒素，每次治疗的总用量不超过200U，以腋下区域为例，常用的单点注射剂量为2~5U（0.1~0.2ml，根据稀释程度不同），平均每侧10~25个注射点。

4.【国外指南共识】《STS多汗症外科治疗专家共识》（2011），建议每个腋窝使用剂量为50单位。

5.【MICROMEDEX数据库收录结果】　有效性级别ClassⅠ；推荐等级ClassⅡa；证据强度Category B。

6.【作用机制】　本品通过裂解胆碱能神经末梢突触前膜内SNAP-25而阻滞外周乙酰胆碱的释放。SNAP-25是一种促使神经末梢内囊泡与突触前膜顺利结合并释放乙酰胆碱的必需蛋白质。注射后的肉毒毒素与特定细胞表面的受体迅速、高亲和地结合，再通过受体介导的吞噬作用使毒素通过细胞膜，通过特异性切割位于突触前膜上的细胞膜突触小体相关蛋白SNAP-25，抑制神经末梢乙酰胆碱（Ach）的量子式释放，由于腋窝的汗腺都主要是受乙酰胆碱能神经纤维的支配，故可阻断汗腺的分泌而发挥相应作用。

7.【用药监护】

（1）患有外周运动神经疾病（例如，肌萎缩性脊髓侧索硬化症或运动神经病变）或神经–肌肉接头疾病的患者接受本品治疗应慎重。

（2）可能出现注射部位附近或远处的肌肉无力。具有吞咽困难和误吸病史的患者使用本品更应特别慎重。重症肌无力患者禁用。

（3）本品的注射间隔不应少于3个月，应该采用最低的有效剂量。

8.【用药交代】

（1）注射部位如有感染，禁止使用。

（2）重症肌无力禁止使用。

（3）注射后如发生吞咽、呼吸困难，请立即寻求医疗救护。

（二）阿替普酶注射液

超说明书用药内容	超说明书用药类型
急性缺血性脑卒中（80岁以上患者）	超用药人群

1.【NMPA说明书收录情况】 急性心肌梗死，血流不稳定的急性大面积肺栓塞。国内说明书指出不能用于80岁以上患者。

2.【国外说明书收录情况】 国外说明书尚无推荐该人群用法。

3.【国内指南共识】 中华医学会神经病学分会，《中国急性缺血性脑卒中诊治指南》（2018），建议对缺血性脑卒中发病3小时内（Ⅰ级推荐，A级证据）和3～4.5小时（Ⅰ级推荐，B级证据）的患者，应按照适应证、禁忌证和相对禁忌证严格筛选患者，尽快静脉给予rt–PA溶栓治疗。使用方法：rt–PA 0.9mg/kg（最大剂量为90mg）静脉滴注，其中10%在最初1分钟内静脉推注，其余持续滴注1小时，用药期间及用药24小时内应严密监护患者（Ⅰ级推荐，A级证据）。在发病3小时内，80岁以上与80岁以下患者效果相似。发病3～4.5小时内，80岁以上患者接受阿替普酶静脉溶栓有效性与安全性与80岁以下一致。

4.【国外指南共识】 美国心脏协会/美国卒中协会（AHA/ASA），《急性缺血性脑卒中患者早期管理准则》（2018），建议0.9mg/kg，最大剂量90mg，总剂量的10%先从静脉推入，剩余剂量在随后60分钟持续静脉滴注。

5.【MICROMEDEX数据库收录结果】 未收录该超人群用法。

6.【作用机制】 阿替普酶（重组人组织型纤维蛋白溶酶原激活剂）是一种糖蛋白，可直接激活纤溶酶原转化为纤溶酶。当静脉给予时，本品在循环系统中表现出相对非活性状态。一旦与纤维蛋白结合后，本品被激活，诱导纤溶酶原转化为纤溶酶，导致纤维蛋白降解，血块溶解。

7.【用药监护】

（1）庆大霉素（生产工艺中痕量残留）过敏的患者、有高危出血患者禁用。

（2）在输注期间和输注后24小时内，注意观察是否发生水肿。

（三）吡仑帕奈片

超说明书用药内容	超说明书用药类型
原发性全身性强直阵挛性癫痫发作的辅助治疗（≥12岁）	超适应证

1.【NMPA说明书收录情况】 成人和4岁及以上儿童癫痫部分性发作患者（伴有或不伴有继发全面性发作）的治疗。

2.【国外说明书收录情况】

（1）美国FDA批准吡仑帕奈用于≥12岁原发性全身性强直阵挛性癫痫发作的辅助治疗。

（2）欧盟EMA批准用吡仑帕奈用于≥7岁原发性全身性强直阵挛性癫痫发作的辅助治疗。

3.【国内指南共识】《2017香港癫痫指南：抗癫痫药的应用（更新版）》《Lennox-Gastaut综合征诊断治疗的中国专家共识》。成人和12岁及以上儿童：起始剂量为2mg，每天1次，睡前口服。根据个体临床反应和耐受性，增加剂量不超过每周1次，每天1次增加2mg。维持剂量为8mg，每天1次，睡前服用。可耐受8mg每天1次，并需要进一步减少癫痫发作的患者，如果耐受，则可能会从剂量增加至每天1次12mg中受益。

4.【国外指南共识】 国外神经内科相关专家小组，《意大利共识：吡仑帕奈作为首个加用抗癫痫药物》（2021）推荐，起始剂量：每次2mg，每天1次。可根据临床反应及耐受性按照每次2mg的增量来增加剂量，每次增加剂量的时间至少间隔1~2周。推荐维持剂量：推荐维持剂量范围为4~8mg/d，每天1次。

5.【MICROMEDEX数据库收录结果】 有效性级别Class Ⅰ；推荐等级

Class Ⅱa；证据强度 Category B。

6.【作用机制】 吡仑帕奈是经化合物库高通量筛选及后续的结构改造优化而开发的一种高度选择性非竞争性谷氨酸受体阻断剂。谷氨酸是介导癫痫发作的主要神经递质。其受体是离子型谷氨酸受体的主要亚型。作为负性变构的 AMPA 受体阻断剂，吡仑帕奈能非竞争性地抑制突触后 AMPA 受体与谷氨酸的作用，减少与癫痫发作相关神经元的过度兴奋放电，从而发挥抗癫痫作用。

7.【用药监护】

（1）对本品的活性成分或乳糖过敏者禁用。

（2）除非明确必要，不推荐本品用于未采取避孕措施的育龄妇女。建议采用其他非激素方法的避孕。妊娠期妇女使用吡仑帕奈的数据量有限（少于300个妊娠结局）。不建议在妊娠期间服用本品。

（3）应对儿童、青少年及成人进行自杀想法和自杀行为迹象的监测。

8.【用药交代】

（1）服用后切勿进行驾驶或机器操作。

（2）不推荐妊娠期妇女使用。

（四）丁苯酞软胶囊

超说明书用药内容	超说明书用药类型
非痴呆型血管性认知障碍	超适应证

1.【NMPA说明书收录情况】 用于治疗轻、中度急性缺血性脑卒中。

2.【国外说明书收录情况】 国外说明书未推荐该用法。

3.【国内指南共识】

（1）中国医师协会神经内科医师分会认知障碍专业委员会，《中国血管性认知障碍诊治指南》（2019版）。

（2）中国卒中学会，《卒中后认知障碍管理专家共识》（2021版）。建议200mg tid，口服。

4.【国外指南共识】 国外指南未推荐该用法。

5.【MICROMEDEX数据库收录结果】 暂未收录。

6.【作用机制】 丁苯酞可增加侧支循环的开放，改善脑血管微循环，减少患者体内花生四烯酸的含量，提高脑缺血缺氧后线粒体 Na^+,K^+-ATP 酶及过氧化物歧化酶的活性，维持线粒体膜电位及防止活性氧产生等，阻断过氧化物酶的激活，防止脂质过氧化，减少胞内钙离子的浓度降低，减少caspase-3的激活，抑制神经元的凋亡及自由基产生，保护线粒体功能。

7.【用药监护】

（1）对本品过敏者、有严重出血倾向者。

（2）肝、肾功能受损者慎用。

（3）用药过程中需注意转氨酶的变化。

（4）有精神症状者慎用。

8.【用药交代】 餐后服用影响药物吸收，故应餐前服用。

（五）多奈哌齐片

序号	超说明书用药内容	超说明书用药类型
1	血管性痴呆	超适应证
2	路易体痴呆	超适应证

1.【NMPA说明书收录情况】 用于轻、中度老年性痴呆的治疗。

2.【国外说明书收录情况】

（1）韩国说明书已批准多奈哌齐用于治疗血管性痴呆。

（2）日本PDMA批准多奈哌齐用于治疗路易体痴呆。

3.【国内指南共识】

（1）用于血管性痴呆：国家卫生健康委办公厅，《血管性认知障碍的诊疗规范》（2020版）建议，初始治疗用量1日1次，一次5mg，睡前口服。至少维持一个月（一般4~6周），以评价早期的临床反应及达到稳态浓度。之后可以将剂量增加到1日1次，一次10mg。

（2）用于路易体痴呆：国微循环学会神经变性病专业委员会，《中国路易体痴呆诊断与治疗指南》（2021版）建议，通常用于成年人，每天服用1次，从3mg开始，在1~2周后增加至5mg，4周或更长时间以5mg增加至10mg。根据症状，剂量可以减少到5mg。

4.【MICROMEDEX数据库收录结果】

（1）血管性痴呆：有效性级别Class Ⅱa；推荐等级 Class Ⅱb；证据强度Category B。

（2）路易体痴呆：未收录。

5.【作用机制】 多奈哌齐作为第二代选择性胆碱酶抑制剂，通过特异性地抑制大脑内乙酰胆碱酯酶对乙酰胆碱的水解，增加基底核神经突触间隙及大脑皮质中乙酰胆碱浓度，多奈哌齐对于中枢神经系统的乙酰胆碱酶具有高度的选择性，可以明显升高乙酰胆碱的浓度，减轻因胆碱能传递受损而导致的神经元变性，从而改善患者认知功能。

6.【用药监护】

（1）本品妊娠期妇女禁用。服用本品不能哺乳。

（2）禁用于对盐酸多奈哌齐、哌啶衍生物或制剂中赋形剂有过敏史的患者。

（3）禁用于妊娠期妇女。本制剂含有乳糖。对半乳糖不耐症、Lapp乳糖酶缺乏症或葡萄糖-半乳糖吸收不良等罕见遗传问题的患者禁用。

（4）盐酸多奈哌齐为胆碱酯酶抑制剂，麻醉时可能会增强琥珀酰胆碱型药物的肌肉松弛作用。

（5）胆可对心率产生迷走样作用（如心动过缓），患有"病窦综合征"或其他室上性心脏传导疾病如窦房或房室传导阻滞的患者需尤其注意。

7.【用药交代】 服用后勿进行驾驶汽车或操作复杂机器。

（六）卡巴拉汀胶囊

超说明书用药内容	超说明书用药类型
血管性痴呆	超适应证

1.【NMPA说明书收录情况】 用于治疗轻、中度阿尔茨海默型痴呆的症状。

2.【国外说明书收录情况】 国外说明书未推荐该用法。

3.【国内指南共识】 国家卫生健康委办公厅，《血管性认知障碍的诊疗规范》（2020年版），建议起始剂量3mg/d口服，根据个体差异，至少每隔2周增加药量，以达到最大可耐受剂量，但每日不应超过12mg。

4.【国外指南共识】《2019 AAGBI指南：痴呆患者围术期管理》，建议每日3~6mg，无明显不良反应和撤药反应。

5.【MICROMEDEX数据库收录结果】 有效性级别Class Ⅱb（多发梗死性痴呆）；推荐等级Class Ⅱb；证据强度Category B。

6.【作用机制】 卡巴拉汀，是一种氨基甲酸类选择性作用于脑内的乙酰和丁酰胆碱脂酶抑制剂，通过延缓功能完整的胆碱能神经元所释放的乙酰胆碱的降解而促进胆碱能神经传导。本品可以改善阿尔茨海默病患者胆碱能介导的认知功能障碍。淀粉样蛋白斑被认为是阿尔茨海默病的主要病理特征之一，有些证据显示乙酰胆碱酯酶抑制剂能够减缓 β – 淀粉样前体蛋白（APP）片段沉积所致淀粉样蛋白的形成。调节乙酰胆碱代谢配合，还可以高选择性抑制基底核、海马，以及颞叶、顶叶、额叶皮质部位，故卡巴拉汀可能有更好地改善老年痴呆患者认知功能的作用。

7.【用药监护】

（1）治疗期间应密切监测患者的体重。体重低于50kg的患者可能发生更多不良事件。

（2）有哮喘病史或其他阻塞性肺疾病的患者需慎用重酒石酸卡巴拉汀。

（3）与其他拟胆碱药一样，卡巴拉汀可能会导致或使患者锥体外系反应加剧。

（4）本品具有影响抗胆碱药物活性的药效学作用特点，故不应与其他拟胆碱药合用。作为胆碱酯酶抑制剂，本品可以增强肌肉松弛药镇痛时的肌肉松弛效果。

（5）禁止应用于严重肝脏损伤的患者。

8.【用药交代】

（1）最常见不良反应包括恶心、呕吐和腹泻。

（2）早晚进餐时与食物同服。

（七）利多卡因凝胶贴膏

超说明书用药内容	超说明书用药类型
局部外周神经病理性疼痛	超适应证

1.【NMPA说明书收录情况】　用于缓解带状疱疹后遗神经痛，用于无破损皮肤。

2.【国外说明书收录情况】　国外说明尚无推荐该用法。

3.【国内指南共识】　神经病理性疼痛特别兴趣小组（NeuPSIG），《成人神经性疼痛的药物治疗：系统评价，荟萃分析和最新的NeuPSIG建议》（2015年）建议，用于无破损皮肤，覆盖疼痛最严重的区域。按处方量贴敷（单次同时最多使用 3 贴），24 小时内累计贴敷时间不超过12小时。患者可根据疼痛部位面积,在除去塑料覆膜前用剪刀将本品剪成小块使用。

4.【国外指南共识】 英国国家卫生与临床优化研究所,《成人神经性疼痛药物管理指南》(2013)建议,于疼痛部位贴1~3贴,最长12小时。

5.【MICROMEDEX数据库收录结果】 暂未收录。

6.【作用机制】 目前认为受损的周围神经的异常放电是神经病理性疼痛的主要原因,利多卡因是一种钠通道阻滞剂,可选择性抑制受损伤的周围神经能介导背根神经节和邻近的脊髓背角神经元异位放电来产生镇痛效果,其浓度的增高可以抑制更多的周围神经细胞膜上异常高表达钠通道,从而产生更理想的镇痛效果。

7.【用药监护】

(1)对于酰胺类局麻药有过敏史的患者,或对本品其他成分有过敏史的患者禁用。

(2)一旦本品与含利多卡因的其他药物合并使用,应考虑全部制剂的总剂量。服用一类抗心律失常药物(如妥卡尼、美西律)的患者应慎用本品,因为毒性作用可能产生叠加或协同。

(3)严重肝病患者:因其肝脏不能正常代谢利多卡因,发生利多卡因中毒的风险较大。

8.【用药交代】

(1)一天内敷贴时间不应超过12小时。

(2)勿用于破损皮肤。

(八)美金刚片

超说明书用药内容	超说明书用药
血管性痴呆	超适应证

1.【NMPA说明书收录情况】 治疗中重度至重度阿尔茨海默型痴呆。

2.【国外说明书收录情况】 国外说明尚无推荐该用法。

3.【指南共识】 国家卫生计生委脑卒中防治工程委员会,《2016中国血管性认知障碍诊疗指导规范》;国家卫生健康委办公厅,《血管性认知障碍的诊疗规范》(2020年版),建议起始剂量,5mg口服,每日1次;至少间隔1周增加剂量,每次剂量增加5mg,至10mg/d(5mg,每日2次),15mg/d(一次5mg,另一次10mg)以及20mg/d(10mg,每日2次);目标剂量为20mg/d。

4.【MICROMEDEX数据库收录结果】 有效性级别Class Ⅱa；推荐等级 Class Ⅱb；证据强度Category B。

5.【作用机制】 美金刚可以通过抑制caspase-3介导的细胞凋亡通路、减少自由基的产生，以及阻止DNA断裂来减少神经细胞死亡，而且美金刚可通过增加脑源性神经营养因子来发挥神经保护作用。美金刚不仅可阻断N-甲酰-D-天冬氨酸（NMDA）受体过度激活引起的兴奋性毒性作用，而且可通过上调NR1、NR2A和NR2B蛋白的表达，来恢复NMDAR的生理功能。

6.【用药监护】

（1）除非明确需要，妊娠期妇女不应服用本品。

（2）应避免与N-甲基-D-天门冬氨酸（NMDA）受体阻断剂，如金刚烷胺、氯胺酮或右美沙芬合用。

7.【用药交代】 服用本品的患者在驾车或操作机械时要特别小心。

（九）莫达非尼胶囊：用于发作性睡病，超适应证用药

超说明书用药内容	超说明书用药类型
发作性睡病	超适应证

1.【NMPA说明书收录情况】 抑郁症患者。特发性嗜睡或发作性睡眠症。

2.【国外说明书收录情况】 美国FDA已批准莫达非尼片用于成人发作性睡病（EDS）。

3.【国内指南共识】 中华医学会神经病学分会睡眠障碍学组，《中国发作性睡病诊断与治疗指南》（2022），莫达非尼是治疗EDS的首选药物之一，可改善65%～90%的EDS症状。莫达非尼口服吸收良好，半衰期为9～14小时，服药2～4天后药物达到稳态血药浓度。莫达非尼治疗发作性睡病的初始剂量为每天100mg，此后每5天增加50～100mg，直至达到标准剂量200～400mg。通常在早晨顿服200mg，如果仍残留思睡症状，可逐渐增量至400mg/d，分2次在早晨和中午服药。

4.【国外指南共识】 美国睡眠医学会（AASM），《发作性睡病及其他中枢源性睡眠过度症的治疗实践规范》（2007），建议片剂：口服。每日睡前1.5小时服50～100mg，每4～5天增加50mg，直至最适剂量（每日200～400mg）。胶囊剂：口服。一次200mg，一日一次，早上服用。

5.【MICROMEDEX数据库收录结果】 有效性级别Class Ⅰ；推荐等级

Class Ⅱ a；证据强度 Category B。

6.【作用机制】 本品通过激活下丘脑觉醒中枢、兴奋下匠脑食欲素能神经元，以及作用于DA转运体降低DA的转运和代谢等机制，从而呈现催醒作用。莫达非尼是一个独特的高度选择性的大脑节后神经元受体，即 α1-肾上腺素能受体激动剂，这些位点可以接受去甲肾上腺素神经递质。去甲肾上腺素的主要功能是调节警醒状态和清醒-睡眠周期，并在保持注意力、记忆力、学习能力、大脑的可塑性和神经保护性中起一定作用。

7.【用药监护】

（1）已有使用莫达非尼后出现严重的、危及生命的皮疹的报道，包括史蒂文斯-约翰逊综合征、中毒性表皮坏死松解症和伴有嗜酸性粒细胞增多和全身症状的皮疹。通常情况下发生皮疹后应立即停药，除非能确认皮疹与莫达非尼无关。

（2）莫达尼非禁用于儿科任何适应证。

8.【用药交代】 服药期间应当谨慎开车或操作其他危险的机械装置。

（十）普萘洛尔片：用于特发性震颤、预防偏头痛，超适应证用药

序号	超说明书用药内容	超说明书用药类型
1	特发性震颤	超适应证
2	预防偏头痛	超适应证

1.【NMPA说明书收录情况】 高血压、劳力型心绞痛。

2.【国外说明书收录情况】 美国FDA批准普萘洛尔用于治疗成人特发性震颤；FDA批准普萘洛尔用于预防成人偏头痛。

3.【国内指南共识】

（1）特发性震颤：中华医学会，《临床诊疗指南—神经病分册》；中华医学会神经病学分会帕金森病及运动障碍学组，《特发性震颤基层诊疗指南》（2021版）。建议每日30~240mg，日服2~3次。

（2）预防偏头痛：中华医学会，《临床诊疗指南—疼痛学分册》建议，每日30~240mg，日服3~4次。

4.【国外指南共识】

（1）美国神经病学学会，《基于证据的指南更新—特发性震颤治疗指南》（2011版）建议，速释剂型，起始剂量，40mg口服，每日2次，速释剂型，维

持剂量，120～320mg/d，分数次服用。

（2）法国头痛协会，《成人偏头痛的诊断和治疗指南》（2021版）建议，速释剂型，起始剂量，80mg/d，口服，分数次服用，调整至维持剂量；维持剂量范围，160～240mg/d，分数次服用。

5.【MICROMEDEX数据库收录结果】 特发性震颤、预防偏头痛：有效性级别Class Ⅰ；推荐等级Class Ⅱa；证据强度Category B。

6.【作用机制】 普萘洛尔有效缓解特发性震颤症状主要是通过拮抗外周β-肾上腺素能肌肉受体来降低震颤幅度。

7.【用药监护】 支气管哮喘、心源性休克、心脏传导阻滞（二至三度房室传导阻滞）、重度或急性心力衰竭、窦性心动过缓者禁用。

8.【用药交代】 本品口服可空腹或与食物共进。

（十一）普瑞巴林胶囊

序号	超说明书用药内容	超说明书用药类型
1	糖尿病周围神经病变–神经病理性疼痛（DSPN）	超适应证
2	脊髓损伤相关的神经病理性疼痛	超适应证

1.【NMPA说明书收录情况】 带状疱疹后神经痛、纤维肌痛。

2.【国外说明书收录情况】

（1）美国FDA批准普瑞巴林用于治疗成人糖尿病周围神经病变相关的神经性疼痛，推荐对于肌酐清除率至少为60ml/min的患者，普瑞巴林的最大推荐剂量为100mg，每天3次（300mg/d）。开始剂量为50mg，一天3次（150mg/d）。根据疗效和耐受性，可在1周内将剂量增加至300mg/d。

（2）美国FDA批准普瑞巴林用于脊髓损伤相关的神经病理性疼痛，建议成人推荐剂量范围为150～600mg/d；推荐的起始剂量为每日2次，每次75mg（150mg/d）；根据疗效和耐受性，可在1周内增加剂量至150mg，每日2次（300mg/d）。

3.【国内指南共识】 中华医学会糖尿病学分会神经并发症学组，《糖尿病神经病变诊治专家共识》（2021版）推荐，普瑞巴林为治疗DSPN的首选药物，大多数研究证实普瑞巴林能够至少改善DSPN疼痛的30%～50%。建议推荐起始剂量为50mg，每日3次（150mg/d），根据该药有效性和患者的耐受情况，1周内可增加至最大剂量100mg口服，每日3次（300mg/d）。

4.【国外指南共识】加拿大临床实践指南,《脊髓损伤后神经源性疼痛的康复治疗》(2021)建议,普瑞巴林可以使用150~600mg/d的灵活剂量。

5.【MICROMEDEX数据库收录结果】

(1)糖尿病周围神经病变—神经病理性:有效性级别Class Ⅱ a;推荐等级Class Ⅱ b;证据强度Category B。

(2)脊髓损伤相关的神经病理性疼痛:有效性级别Class Ⅱ a;推荐等级Class Ⅱ b;证据强度Category B。

6.【作用机制】 普瑞巴林可减少谷氨酸为主的兴奋性神经递质释放,从而抑制神经元的过度兴奋以达到镇痛的目的,并通过抑制TRPV1蛋白表达来缓解神经病理性疼痛。

7.【用药监护】

(1)如果患者出现血管性水肿症状应立即停用本品。同时服用其他引起血管性水肿的药物时(如血管紧张素转换酶抑制剂),血管性水肿的发生风险可能增加。

(2)如出现包括皮肤发红、水疱、荨麻疹、皮疹、呼吸困难及喘息等不良反应,应立即停用本品。

(3)治疗期间,应监测患者是否出现抑郁、自杀想法或行为,和(或)情绪或行为的任何异常变化。

8.【用药交代】

(1)本品可与食物同服,也可以单独服用

(2)如需要停服,建议至少1周逐渐减停。

(3)服用本品可能会出现头晕或嗜睡。

(十二)人免疫球蛋白注射剂

序号	超说明书用药内容	超说明书用药类型
1	慢性炎性脱髓鞘性多发性神经根神经病	超适应证
2	成人皮肌炎	超适应证

1.【NMPA说明书收录情况】 原发性免疫球蛋白G缺乏症、继发性免疫球蛋白G缺陷病、自身免疫性疾病。

2.【国外说明书收录情况】

(1)美国FDA批准静脉注射人免疫球蛋白用于慢性炎性脱髓鞘性多发性

神经根神经病（CIDP），每天剂量2g/kg，连续2天给药。初始输注速度1.0mg/（kg·min）；最大输液速度（按耐受情况而定）：12mg/（kg·min）。

（2）美国FDA批准静脉注射人免疫球蛋白用于成人皮肌炎，每日剂量1g/kg，每4周连续2～5天给药。初始输注速度1.0mg/（kg·min）；最大输液速度（按耐受情况而定）：4mg/（kg·min）。

3.【国内指南共识】 中华医学会神经病学分会、中华医学会神经病学分会周围神经病协作组，《慢性炎性脱髓鞘性多发性神经根神经病诊治中国专家共识》（2022），把人免疫球蛋白列为一线治疗方案，建议400mg/（kg·d），静脉滴注，连续5天。疗效通常可维持3～4周，之后需要定期维持。目前尚缺乏统一的维持方案，可根据患者用药后无力的变化，个体化定期使用，每1～2个月输注1次，每次3～5天。维持治疗时，可考虑皮下注射剂型，其疗效和静脉注射相似，长期治疗时更为方便。

4.【国外指南共识】 欧洲神经病学学会/周围神经学会，《慢性炎性脱髓鞘性多神经根神经病的诊断和治疗指南》（2021版）。

5.【MICROMEDEX数据库收录结果】 有效性级别Class Ⅰ；推荐等级Class Ⅰ；证据强度Category A。

6.【作用机制】 CIDP患者输注人免疫球蛋白后，表达ICAM-1的T细胞数量明显减少，可能与ICAM-1表达降低后炎症神经病中免疫细胞的迁移能力随之降低有关，以抑制炎症反应。经静脉输注后，能迅速提高受者血液中的IgG水平，增强机体的抗感染能力和免疫调节功能。

7.【用药监护】

（1）对于肾功能不全或衰竭的患者，要以最小的速度输注。

（2）对有高黏血症风险患者的血液黏度进行基线评估，对于有血栓形成风险的患者，要在最小剂量下缓慢输注。可能发生无菌性脑膜炎综合征，特别是在高剂量或快速输注时。可能发生溶血性贫血。监测溶血和溶血性贫血患者的临床体征和症状。

（十三）他克莫司胶囊

序号	超说明书用药内容	超说明书用药类型
1	原发性肾病综合征	超适应证
2	狼疮性肾炎	超适应证
3	重症肌无力	超适应证

1.【NMPA说明书收录情况】 预防肝脏或肾脏移植术后的移植物排斥反应。

2.【国外说明书收录情况】 美国FDA批准他克莫司（TAC）用于预防心脏移植术后的移植物排斥反应，尚未批准其他上述适应证。

3.【国内指南共识】

（1）治疗原发性肾病综合征：中国成人肾病综合征免疫抑制治疗专家组，《中国成人肾病综合征免疫抑制治疗专家共识》（2014）建议，建议使用钙调神经磷酸酶抑制剂（CNI）1~2年［他克莫司0.05~0.10mg/（kg·d）或环孢素A 3.0mg/（kg·d）起始，分2次口服，间隔12小时］，后根据血药浓度调整剂量，药物浓度：他克莫司（5~10ng/ml），环孢素A（100~150ng/ml），待有效后，逐渐减量至低剂量维持。建议CNI与小剂量糖皮质激素［泼尼松0.4~0.5mg/（kg·d）］联合用药，也有研究提示单用CNI可能有效；

（2）治疗狼疮性肾炎：中国狼疮肾炎诊断和治疗指南编写组，《中国狼疮肾炎诊断和治疗指南》（2019）建议，多靶点方案中的药物剂量和血药浓度：多靶点诱导方案，吗替麦考酚酯（MMF）治疗剂量为1.0g/d，Tac剂量为4mg/d，根据肾损伤程度、MMF和Tac血药浓度及患者耐受性调整药物的剂量。SCr升高，或血清蛋白水平<20g/L时，MMF剂量减为0.50~0.75g/d。Tac谷浓度一般为5~8μg/L，如超过10μg/L，或出现不良反应，Tac应减量。治疗程需监测淋巴细胞数量、SCr和肝功能。

（3）治疗重症肌无力：中国免疫学会神经免疫学分会，《中国重症肌无力诊断和治疗指南》（2020）建议：3.0mg/d，分2次空腹口服，或按体重0.05~0.10mg/（kg·d）。建议：可于服药或者调整药物剂量3~4天后筛查血药浓度，理想谷浓度为2~9ng/ml。

4.【国外指南共识】 美国心脏协会（AHA），《抗体介导的心脏移植排斥的诊断和管理科学声明》（2015）建议，普通胶囊，推荐每日服药2次（如早晨和晚上）。对于缓释胶囊，1日1次，清晨服用，若清晨忘记服药，应当天迅速补服，不要在第二天同时服用两倍剂量；美国重症肌无力基金会（MGFA），《重症肌无力管理国际共识》（2016）建议30mg/d，分2次空腹口服，或按体重0.05~010mg/（kg·d）。建议：可于服药或者调整药物剂量3~4天后筛查血药浓度，理想谷浓度为2~9ng/ml。

5.【MICROMEDEX数据库收录结果】 有效性级别Ⅱa；推荐等级

Class Ⅱb；证据强度 Category B。

6.【作用机制】 随着他克莫司浓度的提高，诱导可溶性黏附分子（sICAM-1）的浓度逐渐上升。sICAM-1是一种具有多种生物功能的跨膜糖蛋白，能介导细胞黏附、趋化及淋巴细胞归巢等，参与炎症和免疫反应，在机体的生理和病理过程中发挥作用，并与免疫反应中中性粒细胞的吞噬作用、T细胞的识别抗原和活化、靶细胞的杀伤、T细胞对B细胞的激活及诱导分化、抗体形成等过程有关，通过抑制炎性细胞因子（TNF-α）的水平，sICAM-1的产生，全面提高具有免疫保护作用细胞因子（IL-10、IFN-γ等）的水平来发挥治疗作用。

7.【用药监护】

（1）由于免疫抑制，发生淋巴瘤和其他恶性肿瘤，尤其是皮肤癌的风险增加；对细菌、病毒、真菌和原虫感染包括机会感染在内的易感性增加。

（2）他克莫司可引起广泛的神经毒性，尤其是高剂量使用时。最严重的神经毒性包括可逆性后部脑病综合征（PRES）、谵妄和昏迷，可通过放射检查确诊。如果疑似或确诊PRES，应维持血压控制，建议立即减少免疫抑制药物剂量。

（3）服用他克莫司期间应避免同时服用含贯叶连翘的草药制剂或其他草药制剂；推荐在腹泻发作期间应严密监测他克莫司的血浓度。

（4）应避免将他克莫司和环孢素一同服用。

8.【用药交代】

（1）服药期间避免饮用酒精或含酒精的饮品。

（2）建议平常应穿着防护性衣物，使用保护系数高的防晒油，减少在阳光和紫外线暴露时间。

（十四）托吡酯片

超说明书用药内容	超说明书用药类型
12岁以上患者偏头痛的预防	超适应证

1.【NMPA说明书收录情况】 用于初诊为癫痫的患者的单药治疗或曾经合并用药现转为单药治疗的癫痫患者。

2.【国外说明书收录情况】 美国FDA已批准托吡酯用于12岁及12岁以上患者偏头痛的预防。

3.【国内指南共识】 中国医师协会神经内科医师分会疼痛与感觉障碍学组，《偏头痛与抑郁障碍共病诊治中国专家共识》建议，对于≥12岁的患者，托吡酯片用于偏头痛预防性治疗的推荐日总剂量为100mg，分2次给药。推荐的剂量滴定方式如下：第1周，早晨不服药，晚上服药25mg；第2周早晨服药25mg，晚上服药25mg；第3周，早晨服药25mg，晚上服药50mg；第4周，早晨服药50mg，晚上服药50mg。剂量的滴定速度应以临床疗效为指导，如果需要，可延长两次剂量调整的间隔。

4.【国外指南共识】 美国神经病学学会（AAN）、美国头痛学会（AHS），《AAN/AHS实践指南：预防儿童偏头痛的药物治疗》（2019）。

5.【MICROMEDEX数据库收录结果】 有效性级别：成人Class Ⅰ，儿童Class Ⅱb；推荐等级：成人Class Ⅱa，儿童Class Ⅱb；证据强度成人Category B，儿童Category A 6。

6.【作用机制】 托吡酯预防治疗偏头痛的作用机制可能包括以下几方面：阻断电压门控钠离子通道；使GABA作用增强并使GABA受体大量激活；可以阻断钙离子通道，减少谷氨酸等神经递质释放；可以调节三叉神经血管的信号传导，降低神经元兴奋性；另外，还可以抑制皮层扩散性抑制（CSD）的产生和扩展。

7.【用药监护】

（1）妊娠期妇女服用本品可导致胎儿伤害。另外，与单药治疗相比，托吡酯与抗癫痫药物（AED）联合治疗时的致畸风险升高。

（2）建议在基线和托吡酯治疗期间定期监测血清碳酸氢盐。如果发生并持续存在代谢性酸中毒，应该考虑降低剂量或者停用（采用剂量递减方法）本品。

8.【用药交代】

（1）本品治疗期间任何时候发生视觉问题，都应考虑停药。

（2）应该密切监测是否存在出汗减少和体温升高的症状，特别是在炎热天气中。在运动前或运动中、或处于较高温度环境中时，保持适当的水量摄入可以减少与发热有关的不良事件。

（3）最常见的不良反应：①认知相关障碍（例如意识混乱、精神运动迟缓、集中/注意困难、记忆困难、讲话或者语言问题，尤其是找词困难）；②精神/行为障碍（例如抑郁或者情绪问题）；③嗜睡或者疲倦。

（十五）盐酸戊乙奎醚注射液

超说明书用药内容	超说明书用药类型
术后肺部并发症高危人群，如拟行上腹部开腹手术或开胸手术（非心脏手术）	超适应证

1.【NMPA说明书收录情况】 选择性抗胆碱药。用于麻醉前给药以抑制唾液腺和气道腺体分泌，也可用于有机磷毒物（农药）中毒急救治疗和中毒后期或胆碱酯酶（ChE）老化后维持阿托品化。

2.【国外说明书收录情况】 美国FDA未收录该用法。

3.【国内指南共识】

（1）《中国胸外科围手术期气道管理指南（2020版）》编写委员会，《中国胸外科围手术期气道管理指南》（2020版）指出，抗胆碱能药物通过阻断 M 受体松弛气道平滑肌，抑制黏液分泌，与 β_2 受体激动剂具有互补作用。雾化给药对于围手术期部分年老体弱或婴幼儿、吸气流速极低、疾病程度较重的患者是更佳选择。尤其术后初期，患者因疼痛、无力、气道水肿等原因无法用力吸气，更适合雾化吸入治疗。

（2）广东省医学会麻醉学分会，《麻醉前应用抗胆碱能药物的广东省专家共识》（2021版）：盐酸戊乙奎醚可选择性作用于 M_1、M_3 受体，而对 M_2 受体作用较弱，保留了其负反馈调控乙酰胆碱释放的生理功能，因而对心率影响小。围手术期使用盐酸戊乙奎醚能选择性作用于气道和肺组织中的 M_1、M_3 受体，可有效抑制腺体分泌、松弛气道平滑肌、降低肺的弹性阻力、增加肺顺应性，从而改善术中肺部通气和氧合，降低术后肺部感染、肺不张等并发症的发生。

4.【MICROMEDEX数据库收录结果】 未收录（超人群）。

5.【作用机制】 戊乙奎醚可以明显减少气道黏液分泌，扩张支气管，减少肺不张的形成，提高潮气量，而且小气道远端的持续开放保持了肺泡的扩张状态，避免了肺泡的反复扩张和萎陷。对肺表面活性物质的生成和活性也有促进作用，从而达到肺保护的作用，并对血流动力学无明显影响。

6.【用药监护】

（1）因抑制呼吸道腺体分泌，故对于严重的呼吸道感染伴痰少、黏稠者，慎用。

（2）心跳不低于正常值时，一般不需配伍用阿托品。

（3）本品消除半衰期较长，每次用药间隔时间不宜过短，剂量不宜过大。

7.【用药交代】 青光眼患者禁用。

第二节 神经系统疾病超说明书用药案例

案例 ①

【处方描述】

性别：女　　年龄：57岁

临床诊断：重度腋下多汗症

处方内容

| 注射用A型肉毒毒素 | 50U×1支 | 50U | ih. |
| 氯化钠注射液 | 10ml×1支 | 2ml | ih. |

【处方问题】

A型肉毒毒素超适应证用药。

【处方分析】

A型肉毒毒素说明书适应证为眼睑痉挛、面肌痉挛及相关局灶性肌张力障碍。暂时改善65岁及65岁以下成人因皱眉肌或降眉间肌活动引起的中度至重度皱眉纹。A型肉毒毒素抑制神经末梢乙酰胆碱（ACh）的量子式释放，由于腋窝的汗腺都主要是受乙酰胆碱能神经纤维的支配，故可阻断汗腺的分泌而发挥相应作用。美国FDA及《汗症及腋臭的肉毒素注射治疗专家共识（2017）》多已推荐A型肉毒毒素用于治疗重度腋下多汗症。

【用药干预】

具有较充分的证据支持A型肉毒毒素超适应证用药用于重度腋下多汗症患者，建议做好患者知情告知。

案例 ②

【处方描述】

性别：女　　年龄：62岁

临床诊断：血管性认知功能障碍

处方内容

硝苯地平控释片	30mg × 30 片	30mg	qd	po.
阿托伐他汀片	20mg × 30 片	20mg	qd	po.
美金刚片	10mg × 30 片	10mg	qd	po.

【处方问题】

美金刚片、硝苯地平控释片和阿托伐他汀片均超适应证用药。

【处方分析】

美金刚片说明书适应证为中重度至重度阿尔茨海默型痴呆；硝苯地平控释片说明书适应证为各种类型高血压及冠心病稳定型心绞痛；阿托伐他汀片说明书适应证为高胆固醇血症和冠心病。该处方中，美金刚片用于血管性认知功能障碍。美金刚可以通过抑制caspase-3介导的细胞凋亡通路、减少自由基的产生及阻止DNA断裂来减少神经细胞死亡，而且美金刚可通过增加脑源性神经营养因子来发挥神经保护作用。国家卫生计生委脑卒中防治工程委员会《2016中国血管性认知障碍诊疗指导规范》及国家卫生健康委办公厅《血管性认知障碍的诊疗规范（2020年版）》推荐美金刚片用于治疗血管性认知障碍。

【处方干预】

具有较充分的证据支持美金刚片超适应证用药用于血管性认知功能障碍患者，建议做好患者知情告知。硝苯地平、阿托伐他汀并无有关依据支持用于血管性认知功能障碍，建议医师完善诊断。

案例 ③

【处方描述】

性别：女　　年龄：32 岁

临床诊断： 反复偏头痛

处方内容

佐米曲普坦片	2.5mg × 30 片	2.5mg	prn	po.
盐酸阿米替林片	25mg × 30 片	25mg	tid	po.
盐酸普萘洛尔片	10mg × 30 片	10mg	tid	po.
阿普唑仑片	0.4mg × 14 片	0.4mg	qn	po.

【处方问题】

盐酸阿米替林片和盐酸普萘洛尔片超适应证用药。

【处方分析】

盐酸阿米替林片说明书适应证为各种抑郁症，本品的镇静作用较强，主要用于治疗焦虑性或激动性抑郁症。盐酸普萘洛尔片说明书适应证为降低心肌梗死死亡率，用于高血压、劳力型心绞痛、心律失常、房颤等，也可用于甲状腺危象。该处方中，用于治疗反复偏头痛。国内诊断治疗指南和国外MICROMEDEX均已将阿米替林片列为预防成人和儿童头痛的可选药物。美国FDA已批准普萘洛尔片用于预防成人偏头痛，没有批准用于预防儿童偏头痛。《中国偏头痛防治指南》和MICROMEDEX均已将普萘洛尔片列为用于预防偏头痛的可选药物。

【处方干预】

具有较充分的证据支持盐酸阿米替林片和盐酸普萘洛尔片超适应证用药用于反复偏头痛患者，建议做好患者知情告知。

案例 4

【处方描述】

性别：男　　年龄：25岁

临床诊断： 糖尿病神经病变

处方内容

普瑞巴林胶囊	75mg × 60 片	150mg	bid	po.
贝前列素钠片	40μg × 30 片	40μg	tid	po.
阿普唑仑片	0.4mg × 14 片	0.4mg	qn	po.

【处方问题】

普瑞巴林胶囊和贝前列素钠片超适应证用药。

【处方分析】

普瑞巴林胶囊说明书适应证为带状疱疹后神经痛、纤维肌痛；贝前列素钠片说明书适应证为改善慢性动脉闭塞性疾病引起的溃疡、间歇性跛行、疼痛和冷感等症状。该处方中普瑞巴林胶囊和贝前列素钠片用于治疗糖尿病神经病变。美国FDA批准普瑞巴林用于治疗成人糖尿病周围神经病变相关的神经性疼痛；国内诊断治疗指南和国外MICROMEDEX均已将普瑞巴林胶囊列为治疗糖尿病周围神经病变相关的神经性疼痛的可选药物。中华医学会糖尿病学分会，《中国2型糖尿病防治指南》将贝前列素钠片用于糖尿病周围神经病变相关的神经性疼痛；中华医学会糖尿病学分会，《中国糖尿病足防治指南》将贝前列素钠片列为治疗糖尿病周围神经病变相关的神经性疼痛的可选药物。

【处方干预】

具有较充分的证据支持普瑞巴林胶囊和贝前列素钠片超适应证用药用于糖尿病神经病变患者，建议做好患者知情告知。

（王敬伟）

参考文献

［1］广东省药学会，《超药品说明书用药目录（2023年版）》（粤药会〔2023〕72号），2023-07-04.http：//www.sinopharmacy.com.cn/notification/2797.html.

［2］A型肉毒毒素注射液说明书，核准日期：2007年4月16日，修订日期：2009年2月11日.

［3］阿替普酶注射液说明书，核准日期：2006年08月04日，修订日期：2008年05月08日.

［4］吡仑帕奈片说明书，核准日期：2019年9月29日，修订日期：2021年7月28日.

［5］丁苯酞胶囊说明书，核准日期：2007年05月23日，修订日期：2009年2月23日.

［6］多奈哌齐片说明书，核准日期：5mg：2006年10月18日；10mg：2007年08月14日，修订日期：2015年03月12日.

［7］卡巴拉汀胶囊说明书，核准日期：2007年10月27日，修订日期：2018年01月15日.

［8］盐酸利多卡因凝胶说明书，核准日期：2007年01月24日.

［9］美金刚片说明书，核准日期：2006年9月12日，修订日期：2020年6月16日.

［10］莫达非尼片说明书，核准日期：2017年11月21日，修改日期：2017年

11 月 21 日.

[11] 普萘洛尔片说明书，核准日期：2007 年 01 月 09 日，修订日期：2016 年 05 月 09 日.

[12] 普瑞巴林胶囊说明书，核准日期：2010 年 07 月 13 日，修订日期：2022 年 01 月 27 日.

[13] 人免疫球蛋白注射剂说明书，核准日期：2012 年 6 月 29 日，修改日期：2020 年 11 月 15 日.

[14] 他克莫司胶囊说明书，核准日期：2007 年 01 月 19 日，修订日期：2011 年 11 月 05 日.

[15] 托吡酯片说明书，核准日期：2007 年 02 月 08 日，修订日期：2021 年 11 月 02 日.

[16] 盐酸戊乙奎醚注射液说明书，核准日期：2007 年 4 月 12 日，修订日期：2020 年 02 月 26 日.

第十二章 骨科疾病超说明书用药

第一节 骨科疾病常见超说明书用药分析

广东省药学会《超药品说明书用药目录》(2023年版)中，收录骨科疾病药物5种，分别为影响骨结构及其矿物质化药物1种、甲状旁腺及类似药物1种、肾上腺皮质激素类药物1种、维生素类1种、双磷酸类1种。超说明书用药类型共10个，包括超适应证用药6个、超用药人群2个、超用量1个、超用药途径1个。以下为目录内骨科疾病药物超说明书用药介绍。

(一)地舒单抗注射剂(60mg/1.0ml)

序号	超说明书用药内容	超说明书用药类型
1	用于高骨折风险男性骨质疏松症以增加骨量	超人群
2	高骨折风险男性和女性糖皮质激素诱导的骨质疏松症	超适应证
3	接受雄激素剥夺疗法的非转移性前列腺癌男性患者的骨质流失	超适应证

1.【NMPA说明书收录情况】 适应证用于骨折高风险的绝经后妇女的骨质疏松症；在绝经后妇女中，本品可显著降低椎体、非椎体和髋部骨折的风险。说明书用药人群及临床实验人群未将男性人群纳入。

2.【国外说明书收录情况】

(1)美国FDA批准地舒单抗用于治疗高骨折风险的男性骨质疏松症(高骨折风险指的是有骨质疏松骨折病史，具有发生骨折的多重危险因素的骨质疏松患者或者对其他抗骨质疏治疗失败或不耐受的患者)，用法用量：60mg，单次皮下注射，每6个月给药1次，在上臂、大腿上部或腹部注射。

(2)欧盟EMA批准治疗高骨折风险的男性骨质疏松症。

(3)美国FDA批准地舒单抗可用于治疗具有高骨折风险男性和女性由糖皮质激素诱导的骨质疏松症(适用于开始或继续服用全身用糖皮质激素，日剂量≥7.5mg强的松，并预期使用糖皮质激素至少6个月的患者。其中高骨折风险指的是有骨质疏松骨折病史，具有发生骨折的多重危险因素的骨质疏松患者或者对其他抗骨质疏治疗失败或不耐受的患者)，用法用量：60mg，单次皮下注射，每6个月给药1次，在上臂、大腿上部或腹部注射。

（4）欧洲EMA批准治疗成年患者长期使用全身性糖皮质激素治疗引起的骨质丢失。

（5）美国FDA已批准用于治疗接受雄激素剥夺疗法的非转移性前列腺癌男性患者的骨质流失。用法用量：60mg，单次皮下注射，每6个月给药1次，在上臂、大腿上部或腹部注射。

3.【国内指南共识】

（1）用于高骨折风险男性骨质疏松症以增加骨量：中华医学会骨质疏松和骨矿盐疾病分会，《男性骨质疏松症诊疗指南》（2020）；欧美国家批准用于男性骨质疏松症治疗的药物还包括利塞膦酸钠、地舒单抗（denosumab）及甲状旁腺素类似物（特立帕肽）；研究显示，地舒单抗60mg皮下注射，1次/半年，治疗2~3年可显著增加原发及前列腺癌接受ADT骨质疏松症男性患者腰椎、髋部、桡骨远端1/3等部位骨密度，且可降低非转移性前列腺癌接受ADT患者的新发椎体骨折风险。地舒单抗总体安全性较好，治疗前要注意纠正低钙血症，补充充足的钙剂和维生素D。用法用量：60mg/ml，皮下注射，1次/半年。

（2）高骨折风险男性和女性糖皮质激素诱导的骨质疏松症：中国医师协会风湿免疫科医师分会、中华医学会风湿病学分会、中华医学会骨质疏松和骨矿盐疾病分会，《中国糖皮质激素性骨质疏松症防治专家共识》（2020）：在糖皮质激素性骨质疏松症初始治疗中，评估为低度骨折风险者，建议调整生活方式，补充钙剂和维生素D；评估为中、高度骨折风险者，除补充钙剂和维生素D及调整生活方式外，可选择双膦酸盐、特立帕肽、地舒单抗、雷洛昔芬（限绝经后）、降钙素（限3个月）等。

（3）接受雄激素剥夺疗法的非转移性前列腺癌男性患者的骨质流失：中国抗癌协会泌尿男生殖系统肿瘤专业委员会，《前列腺癌骨转移和骨相关疾病临床诊疗专家共识》（2021版）推荐，地舒单抗和双膦酸盐用于前列腺癌骨转移的治疗，无论是否有相应症状，在预防SREs发生方面，患者均可从治疗中获益。《美国国立综合癌症网络（NCCN）指南》《中国临床肿瘤学会前列腺癌指南》等国际权威指南均推荐去势抵抗性前列腺癌发生骨转移时，加用地舒单抗或唑来膦酸。用于治疗前列腺癌骨转移患者预防SREs，建议每次使用120mg，皮下注射，每4周1次；对于接受ADT治疗患者用于预防骨质疏松的推荐剂量为60mg，皮下注射，每6个月1次。

4.【国外指南共识】

（1）用于高骨折风险男性骨质疏松症以增加骨量

①美国国家骨质疏松基金会（NOF），《骨质疏松症防治指南》（2014）。

②美国医师协会（ACP），《原发性骨质疏松症或低骨量预防成人骨折的药物治疗指南》（2023）：对诊断为原发性骨质疏松症的男性，并且有禁忌证或对双膦酸盐不耐受的，建议临床医生使用RANK配体抑制剂（地舒单抗）作为二线药物治疗，可降低其骨折风险。

（2）接受雄激素剥夺疗法的非转移性前列腺癌男性患者的骨质流失：英国国家骨质疏松指南组（NOGG），《骨质疏松预防和治疗指南》（2017）：地舒单抗是一种针对核因子Kappa B 配体受体激活剂（RANKL）的全人源化单克隆抗体，RANKL 是破骨细胞发育和活性的主要调节因子。它被批准用于治疗骨折风险增加的绝经后女性和男性的骨质疏松症，以及治疗骨折风险增加的男性前列腺癌患者与激素消融相关的骨质流失。每6个月皮下注射60mg一次。

5.【MICROMEDEX数据库收录结果】

（1）高骨折风险男性骨质疏松症以增加骨量：有效性级别Class Ⅱa；推荐等级Class Ⅱb；证据强度Category B。

（2）高骨折风险男性和女性糖皮质激素诱导的骨质疏松症：有效性级别Class Ⅱa；推荐等级Class Ⅱb；证据强度Category B。

（3）接受雄激素剥夺疗法的非转移性前列腺癌男性患者的骨质流失：有效性级别Class Ⅱa；推荐等级Class Ⅱb；证据强度Category B。

6.【作用机制】 地舒单抗可与核因子-κB 受体活化因子配体（RANKL）结合；阻断 RANKL激活破骨细胞及其前体表面的受体 RANK，阻断 RANKL/RANK相互作用可抑制破骨细胞形成、功能和存活，从而减少骨吸收，增加骨皮质和骨小梁的骨量和强度。

7.【用药监护】

（1）最常见的不良反应包括肌肉骨骼疼痛和肢体疼痛。

（2）重度肾功能损害患者（肌酐清除率 <30ml/min）或接受透析的患者在未补充钙的情况下更容易发生低钙血症，在每次给药前，以及在易于出现低钙血症的患者首次给药后2周内进行血钙水平监测。

（3）与糖皮质激素合并使用也可导致低钙血症。

8.【用药交代】

（1）妊娠期妇女和未进行避孕的育龄女性禁用本品。

（2）哺乳期妇女使用本品需立即停止哺乳，或停止本品治疗。

（3）本品禁用于儿童患者。

（4）使用本品须充分补充钙和维生素D。

（5）如溶液变色或浑浊或溶液含有许多颗粒或异物，请勿使用。

（6）本品需于2~8℃保存，勿冷冻，避光保存；在室温下（最高25℃）可保存不超过14天，必须在14天内使用。本品禁止摇晃。

（二）特立帕肽注射液（20μg：80μl）

超说明书用药内容	超说明书用药类型
适用于男性骨质疏松	超人群

1.【NMPA说明书收录情况】 适用于有骨折高发风险的绝经后妇女骨质疏松症的治疗。说明书用药人群及临床实验人群未将男性人群纳入。

2.【国外说明书收录情况】 美国FDA已批准特立帕肽用于男性骨质疏松：推荐剂量为20μg，皮下注射，1次/日。如果每日饮食摄入不足，指导患者补充钙和维生素D。

3.【国内指南共识】 中华医学会骨质疏松和骨矿盐疾病分会，《男性骨质疏松症诊疗指南》（2020）：欧美国家批准用于男性骨质疏松症治疗的药物还包括利塞膦酸钠、地舒单抗及甲状旁腺素类似物（特立帕肽），推荐剂量为20μg，皮下注射，1次/日，注意监测血钙水平，避免高钙血症；治疗时间不超过2年。

4.【国外指南共识】 暂未收录。

5.【MICROMEDEX数据库收录结果】 有效性级别Class Ⅱa；推荐等级Class Ⅱb；证据强度Category B。

6.【作用机制】 特立帕肽通过和PTH的相关受体结合对骨骼和肾脏产生相同的生理学作用，节骨代谢、调节肾小管钙和磷酸盐的重吸收，肠道钙的吸收，特立帕肽通过优先刺激成骨细胞活性［骨膜和（或）骨内膜］，增加新骨在松质骨和皮质骨表面的积累。特立帕肽通过刺激松质骨和皮质骨中新骨形成，改善骨小梁微结构并增加骨量和骨强度。

7.【用药监护】

（1）最常见不良反应有恶心，肢体疼痛，头痛和头晕。

（2）以下情况禁止使用：不明原因的碱性磷酸酯酶升高；之前接受过外照射或骨骼植入放射性治疗的患者；除原发性骨质疏松和糖皮质激素诱导的骨质疏松以外的其他骨骼代谢疾病；高钙血症及严重肾功能不全患者。

（3）本品不适用于基线骨肉瘤风险增加的患者。

（4）本品不适用于骨骺未闭合的儿童和青年患者。

8.【用药交代】

（1）妊娠期及哺乳期妇女禁用。

（2）注射部位应选择大腿或腹部。

（3）注意补充钙和维生素D。

（4）在2~8℃的冷藏条件下避光保存。注射笔应在使用后立即放回冰箱。不得冷冻。不得将注射笔在安装有针头的状态下贮藏。本品一旦开始使用，于2~8℃最多储存28天。

（三）地塞米松棕榈酸酯注射液（1ml：4mg）

序号	超说明书用药内容	超说明书用药类型
1	炎症性活动性疼痛性关节炎	超适应证
2	急性肱骨外上髁炎	超适应证
3	使用剂量：0.5~3ml	超用量
4	关节腔周注射及浸润疗法	超用药途径

1.【NMPA说明书批准适应证和收录情况】 适用于类风湿关节炎；用法用量：静脉注射，2周静脉注射1次，每次用量1支（以地塞米松计2.5mg）；关节腔注射：按关节大小每次用量为0.5~2支。

2.【国外说明书收录情况】 德国说明书适应证为成人炎症性活动性疼痛性关节炎，急性肱骨外上髁炎；关节腔注射剂量取决于症状的严重程度及要治疗关节的大小：大关节（例如膝关节）：最多3ml；中等关节（例如肘关节）：1~2ml；小关节（例如手指关节）：最多0.5ml。肱骨急性上髁炎关节腔周注射及浸润疗法总剂量取决于注射部位的数量、程度和位置，以及疾病的严重程度。通常将1~2ml浸润最疼痛和肌腱附着的区域（逐点或大范围）。

3.【指南共识】

（1）马柯，《糖皮质激素在疼痛微创介入治疗中的应用——中国专家共识》（2017）：疼痛微创介入治疗使用的糖皮质激素乳糜剂型常用药物为地塞米松棕榈酸酯，为长效缓释剂。作用时间可维持 2 周以上；其批准适应证有四肢骨关节疾病相关性疼痛：如膝关节炎、髋关节炎等，给药途径包含关节周围、肌腱和韧带周围、软组织激痛点、局部注射、关节腔内注射。关节腔内注射具体操作规范：全身不同关节，对应多种穿刺入路，应根据关节腔容积选择合理的注射容量。建议在影像定位下进行关节腔注射，以确保药物进入关节腔内。

（2）海峡两岸医药卫生交流协会风湿免疫病学专家委员会，《中国骨关节炎诊疗指南》（2019）：地塞米松棕榈酸酯脂微球等脂质乳浊液剂，可以有效避免关节腔注射时混悬液易析出沉淀及溶液型吸收过快的缺点；疼痛症状持续或中重度疼痛的膝骨关节炎患者，推荐关节腔内注射糖皮质激素以快速缓解骨关节炎患者疼痛，注射间隔时间不应短于 4~6 个月。

（3）中华医学会疼痛学分会脊柱源性疼痛学组，《骶髂关节痛治疗中国专家共识》（2021）：骶髂关节痛急性期可使用糖皮质激素（如地塞米松棕榈酸酯）等药物进行治疗。考虑到治疗费用等实际情况，可将诊断性和治疗性注射同时进行，治疗性注射采用局部麻醉药联合糖皮质激素（如地塞米松棕榈酸酯等）、玻璃酸钠、臭氧等。

4.【MICROMEDEX数据库收录结果】 暂未收录。

5.【作用机制】 抗炎作用：本品减轻和防止组织对炎症的反应，从而减轻炎症的表现。能够抑制炎症细胞，包括巨噬细胞和白细胞在炎症部位的集聚，并抑制吞噬作用、溶酶体酶的释放及炎症化学中介物的合成和释放。免疫抑制作用：包括防止或抑制细胞介导的免疫反应，延迟性的过敏反应，减少 T 淋巴细胞、单核细胞、嗜酸性粒细胞的数目，降低免疫球蛋白与细胞表面受体的结合能力，并抑制白介素的合成与释放，从而降低 T 淋巴细胞向淋巴母细胞转化，并减轻原发免疫反应的扩展。

6.【用药监护】

（1）本品可能导致诱发性感染症、继发性肾上腺皮质功能不全、消化性溃疡、糖尿病、精神障碍等严重不良反应。

（2）连续使用本品一段时期后，若突然停止使用，有时会出现因撤药而引起的发热、头痛、食欲不振、乏力、肌肉痛、关节痛、休克等症状，因而如需停止用药时，应逐渐减少用量，一旦发生上述症状，要马上重新用药及增加用量。

7.【用药交代】　妊娠期妇女及哺乳期妇女避免使用。

（四）维生素D₂软胶囊（0.125mg，5000单位）

超说明书用药内容	超说明书用药类型
适用于骨质疏松症	超适应证

1.【NMPA说明书批准适应证】　适用于维生素D缺乏症的预防与治疗；慢性低钙血症、低磷血症、佝偻病及伴有慢性肾功能不全的骨软化症、家族性低磷血症及甲状旁腺功能低下（术后、特发性或假性甲状旁腺功能低下）的治疗；用于治疗急、慢性及潜在手术后手足搐搦症及特发性手足搐搦症。

2.【国外说明书收录情况】　暂未收录。

3.【国内指南共识】

（1）中华医学会骨科学分会，《骨质疏松性骨折诊疗指南》（2022）：骨质疏松性骨折防治的基础措施包含：调整生活方式、预防跌倒和使用钙剂、维生素D等骨健康基本补充剂，是抗骨质疏松药物发挥最大效应的基本保障，充足的维生素D可增加肠钙吸收、促进骨骼矿化、保持肌力、改善平衡能力、降低跌倒和再骨折的风险。维生素D包括维生素D₂和维生素D₃，两者活性相同，用于骨质疏松症防治时剂量可为800～1200IU/d；对日光暴露不足和老年人等维生素D缺乏的高危人群，根据北美内分泌学会指南建议调整剂量到5000～6000IU/d，共8周，使血清25-OH-维生素D达到30ng/ml以上水平。

（2）中国老年保健医学研究会老年骨质疏松分会/中国老年保健医学研究会老年内分泌代谢分会，《建立中国老年骨质疏松症三级防控体系专家共识》（2022）：不通过日晒获得充足维生素D者可以使用维生素D制剂进行补充，使血清25-OH-维生素D水平达到30～50ng/ml（1ng/ml=1μg/L）。推荐老年人的每日摄入量在800～1200IU，也可以依据维生素D的缺乏程度使用不同剂量的维生素D，或使用强化大剂量补充（每天使用维生素D₃ 5000IU治疗8～12周），待25-OH-维生素D水平＞30ng/ml后改为维持剂量1000IU/d。

（3）中华医学会骨质疏松和骨矿盐疾病分会，《维生素D及其类似物临床应用共识》（2018）。

（4）《中国处方集》（第二版）：对维生素D缺乏的成人，建议用维生素D₂ 5000～6000IU/d，用8周以使25-OH-维生素D水平达30ng/ml以上，继而以

1500~2000IU/d维持；对肥胖患者、小肠吸收不良综合征患者和正在使用影响维生素D代谢药物的患者，建议采用大剂量维生素D（2~3倍剂量，至少每日6000~10000IU），治疗维生素D缺乏，使25-OH-维生素D水平达30ng/ml以上，之后用每日3000~6000IU维持。

4.【国外指南共识】

（1）美国临床内分泌医师学会（AACE）/美国内分泌学院（ACE），《临床实践指南更新—绝经后骨质疏松症的诊断和治疗》（2020）：维持骨骼健康的基本措施包括，必要时补充维生素D_3，通常需要每天给予1000~2000国际单位（IU）的剂量，以维持最佳的血清25-OH-维生素D水平；对于存在肥胖，吸收不良和年龄较大等因素的患者，可能需要更高剂量的维生素D_3。

（2）意大利临床内分泌协会（AME）/美国临床内分泌医师学会（AACE），《AME/AACE立场声明：成人维生素D缺乏的临床管理》（2018）。

5.【MICROMEDEX数据库收录结果】 有效性级别Class Ⅱa（骨质疏松）；推荐等级Class Ⅱb（骨质疏松）；证据强度Category B（骨质疏松）。

6.【作用机制】 促进小肠黏膜刷状缘对钙的吸收及肾小管重吸收磷，提高血钙、血磷浓度，协同甲状旁腺激素、降钙素，促进旧骨释放磷酸钙，维持及调节血浆钙、磷正常浓度；促使钙沉着于新骨形成部位，使枸橼酸盐在骨中沉积，促进骨钙化及成骨细胞功能和骨样组织成熟。

7.【用药监护】

（1）高钙血症、维生素D增多症、高磷血症伴肾性佝偻病患者禁用。

（2）治疗低钙血症前，应先控制血清磷的浓度，并定期复查血钙等有关指标；除非遵医嘱，避免时应用钙、磷和维生素D制剂。血液透析时可用碳酸铝或氢氧化铝凝胶控制血磷浓度，维生素D_2疗程中磷的吸收增多，铝制剂的用量可以酌增。

（3）疗程中应注意检查：血清尿素氮、肌酐和肌酐清除率、血清碱性磷酸酶、血磷、24小时尿钙、尿钙与肌酐的比值、血钙（用治疗量维生素D_2时应定期作监测，维持血钙浓度2.00~2.50mmol/L）、以及骨X线检查等。

8.【用药交代】

（1）高钙血症妊娠期妇女应注意剂量调整。

（2）硫糖铝等均能减少维生素D的吸收。

（3）与洋地黄同用时应谨慎，容易诱发心律失常。

（五）唑来膦酸注射液（5mg）

超说明书用药内容	超说明书用药类型
用于糖皮质激素性骨质疏松症	超适应证

1.【NMPA说明书批准适应证】　适用于治疗绝经后妇女的骨质疏松症；治疗成年男性的骨质疏松症以增加骨量；治疗 Paget′s 病（变形性骨炎）。

2.【国外说明书收录情况】　美国FDA已批准唑来膦酸用于治疗和预防糖皮质激素诱导的骨质疏松症：推荐的治疗方案是每年输注一次5mg，静脉注射时间不少于15分钟。

3.【指南共识】　中国医师协会风湿免疫科医师分会、中华医学会风湿病学分会、中华医学会骨质疏松和骨矿盐疾病分会，等。《中国糖皮质激素性骨质疏松症防治专家共识》（2020版）：在糖皮质激素性骨质疏松症初始治疗中，评估为低度骨折风险者，建议调整生活方式，补充钙剂和维生素D；评估为中、高度骨折风险者，除补充钙剂和维生素D及调整生活方式外，可选择双膦酸盐、特立帕肽、地舒单抗、雷洛昔芬（限绝经后）、降钙素（限3个月）等。

4.【MICROMEDEX数据库收录结果】　有效性级别Class Ⅱa；推荐等级Class Ⅱb；证据强度Category B。

5.【作用机制】　主要作用于人体骨骼，通过对破骨细胞的抑制，从而抑制骨吸收。

6.【用药监护】

（1）本品单次给药剂量不应超过5mg，输液时间不能少于15分钟。

（2）使用之前应检测肌酐清除率；给药前患者必须进行适当的补水，特别是同时接受利尿剂治疗的患者；在治疗前，低钙血症患者需服用足量的钙和维生素D。

（3）常见用药后症状包括发热、肌痛、流感样症状、关节痛、头痛，绝大多数出现于用药后3天内。

（4）本品不能与其他钙制剂或其他二价离子注射剂同时使用；不能与任何其他药物混合或同时静脉给药，必须通过单独的输液管按照恒量恒速输注。如果经过冷藏，请放置室温后使用。

7.【用药交代】

（1）对于骨质疏松症女性患者，若饮食摄入量不足，有必要适当补充钙剂和维生素D。

（2）妊娠期及哺乳期妇女禁用。

（3）治疗期间，需要保持口腔卫生，并定期进行牙科检查。

（4）治疗期间，建议对腿、臀或腹股沟疼痛及时报告，从而判断发生股骨骨折的可能性。

第二节　骨科疾病超说明书用药案例

案例 ①

【处方描述】

性别：男　　年龄：77岁

临床诊断：重度骨质疏松

处方内容

| 特立帕肽注射液 | 20μg×1支 | 20μg | qd | ih. |
| 碳酸钙D₃片 | 600mg×30片 | 600mg | qd | po. |

【处方问题】

特立帕肽注射液超用药人群。

【处方分析】

特立帕肽注射液说明书：适用于有骨折高发风险的绝经后妇女骨质疏松症的治疗。本品可显著降低绝经后妇女椎骨和非椎骨骨折风险，但对降低髋骨骨折风险的效果尚未证实。本品用于男性患者。

中华医学会骨质疏松和骨矿盐疾病分会，《男性骨质疏松症诊疗指南》（2020）已推荐特立帕肽用于男性原发性或性腺功能减退引起的骨质疏松。

【干预建议】

具有较充分的证据支持特立帕肽注射液超人群用药用于男性患者，建议做好患者知情告知。

案例 2

【处方描述】

性别：男　　年龄：54 岁

临床诊断：干眼症、骨质疏松、系统性红斑狼疮

处方内容

阿法骨化醇软胶囊	0.25μg×30 粒	0.25μg qd	po.
溴己新片	8mg×120 片	16mg bid	po.
牛碱性成纤维细胞			
生长因子滴眼液	21000IU/5ml×1 支	1 滴 qid	pr.ocul.
枸橼酸氢钾钠颗粒	2.5g×40 袋	2.5g tid	po.
地舒单抗注射液	60mg×1 支	60mg q6m	ih.

【处方问题】

地舒单抗注射液超用药人群。

【处方分析】

地舒单抗注射液（60mg/1.0ml）说明书适应证用于骨折高风险的绝经后妇女的骨质疏松症。本品用于男性患者。美国 FDA 批准地舒单抗用于治疗高骨折风险的男性骨质疏松症（高骨折风险指的是有骨质疏松骨折病史，具有发生骨折的多重危险因素的骨质疏松患者或者对其他抗骨质疏治疗失败或不耐受的患者）。

【干预建议】

具有较充分的证据支持地舒单抗注射液超用药人群，建议做好患者知情告知。

案例 3

【处方描述】

性别：女　　年龄：59 岁

临床诊断：类风湿关节炎、骨质疏松

处方内容

骨化三醇软胶囊	0.25μg×60 粒	0.25μg bid	po.

碳酸钙D₃片	600mg×30片	600mg	qd	po.
阿法骨化醇软胶囊	0.5μg×30粒	0.5μg	qd	po.
硫酸羟氯喹片	100mg×120片	200mg	bid	po.

【处方问题】

骨化三醇软胶囊和阿法骨化醇软胶囊联合使用（重复用药）。

【处方分析】

骨化三醇软胶囊和阿法骨化醇软胶囊均为维生素D_3重要的活性代谢产物，都能促进钙的吸收；阿法骨化醇要经过肝脏加工才能转化生成骨化三醇；骨化三醇是维生素D_3最有效的活性代谢产物，无需经过肝肾转化就能被人体吸收，起效迅速，更适合老年人、肝肾功能不全及维生素D代谢障碍者；未见国外说明书和相关指南共识、文献推荐两者联合用药治疗骨质疏松。

【干预建议】

未具相关的指南共识和文献等证据支持联合用药。建议医生根据患者肝肾功能情况选用其中之一。

案例 ④

【处方描述】

性别：男　　年龄：70岁

临床诊断：骨质疏松

处方内容

阿仑膦酸钠片	70mg×4片	70mg	qd	po.
碳酸钙D₃片	600mg×30片	600mg	qd	po.
阿法骨化醇软胶囊	0.5μg×30粒	0.5μg	qd	po.
唑来膦酸注射液	5ml：4mg×1支	4mg	st	iv.

【处方问题】

1.阿仑膦酸钠片用药频次不适宜。

2.唑来膦酸注射液用法用量、用药途径不适宜。

3.阿仑膦酸钠片联合唑来膦酸注射液使用不适宜。

【处方分析】

阿仑膦酸钠片说明书治疗男性骨质疏松症以增加骨量，推荐剂量为每周1次，1次70mg。唑来膦酸注射液（4mg/支）说明书适应证用于治疗实体肿瘤骨转移患者和多发性骨髓瘤患者的骨骼损害；也用于治疗恶性肿瘤引起的高钙血症。唑来膦酸注射液（5mg/支）说明书适应证用于治疗成年男性的骨质疏松症以增加骨量，根据处方的适应证应使用5mg/支规格的唑来膦酸；另外唑来膦酸注射液用法应为静脉滴注，不应采用静脉注射给药。根据《原发性骨质疏松症诊疗指南》（2022），相同作用机制药物阿仑膦酸钠与唑来膦酸可进行序贯治疗，但未见国外说明书和相关指南共识、文献推荐两者联合使用治疗骨质疏松。

【干预建议】

阿仑膦酸钠片用药频次由每天1次改为每周1次；唑来膦酸注射液使用规格由4mg/支改为5mg/支，用药途径由静脉注射改为静脉滴注。另未具相关的指南共识和文献等证据支持阿仑膦酸钠与唑来膦酸注射液联合同时使用。建议根据患者耐受情况选择其中之一。

案例 ❺

【处方描述】

性别：女　　年龄：61岁

临床诊断：慢性肾功能不全、高血压、骨质疏松

处方内容

非洛地平缓释片	5mg×30片	5mg	tid	po.
碳酸钙D_3片	600mg×60片	1800mg	qd	po.
碳酸氢钠片	1g×100片	1g	tid	po.
利可君片	10mg×180片	20mg	tid	po.
海昆肾喜胶囊	0.22g×192粒	0.44g	tid	po.

【处方问题】

1.非洛地平缓释片用药频次不适宜。

2.碳酸钙D_3片单次剂量不适宜。

3.利可君片超适应证用药。

【处方分析】

非洛地平缓释片给药频次过高，推荐用法为口服，每日1次，开始治疗剂量为每次5mg，可根据患者反应调整剂量，维持剂量为5或10mg；碳酸钙D_3片的用药剂量过大，推荐用法为1片/次，1~2次/日；利可君片为升白药，临床诊断内无适应证。

【干预建议】

非洛地平缓释片用药片频次由每日3次改为每日1次；碳酸钙D_3片单次用量由1800mg改为1200mg或600mg，利可君片未具有充分的证据支持超适应证用药，患者如确需使用，应联系医师添加相关诊断。

（廖裕洲）

参考文献

[1]广东省药学会，《超药品说明书用药目录（2023年版）》（粤药会〔2023〕72号），2023-07-04.http：//www.sinopharmacy.com.cn/notification/2797.html.

[2]地舒单抗注射液说明书（普罗力®/Prolia®，NMPA），核准日期：2020年6月17日，修改日期：2021年05月17日.

[3]特立帕肽注射液说明书（复泰奥® FORSTEO®，NMPA），核准日期：2011年03月04日，修改日期：2020年09月02日.

[4]地塞米松棕榈酸酯注射液说明书（Mitsubishi Tanabe Pharma Korea Co.，Ltd，NMPA），核准日期：2006年11月13日，修改日期：2020年11月17日.

[5]维生素D_2软胶囊说明书（南京海鲸药业有限公司，NMPA）核准日期：2007年04月28日，修改日期：2021年04月06日.

[6]唑来膦酸注射液说明书（NMPA），核准日期：2007年04月26日，修改日期：2020年02月13日.

[7]骨化三醇胶囊说明书（罗盖全，NMPA），核准日期：2006年10月16日，修改日期：2020年11月11日.

[8]阿法骨化醇软胶囊说明书（阿法迪三，NMPA），核准日期：2006年08月22日，修改日期：2020年06月18日.

[9]阿仑膦酸钠片说明书（福善美，NMPA），核准日期：2007年03月12日，

修改日期：2019年12月10日.

[10] 非洛地平缓释片说明书（波依定，NMPA），核准日期：2015年06月25日，
修改日期：2015年06月25日.

[11] 碳酸钙D_3片说明书（钙尔奇D，NMPA），修改日期：2020年09月30日.

[12] 利可君片说明书（江苏吉贝尔，NMPA），核准日期：2006年11月07日，
修改日期：2022年09月01日.

第十三章　妇产科疾病超说明书用药

第一节　妇产科疾病常见超说明书用药分析

广东省药学会《超药品说明书用药目录》（2023年版）中，收录妇产科疾病药物约12种，分别为抗血小板药1种、抗凝血药1种、降糖药1种、孕激素类2种，抗肿瘤药2种、子宫收缩药及引产药类2种、钙拮抗剂1种、利尿药1种、非甾体抗炎药1种。超说明书用药类型共16个，包括超适应证用药15个、超人群1个。

（一）阿司匹林肠溶片

序号	超说明书用药内容	超说明书用药类型
1	用于抗磷脂综合征	超适应证
2	用于预防子痫前期	超适应证

1.【NMPA说明书收录情况】 适用于不稳定型心绞痛；急性心肌梗死；预防心肌梗死复发；动脉血管手术或介入手术后；预防短暂性脑缺血发作和已出现早期症状后预防脑梗死。

2.【国外说明书收录情况】 暂未收录。

3.【国内指南共识】

（1）抗磷脂综合征：中华医学会围产医学分会，《产科抗磷脂综合征诊断与处理专家共识》（2020），对于计划妊娠的OAPS患者，建议整个妊娠期每天应用小剂量阿司匹林75～100mg。

（2）预防子痫前期

①中华医学会妇产科学会，《妊娠期高血压疾病诊治指南》（2020），妊娠早中期（妊娠12～16周）开始服用小剂量阿司匹林（50～150mg）口服，依据个体化因素决定用药时间，可维持到孕26～28周。但同时提醒即使应用了小剂量阿司匹林作为预防手段也不要忽视对子痫前期发病的警觉性和严密监控及干预。

②中华医学会心血管病学分会女性心脏健康学组，《妊娠期高血压疾病血压管理专家共识》（2019）提示：对具备1项及以上的子痫前期危险因素的妊

娠期妇女（既往子痫前期病史、多胎妊娠、慢性高血压病史、1型或2型糖尿病、肾脏疾病、高凝状况、自身免疫性疾病史），建议从妊娠12～16周开始（不超过20周）服用小剂量的阿司匹林（75～150mg/d）。

4.【国外指南共识】

（1）抗磷脂综合征：欧洲抗风湿病联盟（EULAR）建议，《成人抗磷脂综合征的管理》（2019），在无症状的抗磷脂综合征患者中，无论是否有传统的危险因素，都推荐使用小剂量（50～100mg/d）阿司匹林进行预防性治疗。

（2）预防子痫前期

①《国际妇产科联合会（FIGO）关于子痫前期的倡议：早期妊娠筛查和预防的实用指南》（2019），在妊娠早期的筛查和评估之后，对于子痫前期、高危妇女应从妊娠11～14周开始接受阿司匹林预防，每晚服用150mg，直到妊娠36周、分娩或诊断为子痫前期。

②美国妇产科医师学会（ACOG），《妊娠期高血压诊断和管理指南》（2019）。

③美国预防服务工作组（USPSTF），《低剂量阿司匹林预防子痫前期临床指南》（2017）。

5.【MICROMEDEX数据库收录结果】

（1）用于抗磷脂综合征：有效性级别Class Ⅱa；推荐等级Class Ⅱb；证据强度Category B。

（2）用于预防子痫前期：有效性级别Class Ⅰ；推荐等级Class Ⅱa；证据强度Category A。

6.【作用机制】　抗血小板聚集药。使环加氧酶乙酰化，不可逆地抑制血小板内血栓素A_2的形成，从而实现抗血小板的作用。还抑制血管壁内皮细胞内的前列环素的形成。药效学研究表明其可抑制体内、体外血栓和动静脉血栓的形成，但不影响血小板聚集和纤维蛋白原与血小板的结合。在发挥抗栓作用时，出血的可能性较小。

7.【用药监护】

（1）以下情况禁用阿司匹林肠溶片：水杨酸盐或含水杨酸物质（特别是非甾体抗炎药）导致哮喘的历史；急性胃肠道溃疡患者；出血体质患者；肝功能或肾功能衰竭患者；未接受适当治疗的重度心力衰竭患者；与甲氨蝶呤（剂量为一周15mg或更多）合用的患者。

（2）在孕晚期（妊娠的最后3个月），禁用每日剂量超过150mg阿司匹林。

8.【用药交代】 有胃十二指肠溃疡史，包括慢性溃疡、复发性溃疡、胃肠道出血史、合用抗凝药者，需注意上、下胃肠道不适，如消化不良、胃肠道和腹部疼痛及出血症状。

（二）低分子肝素（如依诺肝素、达肝素、那曲肝素）注射液

超说明书用药内容	超说明书用药类型
用于产科抗磷脂综合征	超适应证

1.【NMPA说明书收录情况】 治疗急性深部静脉血栓，血液透析时预防血凝块形成、不稳定型心绞痛和非Q波心肌梗死，预防与手术有关的血栓形成。

2.【国外说明书收录情况】 暂未收录。

3.【国内指南共识】 中华医学会围产医学分会，《产科抗磷脂综合征诊断与处理专家共识》（2020）指出：对于OAPS患者，整个妊娠期在继续应用小剂量阿司匹林（LDA）的基础上，加用低分子量肝素（LMWH），剂量和使用时间应根据患者具体情况进行个体化处理。其用法用量分预防剂量、中等剂量和治疗剂量。预防剂量：依诺肝素，4000U，每日1次，皮下注射；达肝素，5000U，每日1次，皮下注射；那屈肝素，2850U，每日1次，皮下注射。中等剂量：依诺肝素，4000U，每12小时1次，皮下注射；达肝素，5000U，每12小时1次，皮下注射。治疗剂量（调整剂量）：依诺肝素，100U/kg，每12小时1次，皮下注射；达肝素，200U/kg，每日1次，皮下注射，或100U/kg，每12小时1次，皮下注射。

4.【国外指南共识】《欧洲抗风湿病联盟（EULAR）建议：成人抗磷脂综合征的管理》（2019）。

5.【MICROMEDEX数据库收录结果】

（1）有效性级别。依诺肝素：Class I（妊娠期有血栓形成倾向的）；达肝素：Class II a（妊娠期血栓疾病预防）；那曲肝素：Class II a（血栓疾病的预防）。

（2）推荐等级。依诺肝素：Class I（妊娠期有血栓形成倾向的）；达肝素：Class II b（妊娠期血栓疾病预防）；那曲肝素：Class II b（血栓疾病的预防）。

（3）证据强度。Category B。

6.【作用机制】 抗血小板聚集药。使环加氧酶乙酰化，不可逆地抑制血小板内血栓素 A_2 的形成，从而实现抗血小板的作用。还抑制血管壁内皮细胞内的前列环素的形成。另外，还具有广泛的抗炎和免疫调节特性。

7.【用药监护】

（1）下列情况禁用本品：对肝素及低分子量肝素过敏；严重的凝血障碍；有低分子量肝素或肝素诱导的血小板减少症史（以往有血小板计数明显下降）；活动性消化道溃疡或有出血倾向的器官损伤；急性感染性心内膜炎（心内膜炎），心脏瓣膜置换术所致的感染除外。

（2）禁止肌内注射。

（三）二甲双胍片

序号	超说明书用药内容	超说明书用药类型
1	用于多囊卵巢综合征	超适应证
2	用于妊娠期糖尿病（胰岛素抵抗重、胰岛素剂量大患者）	超适应证

1.【NMPA说明书收录情况】 本品首选用于单纯饮食控制及体育锻炼控制血糖无效的2型糖尿病。

2.【国外说明书收录情况】 暂未收录。

3.【国内指南共识】

（1）多囊卵巢综合征

①中华医学会妇产科学分会，《多囊卵巢综合征中国诊疗指南》（2018）。

②中国医师协会内分泌代谢科医师分会，《多囊卵巢综合征诊治内分泌专家共识》（2018）。青春期：1500mg/d，疗程至少3个月；育龄期：建议小剂量开始，逐渐加量，非肥胖患者推荐1000~1500mg/d，肥胖患者推荐2000~2500mg/d，疗程至少3~6个月。

（2）妊娠期糖尿病（胰岛素抵抗重、胰岛素剂量大患者）：中华医学会糖尿病学分会，《中国2型糖尿病防治指南》（2020）。

4.【国外指南共识】

（1）多囊卵巢综合征

①《美国妇产科医师学会（ACOG）实践简报：多囊卵巢综合征》（2018）。常用剂量为1500~2000mg/d，分次使用。

②《加拿大妇产科医生协会（SOGC）临床实践指南：多囊卵巢综合征诱导排卵》（2018）。

（2）妊娠期糖尿病（胰岛素抵抗重、胰岛素剂量大患者）

①国际妇产科联合会（FIGO），《诊断，管理和护理的务实指南》（2015）。

②美国妇产科医师学会（ACOG），《产科医生妊娠期糖尿病的临床管理指南》（2017）。二甲双胍的剂量通常从每晚500mg开始，持续1周。然后增加到500mg，每日2次。最大剂量通常是每天2500～3000mg，分2～3次分剂量。

（3）母胎医学会（SMFM），《妊娠糖尿病的药物治疗》（2018）。

5.【MICROMEDEX数据库收录结果】 上述超说明书适应证均为：有效性级别Class Ⅱ a；推荐等级Class Ⅱ b；证据强度Category B。

6.【作用机制】 二甲双胍能增强周围组织对葡萄糖的摄入，抑制肝糖原产生并在受体后水平增强胰岛素敏感性，减少餐后胰岛素分泌，改善胰岛素抵抗，采用二甲双胍纠正内分泌紊乱将会提高促排卵药的促排卵效果。

7.【用药监护】

（1）肾脏疾病或下列情况禁用本品：心力衰竭（休克）、急性心肌梗死和败血症等引起的肾功能障碍（血清肌酐水平＞1.4mg/dl（女性）或肌酐清除异常）。

（2）需要药物治疗的充血性心力衰竭，和其他严重心、肺疾病患者禁用。

（3）接受血管内注射碘化造影剂者，可以暂时停用本品。

（4）维生素B$_{12}$、叶酸缺乏未纠正者。

8.【用药交代】

（1）使用本品可出现包括腹泻、恶心、呕吐、胃胀、乏力、消化不良、腹部不适及头痛等不良反应。

（2）服用本品时应尽量避免喝酒。

（四）黄体酮凝胶

序号	超说明书用药内容	超说明书用药类型
1	用于先兆流产（黄体功能不全）	超适应证
2	用于复发性流产（黄体功能不全）	超适应证

1.【NMPA说明书收录情况】 用于治疗由黄体酮缺乏引起的功能障碍；排卵功能障碍引起的月经失调；痛经及经前期综合征；出血（由纤维瘤等所致）；绝经前紊乱；绝经（用于补充雌激素治疗）。

2.【国外说明书收录情况】 比利时说明书已批准黄体酮凝胶用于先兆流产（黄体功能不全）、复发性流产（黄体功能不全）90mg/d，1天1次，使用5天。

3.【国内指南共识】

（1）先兆流产（黄体功能不全）：中国医师协会生殖医学专业委员会，《孕激素维持妊娠与黄体支持临床实践指南》（2021），阴道用黄体酮，即微粒化黄体酮胶囊，每日200～300mg，分1次或2次给药，单次剂量不得超过200mg；或黄体酮阴道缓释凝胶，每日90mg；阴道流血的患者应谨慎使用。

（2）复发性流产（黄体功能不全）：中国医师协会生殖医学专业委员会，《孕激素维持妊娠与黄体支持临床实践指南》（2021）。

4.【国外指南共识】 暂未收录。

5.【MICROMEDEX数据库收录结果】

（1）先兆流产（黄体功能不全）：有效性级别Class Ⅱa（预防新生儿早产）；推荐等级Class Ⅱa（预防新生儿早产）；证据强度Category B（预防新生儿早产）。

（2）复发性流产（黄体功能不全）：有效性级别Class Ⅱb；推荐等级Class Ⅱb；证据强度Category B。

6.【作用机制】 黄体酮是由卵巢、胎盘和肾上腺分泌的一种天然类固醇激素。在体内能使经过雌激素作用的增殖期子宫内膜转化为分泌期、为孕期着床及早期胚胎的营养提供有利条件并维持妊娠。

7.【用药监护】

（1）有严重肝脏疾病者禁用。

（2）留意出现血栓栓塞性疾病最早的症状（血栓性静脉炎、脑血管疾病、肺栓塞和视网膜血栓形成）。一旦这些症状发生或可疑发生，应立即停止用药。

（3）由于黄体酮治疗可能会引起一定程度的体液潴留，应密切观察由此引起的疾病和症状（如癫痫、偏头痛、哮喘、心脏或肾功能不全）。

8.【用药交代】 药品应密闭贮藏，置于25℃以下。

（五）甲氨蝶呤注射液

超说明书用药内容	超说明书用药类型
用于异位妊娠	超适应证

1.【NMPA说明书收录情况】 具有广谱抗肿瘤活性，可单独使用或与其他化疗药物联合使用。

2.【国外说明书收录情况】 美国FDA已批准甲氨蝶呤注射剂用于异位妊娠，甲氨蝶呤治疗方案可有单剂量方案、二次剂量方案。

3.【国内指南共识】

（1）中华医学会妇产科分会，《临床诊疗指南—妇产科学分册》。

（2）中国优生科学协会肿瘤生殖学分会，《输卵管妊娠诊治的中国专家共识》（2019）。甲氨蝶呤（MTX）是治疗输卵管妊娠最常用的药物。MTX适用于输卵管妊娠诊断明确或者临床高度疑似，排除了正常宫内妊娠的病情稳定患者，并且无MTX治疗的绝对禁忌证（推荐等级 C）。MTX 除了肌内注射用药外，没有其他推荐的替代治疗方案。MTX 治疗的适应证包括：生命体征平稳；低血清hCG水平（理想者低于1500U/L，最高可至5000U/L）；输卵管妊娠未破裂；无明显腹腔内出血；输卵管肿块小于35～40mm、未见心管搏动；具备随访条件。其治疗方案如下。

①单剂量方案：第1天、单一剂量肌内注射50mg/m² MTX，肌内注射后第4、7天监测血hCG，如果血hCG下降超过15%，每周随防血hCG直至正常水平；如果血hCG下降小于15%，再次肌内注射50mg/m² MTX，继续监测血hCG；如数次MTX肌内注射后血hCG不降，考虑手术治疗；如果血hCG在随防期间处于平台期或上升，考虑为持续性异位妊娠，应给予MTX治疗。

②二次剂量方案：第1天：第一次剂量肌内注射50mg/m² MTX；第4天：第二次剂量肌内注射50mg/m² MTX；肌注MTX后的第4、7天监测血hCG。如果血hCG下降超过5%，每周随防直至正常水平；如果血hCG下降小于15%，第7天再次肌内注射50mg/m² MTX，第11天监测血hCG；如果第11天血hCG较第7天下降超过15%，第11天再次肌内注射50mg/m² MTX，第14天监测血hCG；如果在4次剂量后血hCG不降，考虑手术治疗。如果血hCG在随防期间处于平台期或上升，考虑为持续性异位妊娠，应给予MTX治疗。

③多剂量方案：第1、3、5、7天各肌内注射1mg/kg MTX；第2、4、6、8

天间隔给予肌内注射0.1mg/kg四氢叶酸；肌内注射MTX当天测血hCG，持续监测直至血hCG较前一次下降15%；如果血hCG下降超过15%，中止MTX治疗，每周随防血hCG直至正常水平；如果在4次剂量后血hCG不降，考虑手术治疗；如果血hCG在随防期间处于平台期或上升，考虑为持续性异位妊娠，应给予MTX治疗。

（3）中国中西医结合学会妇产科专业委员会，《输卵管妊娠中西医结合诊疗指南》（2021）。

4.【国外指南共识】

（1）加拿大妇产科医生协会（SOGC），《不明部位妊娠以及输卵管和非输卵管异位妊娠的管理指南》（2021）。

（2）英国国家卫生与临床优化研究所（NICE），《异位妊娠和流程的诊断和初始管理指南》（2021更新版）。

5.【MICROMEDEX数据库收录结果】 有效性级别Class Ⅱa；推荐等级Class Ⅱa；证据强度Category B。

6.【作用机制】 可抑制二氢叶酸还原酶。甲氨蝶呤干扰DNA合成、修复和细胞复制。增殖活跃的组织如恶性肿瘤细胞、骨髓、胚胎细胞、口腔和肠黏膜及膀胱细胞通常对甲氨蝶呤的这种作用更为敏感。

7.【用药监护】

（1）整个治疗过程中必须严密监测药物毒性反应，特别是在大剂量使用或药物排泄会减弱（肾功能损害、胸腔积液、腹水）的情况下。

（2）MTX的副反应与治疗剂量和持续时间有关。严重副反应为：骨髓抑制、肺纤维化、非特异性肺炎、肝硬化、肾功能衰竭和胃溃疡等。最常见的副反应有：胃肠道反应（肠胀气、恶心呕吐、口腔炎）、肝药酶暂时轻度升高。肝药酶升高是少见的不良反应，在停药后自然下降。

8.【用药交代】

（1）接受MTX治疗的患者需要被告知输卵管妊娠破裂的风险，以及MTX具有潜在的导致宫内胎儿死亡或致畸风险。

（2）建议患者在MTX治疗期间避免服用降低药效的含叶酸成分的保健品、食品和非甾体抗炎药（推荐等级C）。

（3）患者应避免剧烈运动和性行为直至痊愈，以避免输卵管妊娠破裂。

（4）建议患者在接受MTX治疗的最后一次剂量后至少3个月再妊娠（推荐

等级 C）。

（六）甲羟孕酮片

超说明书用药内容	超说明书用药类型
用于性早熟	超适应证

1.【NMPA说明书收录情况】 可用于月经不调、功能性子宫出血及子宫内膜异位症等。还可用于晚期乳腺癌、子宫内膜癌。

2.【国外说明书收录情况】 未收录。

3.【国内指南共识】

（1）中华预防医学会妇女保健分会青春期学组，《女性性早熟的诊治共识》（2018），甲羟孕酮用于女孩性早熟，每日口服剂量 10～30mg，出现疗效后减量维持。

（2）中华医学会，《临床诊疗指南—内分泌及代谢性疾病手册》（2005）。

4.【MICROMEDEX数据库收录结果】 暂未收录。

5.【作用机制】 孕激素类药，作用于子宫内膜，能促进子宫内膜的增殖分泌，通过对下丘脑的负反馈，抑制垂体前叶促黄体生成激素的释放，抑制卵巢的排卵过程。甲孕酮可直接抑制 GnRH 和 FSH、LH 的释放，故可治疗性早熟。

6.【用药监护】 肝、肾功能不全者，脑梗塞、心肌梗死、血栓性静脉炎等血栓病史患者，未确诊的性器官出血、尿路出血、对本品有过敏史者禁用。

7.【用药交代】 体重增加为本品常见的副作用，且常有食欲增加。

（七）卡前列甲酯栓

超说明书用药内容	超说明书用药类型
用于子宫颈预处理	超适应证

1.【NMPA说明书收录情况】 终止妊娠药。预防和治疗宫缩迟缓所引起的产后出血。

2.【国外说明书收录情况】 未收录。

3.【国内指南共识】

（1）中国实用妇科与产科杂志，《卡前列甲酯临床应用专家共识》（2020版）。用于宫内节育器放置取出：取宫内节育器前2小时内阴道后穹隆放置卡孕栓0.5～1mg，或操作前1小时，后穹隆给药1mg，或联合应用利多卡因；放置宫内节育器前1～2小时内阴道后穹隆放置卡孕栓0.5～1mg。

（2）中华医学会，《宫腔镜手术子宫颈预处理临床实践指南》（2020）。

①门诊诊断性宫腔镜：施术前1～2小时阴道后穹隆用药，剂量为1mg。

②子宫极度前倾或后屈、绝经期子宫萎缩明显或估计宫腔镜置入困难者：可酌情提早（施术前10小时）阴道后穹隆用药，剂量1mg。

③宫腔镜手术：施术前晚阴道后穹隆用药，剂量为1mg；根据宫腔内病变及子宫颈松弛度的要求，也可于施术前30分钟重复用药。

（3）中华医学会，《绝经后宫内节育器取出技术指南》（2019）。

4.【国外指南共识】 暂未收录。

5.【MICROMEDEX数据库收录结果】 暂未收录。

6.【作用机制】 卡孕栓具有促进子宫收缩作用，对胃肠道和膀胱平滑肌的促进收缩作用及其非注射用前列腺素药物的剂型，使得其在减少分娩失血量和远离产后出血的早期预警联合用药中发挥重要作用，简便、实用及效果良好；更是有效预防产后出血和治疗产后出血可供选择的联合应用宫缩剂之一；是分娩后预防产后出血的一线基本宫缩剂用药之一；具有预防及治疗产后尿潴留和促进肠排气的作用；在减少产后贫血和加速产后母体恢复方面发挥了重要作用。

7.【用药监护】

（1）前置胎盘及宫外孕，急性盆腔感染，胃溃疡者禁用。

（2）糖尿病，高血压，严重心、肝、肾功能不全者慎用。

（3）有使用前列腺素禁忌的情况，如：哮喘及严重过敏体质、心血管疾病、青光眼患者禁用。

（4）用药后24小时内、特别是用药后30分钟，应密切关注体温、血压等变化，同时警惕过敏性休克等严重过敏反应的发生。一旦发生立即停药，并积极抗过敏和抗休克处理。

8.【用药交代】

（1）本品应在医师监护下使用，如发现不可耐受性呕吐，腹痛或阴道大出血，应立即停用。

（2）必须戴无菌手套将药品置入阴道，以免发生继发感染。

（八）来曲唑片

超说明书用药内容	超说明书用药类型
用于诱发排卵–多囊卵巢综合征	超适应证

1.【NMPA说明书收录情况】 对绝经后早期乳腺癌患者的辅助治疗，此类患者雌激素或孕激素受体阳性；对已经接受他莫昔芬辅助治疗5年的、绝经后早期乳腺癌患者的辅助治疗，此类患者雌激素或孕激素受体阳性；治疗绝经后、雌激素受体阳性、孕激素受体阳性或受体状况不明的晚期乳腺癌患者，这些患者应为自然绝经或人工诱导绝经。

2.【国外说明书收录情况】 暂未收录。

3.【国内指南共识】

（1）中华医学会妇产科学分会内分泌学组及指南专家组，《多囊卵巢综合征中国诊疗指南》（2018）。来曲唑可作为PCOS诱导排卵的一线用药；并可用于CC抵抗或失败患者的治疗。从自然月经或撤退性出血的第2～5天开始，2.5mg/d，共5天；如无排卵则每周期增加2.5mg，直至5.0～7.5mg/d。

（2）多囊卵巢综合征诊治路径共识专家组，《多囊卵巢综合征诊治路径共识》（2023）。月经第2～5天开始连续用药5天，2.5mg/d持续5天。监测无排卵则每周期剂量增加2.5mg，最高可增加至5.0～7.5mg/d。

4.【国外指南共识】

（1）加拿大妇产科医生协会（SOGC），《多囊卵巢综合征诱导排卵指南》（2018）。来曲唑2.5mg，连续用5天。如果患者无排卵，则在连续周期中增加至5mg，最大剂量为7.5mg。

（2）美国妇产科医师学会（ACOG），《ACOG实践简报：多囊卵巢综合征》（2018）。

5.【MICROMEDEX数据库收录结果】 有效性级别Class Ⅱa；推荐等级Class Ⅱb；证据强度Category B。

6.【作用机制】 来曲唑是芳香化酶系统的一种非类固醇竞争性抑制剂，它能抑制从雄激素到雌激素的转化。其促排卵机制可能为：阻断雌激素的产生，降低机体雌激素水平，可解除雌激素对下丘脑–垂体–性腺轴的反馈抑制作用，导致Gn的分泌增加而促进卵泡发育；在卵巢水平阻断雄激素转化为雌激素，导致雄激素在卵泡内积聚，从而增强FSH受体的表达并促使卵泡发育。同时卵泡内雄激素的蓄积可刺激膜岛素样生长因子–Ⅰ（IGF-1）及其他自分泌和旁分泌因子的表达增多，在外周水平通过IGF-1系统提高卵巢对激素的反应性。

7.【用药监护】

（1）来曲唑主要通过肝脏代谢，由细胞色素P450酶CYP3A4和CYP2A6介导来曲唑的代谢清除。CYP3A4和CYP2A6抑制剂的作用会减少来曲唑的代谢，从而增加来曲唑的血浆浓度。

（2）建议治疗期间监测全身骨骼健康。

（3）应避免本品与他莫昔芬、其他抗雌激素药物或含雌激素的药物同时使用，因为这些药物会降低来曲唑的药理学作用。

8.【用药交代】　服用本品最常见的不良反应为潮热，关节痛、恶心和疲劳。

（九）螺内酯片/胶囊

超说明书用药内容	超说明书用药类型
用于多囊卵巢综合征所致多毛症	超适应证

1.【NMPA说明书收录情况】　水肿性疾病与其他利尿药合用，治疗充血性水肿、肝硬化腹水、肾性水肿等水肿性疾病。也用于特发性水肿的治疗；高血压作为治疗高血压的辅助药物；原发性醛固酮增多症；低钾血症的预防与噻嗪类利尿药合用，增强利尿效应和预防低钾血症。

2.【国外说明书收录情况】　未收录。

3.【国内指南共识】

（1）中华医学会妇产科学分会，《多囊卵巢综合征中国诊疗指南》（2018）：螺内酯适用于短效复方口服避孕药（COC）治疗效果不佳、有COC禁忌或不能耐受COC的高雄激素患者。每日剂量50～200mg，推荐剂量为100mg/d，至少使用6个月才见效。育龄期患者在服药期间建议采取避孕措施。

（2）《多囊卵巢综合征诊治路径专家共识》编写组，《多囊卵巢综合征诊治路径专家共识》（2023）。

4.【国外指南共识】

（1）美国内分泌学会临床实践指南，《绝经前女性多毛症的评估与治疗》（2018）推荐：对于大多数多毛症妇女，初始使用抗雄性激素治疗。考虑其致畸性，服用前需做好充分的避孕措施。

（2）美国妇产科医师学会实践公告，《多囊卵巢综合征》（2018）。

5.【MICROMEDEX数据库收录结果】　有效性级别Class Ⅱa；推荐等级Class Ⅱb；证据强度Category B。

6.【作用机制】 PCOS是育龄妇女常见的一种复杂的内分泌及代谢异常所致的疾病，以慢性无排卵和高雄激素血症为特征，主要临床表现为月经周期不规律、不孕、多毛和（或）痤疮，是最常见的女性内分泌疾病。螺内酯的化学结构与醛固酮相似，为醛固酮受体阻断剂，可阻断雄激素受体及抑制 5α-还原酶活性，可减少PCOS患者体内血液中的雄激素水平。

7.【用药监护】

（1）在大剂量使用时，需注意高钾血症，建议定期复查血钾。高钾血症患者禁用。

（2）有致畸作用，妊娠期妇女禁用。

8.【用药交代】

（1）用药期间如出现高钾血症（常以心律失常为首发表现），应马上停药。

（2）如每日服药1次，应于早晨服药，以免夜间排尿次数增多。

（3）应于进食时或餐后服药，以减少胃肠道反应，并可能提高本药的生物利用度。

（十）米索前列醇片

超说明书用药内容	超说明书用药类型
用于孕28周内胎死宫内、胎儿畸形且有子宫瘢痕的妊娠期妇女促宫颈成熟引产	超适应证

1.【NMPA说明书收录情况】 用于治疗十二指肠溃疡和胃溃疡，包括关节炎患者因为服用非甾体抗炎药（NSAIDs）所引起的十二指肠溃疡和胃溃疡，保障其仍可继续使用NSAIDs治疗。本品还可用于预防使用NSAIDs所引起的溃疡。

2.【国外说明书收录情况】 暂未收录。

3.【国内指南共识】 中华医学会妇产科学分会产科学组，《妊娠晚期促子宫颈成熟与引产指南》（2014）。

4.【国外指南共识】 美国FDA于2002年批准米索前列醇用于妊娠中期宫颈成熟引产，而用于晚期宫颈成熟则未批准。但美国妇产科医师协会（ACOG）于2009年重申了米索前列醇在产科领域使用的规范。该指南指出，对于孕28周内胎死宫内、胎儿畸形且有子宫瘢痕的孕妇，可以予（200～400）μg/（6～12）h剂量的米索前列醇引产，并不提高并发症的发生率。但尚需进一步研究来评价其疗效、安全性、最佳给药途径及剂量。加拿大妇产科医生协会（SOGC），《宫颈促成熟临床实践指南》（2023版）指出：可以使用前列腺素E$_1$为住院患者促进宫颈成熟（强推荐）。

5.【MICROMEDEX数据库收录结果】 有效性级别Class Ⅱa；推荐等级Class Ⅱb；证据强度Category B。

6.【作用机制】 促子宫颈成熟的目的是促进宫颈变软、变薄并扩张，降低引产失败率、缩短从引产到分娩的时间。若引产指征明确但宫颈条件不成熟，应采取促宫颈成熟的方法。米索前列醇是一种人工合成的的前列腺素E_1制剂，可促宫颈成熟。

7.【用药监护】 监测宫缩和胎心率，一旦出现宫缩过频，应立即进行阴道检查。

8.【用药交代】

（1）必须告知用于流产或引产目的的患者，不要将药物给予他人。

（2）本品可引起头晕。

（3）为降低腹泻的风险，可将米索前列醇与食物同服。

（十一）硝苯地平缓释片

超说明书用药内容	超说明书用药类型
用于妊娠期高血压（妊娠20周以后的妊娠期妇女）	超用药人群

1.【NMPA说明书收录情况】 心绞痛：变异型心绞痛；不稳定型心绞痛；慢性稳定型心绞痛。高血压（单独或与其他降压药合用）。

2.【国外说明书收录情况】 暂未收录。

3.【国内指南共识】

（1）中华医学会妇产科学分会妊娠期高血压疾病学组.妊娠期高血压疾病诊治指南（2020）。常用的降压药物有肾上腺素能受体阻滞剂、钙离子通道阻滞剂及中枢性肾上腺素能神经阻滞剂等类药物。常用的口服降压药物有拉贝洛尔、硝苯地平或硝苯地平缓释片等。片剂口服方法为5～10mg，3～4次/日，24小时总量不超过60mg。缓释片30mg口服，1～2次/日。

（2）中华医学会妇产科学会，《临床诊疗指南—妇产科分册》（2007）。

4.【国外指南共识】

（1）美国心脏协会（AHA），《妊娠期高血压的诊断、血压目标和药物治疗声明》（2021）。

（2）美国妇产科医师学会（ACOG），《妊娠高血压指南》（2013）。对于需要药物治疗的妊娠期高血压，首先推荐拉贝洛尔、硝苯地平、甲基多巴（强推荐）。口服10~20mg，必要时可以在30分钟内重复一次，然后每2~6小时服用一次。

5.【MICROMEDEX数据库收录结果】 有效性级别Class Ⅱa；推荐等级Class Ⅱb；证据强度Category B。

6.【作用机制】 二氢吡啶类钙拮抗剂，可选择性抑制钙离子进入心肌细胞和平滑肌细胞的跨膜转运，并抑制钙离子从细胞内释放，而不改变血浆钙离子浓度。

7.【用药监护】

（1）降压注意个体化情况，控制血压不可波动过大，力求维持较稳定的血压目标。

（2）妊娠期、分娩期及产后任何时期出现重度高血压和急性重度高血压时，若为未使用过降压药物者，可以首选口服，每10~20分钟监测血压，血压仍高则重复给药，2~3次后效果不明显立即改用静脉给药。例如口服速效硝苯地平10mg，但注意每10~20分钟监测血压，如血压仍>160/110mmHg，再口服20mg；20分钟复测血压未下降，可再口服20mg；20分钟复测血压仍未下降，应该用静脉降压药物。

（3）肝肾功能不全、正在服用β受体阻断剂者应慎用，宜从小剂量开始，以防诱发或加重低血压，增加心绞痛、心力衰竭、甚至心肌梗死的发生率。

8.【用药交代】

（1）绝大多数患者服用硝苯地平后仅有轻度低血压反应，个别患者出现严重的低血压症状。

（2）长期给药不宜骤停，以避免发生停药综合征而出现反跳现象。

（十二）硝苯地平片

超说明书用药内容	超说明书用药类型
用于早产抑制宫缩	超适应证

1.【NMPA说明书收录情况】 心绞痛：变异型心绞痛；不稳定型心绞痛；慢性稳定型心绞痛。高血压（单独或与其他降压药合用）。

2.【国外说明书收录情况】 暂未收录。

3.【国内指南共识】

（1）中华医学会妇产科学分会，《早产的临床诊断与治疗指南》（2014）。

当前用于宫缩的钙通道阻断剂是硝苯地平，英国皇家妇产科协会（ROGC）指南推荐硝苯地平起始20mg口服，然后每次10~20mg，每天3~4次，根据宫缩情况调整，可持续48小时。

（2）中华医学会，《临床诊疗指南—妇产科分册》（2007）。用法：首次负荷量30mg口服或10mg舌下含服，20分钟1次，共4次。以后改为10~20mg/4~6h口服或10mg/4~6h舌下含服，应用不超过3天。注意血压太低影响胎盘灌注。

4.【国外指南共识】　世界卫生组织（WHO），《WHO建议：改善早产结局的抗宫缩治疗》（2022）。初始口服剂量为20mg，然后每6小时口服10mg，持续3~7天或者症状改善。

5.【MICROMEDEX数据库收录结果】　有效性级别Class Ⅱa；推荐等级Class Ⅱa；证据强度Category A。

6.【作用机制】　二氢吡啶类钙拮抗剂，可选择性抑制钙离子进入心肌细胞和平滑肌细胞的跨膜转运，并抑制钙离子从细胞内释放，从而抑制子宫平滑肌兴奋性收缩。

7.【用药监护】　服药中注意观察血压，防治血压过低。血压过低可影响胎盘灌注。

8.【用药交代】

（1）使用本品常见副作用包括低血压、心悸、胎盘血流减少、胎心率减慢。

（2）长期给药不宜骤停，以避免发生停药综合征而出现反跳现象。

（十三）吲哚美辛片

超说明书用药内容	超说明书用药类型
用于预防早产	超适应证

1.【NMPA说明书收录情况】　用于关节炎，可缓解疼痛和肿胀；软组织损伤和炎症；解热；其他：用于治疗偏头痛、痛经、手术后痛、创伤后痛等。

2.【国外说明书收录情况】　暂未收录。

3.【国内指南共识】　中华医学会妇产科学分会产科学组，《早产临床诊断与治疗指南》（2014）。用于抑制宫缩的前列腺素抑制剂吲哚美辛，主要用于妊娠32周前的早产，起始剂量为50~100mg经阴道或直肠给药，也可口服，然后每6小时给25mg，可维持48小时。

4.【国外指南共识】

（1）《2020昆士兰临床指南：早产临产和分娩》。

（2）美国妇产科医师学会（ACOG）《早产管理指南》（2016）。

5.【MICROMEDEX数据库收录结果】 有效性级别Class Ⅱb；推荐等级Class Ⅱb；证据强度Category B。

6.【作用机制】 前列腺素和正常分娩的子宫肌收缩密切相关，抗前列腺素制剂可以抑制前列腺素合成或阻断前列腺素对靶器官的作用。吲哚美辛是非选择性环氧合酶抑制剂，通过抑制环氧合酶，减少花生四烯酸转化为前列腺素，即通过抑制前列腺素的合成从而抑制子宫收缩。

7.【用药监护】

（1）在母体方面副作用主要为恶心、胃酸反流、胃炎等。出血时间延长，分娩时出血增加。

（2）在胎儿方面，妊娠34周使用，PG下降使动脉导管收缩、狭窄、胎儿心力衰竭和水肿，肾血液量减少，羊水过少（可逆性），需要监测羊水量及胎儿动脉导管宽度。当发现胎儿动脉导管狭窄时立即停药。

8.【用药交代】

（1）交叉过敏反应：本品与阿司匹林有交叉过敏性，由阿司匹林过敏引起的喘息患者，应用本品时可引起支气管痉挛。对其他非甾体抗炎药、镇痛药过敏者也可能对本品过敏。应避免同时服用。

（2）本品因对血小板聚集有抑制作用，可使出血时间延长，停药后此作用可持续1天。

第二节　妇产科疾病超说明书用药案例

案例 ❶

【处方描述】

性别：女　　年龄：34岁

临床诊断：先兆早产（27⁺³周单活胎）

处方内容：

吲哚美辛片	25mg×21片	50mg	q8h	po.
盐酸利托君片	10mg×20片	20mg	q2h	po.
地屈孕酮片	10mg×14片	10mg	bid	po.

【处方问题】

吲哚美辛片超适应证用药。

【处方分析】

吲哚美辛说明书适应证用于关节炎，可缓解疼痛和肿胀；软组织损伤和炎症；解热；其他：用于治疗偏头痛、痛经、手术后痛、创伤后痛等。本品用于预防早产。中华医学会妇产科学分会产科学组，《早产临床诊断与治疗指南》（2014）等相关指南指出，用于抑制宫缩的前列腺素抑制剂吲哚美辛，主要用于妊娠32周前的早产，起始剂量为50～100mg经阴道或直肠给药，也可口服。

【干预建议】

具有较充分的证据支持超说明书用药，建议做好患者知情告知。

案例 2

【处方描述】

性别：女 年龄：29岁

临床诊断：孕34周宫缩

处方内容：

硝苯地平片	10mg×21粒	10mg	tid	po.
黄体酮栓	25mg×7粒	25mg	qd	pr.vagin

【处方问题】

硝苯地平片超适应证用药，用药频次不适宜。

【处方分析】

硝苯地平片说明书适应证适用于变异型心绞痛、不稳定型心绞痛、慢性稳定型心绞痛，高血压（单独或与其他降压药合用）。本品用于早产抑制宫缩。中华医学会妇产科学分会,《早产的临床诊断与治疗指南.2014》建议,硝苯地平片用于早产抑制宫缩,初始口服剂量为20mg,然后每6小时口服10mg,持续3~7天或者症状改善。

【干预建议】

调整硝苯地平片的用药频次由tid改为q6h。

案例 ❸

【处方描述】

性别：女　　年龄：28岁

临床诊断：诱发排卵－多囊卵巢综合征

处方内容：

螺内酯片	20mg×14粒	20mg	q4h	po.
维生素C片	0.1g×14粒	0.1g	tid	po.
炔雌醇环丙孕酮片	2mg×21片	2mg	qd	po.

【处方问题】

螺内酯属于超适应证用药。

【处方分析】

螺内酯说明书：水肿性疾病与其他利尿药合用,治疗充血性水肿、肝硬化腹水、肾性水肿等水肿性疾病。本品用于诱发排卵－多囊卵巢综合征。中华医学会妇产科学分会,《早产的临床诊断与治疗指南》(2014)相关指南指出,螺内酯适用于短效复方口服避孕药(COC)治疗效果不佳、有COC禁忌或不能耐受COC的高雄激素患者。每日剂量50~200mg,推荐剂量为100mg/d,至少使用6个月才见效。育龄期患者在服药期间建议采取避孕措施。

【干预建议】

具有较充分的证据支持超说明书用药,建议做好患者知情告知。

(陈淑云)

参考文献

[1] 广东省药学会,《超药品说明书用药目录(2023年版)》(粤药会〔2023〕72号),2023-07-04.http://www.sinopharmacy.com.cn/notification/2797.html.

[2] 阿司匹林肠溶片说明书（拜阿司匹林肠溶片，NMPA），核准日期：2006年11月13日，修改日期：2016年7月15日.

[3] 低分子肝素钠说明书（齐征，NMPA），核准日期：2007年04月22日，修改日期：2016年03月29日.

[4] 二甲双胍片说明书（格华止，NMPA），核准日期：2006年12月12日，修改日期：2017年03月10日.

[5] 黄体酮阴道缓释凝胶说明书（格华止，NMPA），核准日期：2008年12月19日.

[6] 甲氨蝶呤注射液说明书（NMPA），核准日期：2006年11月13日，修改日期：2021年11月11日.

[7] 醋酸甲羟孕酮片说明书（NMPA），核准日期：2007年03月29日，修改日期：2015年12月01日.

[8] 卡前列甲酯栓说明书（卡孕，NMPA），核准日期：2007年05月16日，修改日期：2015年12月01日.

[9] 来曲唑片说明书（弗隆，NMPA），核准日期：2006年10月11日，修改日期：2015年01月05日.

[10] 螺内酯片说明书（NMPA），核准日期：2006年11月17日，修改日期：2015年12月01日.

[11] 米索前列醇片说明书（NMPA），核准日期：2008年12月19日，修改日期：2014年05月29日.

[12] 硝苯地平片说明书（NMPA），核准日期：2007年04月18日，修改日期：2015年11月18日.

[13] 吲哚美辛片说明书（NMPA），核准日期：2013年10月22日.

第十四章　泌尿系统疾病超说明书用药

第一节　泌尿系统疾病常见超说明书用药分析

广东省药学会《超药品说明书用药目录》（2023年版）中，收录泌尿系统疾病药物约3种，分别为选择性的5–羟色胺再摄取抑制剂1种、抗雌激素类1种、α_1受体阻断剂1种。超说明书用药类型共3个，均为超适应证用药。

（一）舍曲林片

超说明书用药内容	超说明书用药类型
用于早泄	超适应证

1.【NMPA说明书收录情况】　用于治疗抑郁症的相关症状，包括伴随焦虑、有或无躁狂史的抑郁症。疗效满意后，继续服用舍曲林可有效地防止抑郁症的复发和再发。也用于治疗强迫症。疗效满意后，继续服用舍曲林可有效地防止强迫症初始症状的复发。

2.【国外说明书收录情况】　暂未收录。

3.【国内指南共识】　中华医学会男科学分会、《早泄诊断与治疗》编写组，《早泄诊断与治疗指南》（2022）。SSRI能延迟射精从而治疗早泄，口服长效SSRI增加突触间隙5–HT，使$5–HT_{1A}$和$5–HT_{1B}$受体脱敏。射精延迟可能出现在用药几天后，但通常须给药1~22周才能起效，因为受体脱敏需要时间。常用的SSRI包括西酞普兰、氟西汀、氯氟沙明、帕罗西汀和舍曲林。SSRI被认为能增加IELT 2.6~13.2倍。

4.【国外指南共识】　欧洲泌尿外科学会（EAU），《勃起功能障碍，早泄，阴茎弯曲和异常勃起指南》（2019版）。对于早泄，舍曲林优于氟西汀，而氯米帕明的疗效与氟西汀和舍曲林无显著差异。舍曲林剂量为25~200mg。

5.【MICROMEDEX数据库收录结果】　有效性级别Class Ⅱa；推荐等级Class Ⅱb；证据强度Category B。

6.【作用机制】　选择性的5–羟色胺再摄取抑制剂。其作用机制与其对中枢神经元5–羟色胺再摄取的抑制有关。在临床剂量下，舍曲林阻断人血小板对5-羟色胺的摄取。SSRI能延迟延迟射精从而治疗早泄，口服长效SSRI增加突触间隙5-HT，使$5-HT_{1A}$和$5-HT_{1B}$受体脱敏。

7.【用药监护】

（1）禁止与单胺氧化酶抑制剂（MAOIs）合用。

（2）禁止与匹莫齐特合用。

8.【用药交代】

（1）用药后可能出现疲乏、困倦、打哈欠、恶心、呕吐、口干、腹泻和出汗等不良反应，这些症状通常轻微，在用药2～3周后逐渐改善。也可能发生性欲降低、性感缺失病、不射精症。

（2）备孕者避免使用。

（二）他莫昔芬片

超说明书用药内容	超说明书用药类型
用于少精引起的不育症	超适应证、超用药人群

1.【NMPA说明书收录情况】 用于治疗乳腺癌，和不排卵性不育症。

2.【国外说明书收录情况】 暂未收录。

3.【国内指南共识】

（1）中华医学会男科学分会，中华医学会男科疾病诊治系列《男性不育症诊疗指南》。

（2）中国医师协会生殖医学专业委员会生殖男科学组《男性不育症的内分泌治疗中国专家共识》编写组，《男性不育症的内分泌治疗中国专家共识》（2023）。内分泌治疗可优化伴睾酮水平低的少弱精子症患者睾丸内睾酮（intratesticular testosterone，ITT）水平。首选药物为合成的抗雌激素药物克罗米芬和他莫昔芬。他莫昔芬用法用量为10mg，qd或bid，口服。

4.【国外指南共识】 美国泌尿外科学会（AUA）、美国生殖医学会（ASRM），《男性不育的诊断和治疗指南》（2020）。

5.【MICROMEDEX数据库收录结果】 有效性级别Class Ⅱa；推荐等级Class Ⅱb；证据强度Category B。

6.【作用机制】 他莫昔芬是选择性雌激素受体调节剂，是通过竞争性抑制下丘脑中雌激素受体，减少雌激素对HPT轴的负反馈，促进GnRH及FSH、

LH的释放，从而间接调控睾丸类固醇激素合成和精子产生的一类制剂。它能有效提高精子浓度、总数、活力及血清Gn水平，主要适用于LH、睾酮等低下的少弱精子症患者，同时也是特发性不育男性的经验性治疗药物。

7.【用药监护】

（1）对他莫昔芬过敏者禁用。

（2）如果口服抗雌激素药物治疗后未观察到睾酮水平的有效升高，则推荐使用hCG、重组人FSH或两种药物的联合治疗。

8.【用药交代】 常见的不良反应如下。胃肠道：腹泻/稀便、口干、消化不良和恶心。代谢及营养：厌食。神经系统：头晕、嗜睡和震颤。精神：失眠。生殖系统及乳腺：性功能障碍（主要为男性射精延迟）。皮肤及皮下组织：多汗。

（三）坦索罗辛片

超说明书用药内容	超说明书用药类型
用于输尿管结石	超适应证

1.【NMPA说明书收录情况】 前列腺增生症引起的排尿障碍。

2.【国外说明书收录情况】 暂未收录。

3.【国内指南共识】 暂未收录。

4.【国外指南共识】

（1）欧洲泌尿外科学会（EAU），《尿路结石的管理指南》（2020）。推荐α肾上腺素能受体阻断剂用于大于5mm的输尿管结石（强推荐）。有证据表明，α受体阻断剂联合URS能改善结石的通过，一些输尿管远端小结石（小于10mm）和输尿管近端结石（10～20mm）的患者疼痛减轻。

（2）英国国家卫生与临床优化研究所（NICE），《肾脏和输尿管结石的评估和管理指南》（2019）。

（3）有关研究报道［ArabJUrol，2015，13（2）：107-111.WorldJUrol，2021，39（6）：2049-2054.］指出坦索罗辛0.2～0.4mg/d对增加结石的脱石率有效。

5.【MICROMEDEX数据库收录结果】 有效性级别ClassⅡa；推荐等级ClassⅡa；证据强度Category A。

6.【作用机制】 能阻断尿道及前列腺部的α_1受体，降低尿道内压曲线的前列腺部压力，从而改善前列腺增生症引起的膀胱出口梗阻。

7.【用药监护】

（1）妊娠期及哺乳期妇女禁用。

（2）与β肾上腺素受体阻断药或降压药合用时，须密切监测以防低血压。与β肾上腺素受体阻断药合用时，坦索罗辛的起始剂量应较常规剂量小，且最好在就寝时使用。

（3）可能出现体位性低血压现象，因此要注意由于体位变化导致的血压改变。

8.【用药交代】　对于从事高空作业、汽车驾驶等伴有危险性工作患者，使用时应注意可出现头晕等现象。

第二节　泌尿系统疾病超说明书用药案例

案例 ❶

【处方描述】

性别：男　　年龄：36岁

临床诊断：男性不育症

处方内容：

他莫昔芬片	10mg×14 片	10mg	bid	po.
复方氨基酸胶囊（8-11）	0.35g×21 粒	0.35g	tid	po.
硒酵母片	50μg×28 片	100μg	bid	po.

【处方问题】

他莫昔芬片超适应证用药，超用药人群。

【处方分析】

他莫昔芬片说明书适应证用于治疗乳腺癌和不排卵性不育症。本品用于男性不育症。中华医学会男科学分会，中华医学会男科疾病诊治系列《男性不育症诊疗指南》指出，内分泌治疗可优化伴睾酮水平低的少弱精子症患者睾丸内睾酮水平。首选药物为合成的抗雌激素药物克罗米芬和他莫昔芬。他莫昔芬用法用量为10mg，qd或bid，口服。

【干预建议】

具有较充分的证据支持超说明书用药，建议做好患者知情告知。

案例 ❷

【处方描述】

性别：男　　年龄：33 岁

临床诊断：早泄

处方内容：

舍曲林片	50mg×7 片	50mg	qd	po.
苁蓉益肾颗粒	2g×14 袋	2g	bid	po.
百令胶囊	0.5g×42 粒	1.5g	bid	po.

【处方问题】

舍曲林属于超适应证用药。

【证据来源】

舍曲林说明书适应证用于治疗抑郁症的相关症状，包括伴随焦虑、有或无躁狂史的抑郁症。疗效满意后，继续服用舍曲林可有效地防止抑郁症的复发和再发。本品用于早泄。欧洲泌尿外科学会，《勃起功能障碍，早泄，阴茎弯曲和异常勃起指南》（2019版）指出，舍曲林能延迟射精从而治疗早泄。射精延迟可能出现在用药几天后，但通常须给药 1～22 周才能起效。

【干预建议】

具有较充分的证据支持超说明书用药，建议做好患者知情告知。

（陈淑云）

参考文献

[1] 广东省药学会，《超药品说明书用药目录（2023 年版）》（粤药会〔2023〕72 号），2023-07-04.http://www.sinopharmacy.com.cn/notification/2797.html.

[2] 醋酸去氨加压素片说明书（NMPA），核准日期：2010 年 08 月 04 日，修改日期：2017 年 01 月 11 日.

［3］盐酸舍曲林片说明书（左洛复，NMPA），核准日期：2007年03月09日，修改日期：2018年03月27日.

［4］枸橼酸他莫昔芬片说明书（NMPA），核准日期：2007年03月30日，修改日期：2013年12月02日.

［5］盐酸坦索罗辛缓释胶囊说明书（哈乐，NMPA），核准日期：2006年11月06日，修改日期：2017年07月26日.

第十五章　肾科疾病超说明书用药

第一节　肾科疾病常见超说明书用药分析

广东省药学会《超药品说明书用药目录》（2023年版）中，收录肾内疾病药物约10种，分别为降血压药7种、免疫抑制剂2种、利尿药1种，超说明书用药类型共13个，皆为超适应症用药。以下为目录内肾内疾病药物超说明书用药介绍。

（一）厄贝沙坦片

超说明书用药内容	超说明书用药类型
用于有蛋白尿的原发性或继发性肾小球疾病	超适应证

1.【NMPA说明书收录情况】

（1）治疗原发性高血压。

（2）合并高血压的2型糖尿病肾病的治疗。

2.【国外说明书收录情况】　美国FDA已批准厄贝沙坦用于糖尿病肾病，推荐剂量为300mg，每日1次。

3.【国外指南共识】　全球改善肾脏病预后组织（KDIGO），《肾小球疾病管理的临床实践指南》（2021）：将ACEI或ARB增加至最大耐受量或允许日剂量，作为有高血压的蛋白尿患者以及有蛋白尿的肾小球肾炎的患者的一线治疗。

4.【MICROMEDEX数据库收录结果】

（1）糖尿病肾病：有效性级别Class Ⅰ；推荐等级Class Ⅱa；证据强度Category A。

（2）高血压–肾功能损伤：有效性级别Class Ⅱa；推荐等级Class Ⅱb；证据强度Category B。

5.【作用机制】　厄贝沙坦是血管紧张素Ⅱ受体（AT_1亚型）阻断剂。血管紧张素Ⅱ（AT_1）介导的肾小球小动脉的收缩，导致肾小球毛细血管性高血压，并通过其他机制损害肾脏，包括升高肾小球压力而增加系膜巨分子流入，刺激细胞因子及系膜基质的扩张，ATⅡ还增加蛋白尿。因此，应用AT_1受体亚型阻断剂具有明显的肾脏保护效应，特别是对糖尿病性肾病的恶化有逆转作用。抑制ATⅡ可使肾小球出球小动脉松弛，降低肾小球毛细血管压力，减低蛋白尿而延缓肾脏病进展。

6.【用药监护】

（1）合用保钾利尿剂、补充钾、含钾的盐替代物或者其他增加血清钾水平的药物可能导致血清钾的增高，在此类患者中需要密切监测血钾水平。

（2）糖尿病或中重度肾功能受损［GFR小于60ml/（min·1.73m²）］患者不能将本品与阿利吉仑联合使用。糖尿病肾病患者不能与血管紧张素转换酶抑制剂（ACEI）联合使用。

（3）在治疗期间发现妊娠，必须尽快停止本品治疗。

7.【用药交代】

（1）在未向医生咨询的情况下，告诫患者不要使用钾补充剂或含钾的盐替代品。

（2）告知患者若发生妊娠应尽快向医生报告。

（二）氯沙坦钾片

序号	超说明书用药内容	超说明书用药类型
1	用于糖尿病肾病（合并高血压）	超适应证
2	用于有蛋白尿的原发性或继发性肾小球疾病	超适应证

1.【NMPA说明书收录情况】

（1）治疗原发性高血压。

（2）用于对血管紧张素转换酶抑制剂治疗不适用（尤其是有咳嗽或有禁忌证时）的成人慢性心力衰竭。

2.【国外说明书收录的用法】 美国FDA已批准氯沙坦用于治疗成人血肌酐和蛋白尿升高的合并有高血压和2型糖尿病患者的糖尿病肾病，通常起始剂量为50mg，每日1次。根据血压反应，剂量可增加到100mg，每日1次。

3.【国内指南共识】 中华医学会糖尿病学分会，《中国2型糖尿病防治指南》（2020年版），合理的降压治疗可延缓糖尿病肾病的发生和进展，对于伴有高血压的糖尿病肾病患者，推荐ACEI或ARB类药物治疗，能减少心血管事件，延缓蛋白尿进展。

4.【国外指南共识】

（1）糖尿病肾病

①美国糖尿病学会，《ADA糖尿病医学诊疗标准》（2022），ACEI或ARB类药物被推荐用于伴有高血压的糖尿病患者的一线药物治疗。

②全球改善肾脏病预后组织（KDIGO），《肾小球疾病管理的临床实践指南》（2021）。

（2）有蛋白尿的原发性或继发性肾小球疾病

①全球改善肾脏病预后组织（KDIGO），《肾小球疾病管理的临床实践指南》（2021）推荐：所有蛋白尿＞0.5g/d的患者，无论他们是否患有高血压，都要接受ACEI或ARB类药物治疗。

②ACC/AHA/AAPA/ABC/ACPM/AGS/APhA/ASH/ASPC/NMA/PCNA，《成人高血压预防、检测、评估和管理指南》（2017），氯沙坦钾推荐剂量为50～100mg/d，单次或分两次口服。

5.【MICROMEDEX数据库收录结果】

（1）用于糖尿病肾病：有效性级别Class I；推荐等级Class II a；证据强度Category B。

（2）用于有蛋白尿的原发性或继发性肾小球疾病：有效性级别Class II a（肾脏疾病，非糖尿病）；推荐等级Class II a（肾脏疾病，非糖尿病）；证据强度Category B（肾脏疾病，非糖尿病）。

6.【作用机制】 氯沙坦为合成的、强效口服血管紧张素II受体阻断剂，能与AT_1受体选择性结合。应用AT_1受体亚型阻断剂具有明显的肾脏保护效应，特别是对糖尿病性肾病的恶化有逆转作用。抑制AT II可使肾小球出球小动脉松弛，降低肾小球毛细血管压力，减低蛋白尿而延缓肾脏病进展。

7.【用药监护】

（1）本品可引起高钾血症，合用保钾利尿剂、补充钾、含钾的盐替代物或者其他增加血清钾水平的药物可能导致血清钾的增高，定期监测血钾水平。

（2）不可在糖尿病或肾功能不全［GFR小于60ml/（min·1.73m^2）］患者中同时使用本品与阿利吉仑。

（3）本品与锂盐合用应仔细监测血清锂盐水平。

8.【用药交代】

（1）告知女性患者用药期间避免妊娠，一旦发现妊娠即刻上报。

（2）告知患者使用本品可能出现包括头晕、上呼吸道感染、鼻塞及背痛等副作用。

（三）替米沙坦片

超说明书用药内容	超说明书用药类型
用于有蛋白尿的原发性或继发性肾小球疾病	超适应证

1.【NMPA说明书收录情况】

（1）用于成人原发性高血压的治疗。

（2）降低心血管风险：适用于年龄55岁及以上，存在发生严重心血管事件高风险且不能接受血管紧张素转换酶（ACE）抑制剂治疗的患者，以降低其发生心肌梗死，卒中或心血管疾病导致死亡的风险。

2.【国外说明书收录情况】　美国FDA未批准厄贝沙坦、替米沙坦用于治疗有蛋白尿的原发性或继发性肾小球疾病。

3.【国外指南共识】

（1）全球改善肾脏病预后组织（KDIGO），《肾小球疾病管理的临床实践指南》（2021）。

（2）ACC/AHA/AAPA/ABC/ACPM/AGS/APhA/ASH/ASPC/NMA/PCNA，《成人高血压预防、检测、评估和管理指南》（2017）：对于患有高血压和CKD的成人患者［3期或以上，或1、2期伴蛋白尿（≥300mg/d，或白蛋白/肌酐比值≥300mg/g）］，如果ACEI不能耐受，ARB治疗可能是合理的。替米沙坦推荐剂量为20～80mg，每日1次口服。

4.【MICROMEDEX数据库收录结果】　肾脏疾病：有效性级别Class Ⅱ；推荐等级Class Ⅱb；证据强度Category B。

5.【作用机制】　替米沙坦选择性阻断ATⅡ与大多数组织上（如血管平滑肌和肾上腺）AT_1受体的结合，应用AT_1受体亚型阻断剂具有明显的肾脏保护效应，特别是对糖尿病性肾病的恶化有逆转作用。抑制ATⅡ可使肾小球出球小动脉松弛，降低肾小球毛细血管压力，减低蛋白尿而延缓肾脏病进展。

6.【用药监护】

（1）不推荐与保钾利尿剂或钾补充剂同时使用，如有低钾血症，则应谨慎使用，并密切监测血钾。

（2）糖尿病或中重度肾功能受损［GFR小于60ml/（min·1.73m^2）］患者不

能与阿利吉仑联合使用。

（3）严重肝功能损害、胆道阻塞性疾病禁用。

（4）妊娠的中间3个月和最后3个月禁用。

7.【用药交代】

（1）告知患者服用本品可能会出现症状性低血压和晕厥。

（2）在未向医生咨询的情况下，告诫患者不要使用钾补充剂或含钾的盐替代品。

（3）告知女性患者若发生妊娠应尽快向医生报告。治疗期间不进行母乳喂养。

（四）缬沙坦胶囊

序号	超说明书用药内容	超说明书用药类型
1	用于糖尿病肾病	超适应证
2	用于有蛋白尿的原发性或继发性肾小球疾病	超适应证

1.【NMPA说明书收录情况】 治疗轻、中度原发性高血压。

2.【国外说明书收录情况】 美国FDA未批准缬沙坦用于治疗糖尿病肾病和有蛋白尿的原发性或继发性肾小球肾病。

3.【国内指南共识】 中华医学会肾脏病学分会专家组，《糖尿病肾脏疾病临床诊疗中国指南》（2021）：缬沙坦具有减少蛋白尿的作用，大剂量使用ACEI或ARB可能使肾脏获益更多。

4.【国外指南共识】

（1）糖尿病肾病

①改善全球肾脏病预后组织（KDIGO），《慢性肾脏病患者的糖尿病管理指南》（2022）：建议使用ACEI或ARB治疗有高血压、糖尿病和蛋白尿的患者，并将这些药物的剂量调整至最大耐受剂量，推荐剂量为80mg/d，最大日剂量为320mg（国内批准缬沙坦最大日剂量为160mg）。

②ACC/AHA/AAPA/ABC/ACPM/AGS/APhA/ASH/ASPC/NMA/PCNA，《成人高血压预防、检测、评估和管理指南》（2017）。

（2）有蛋白尿的原发性或继发性肾小球疾病

①全球改善肾脏病预后组织（KDIGO），《肾小球疾病管理的临床实践指南》（2021），研究显示缬沙坦能更好地减少蛋白尿和减缓肾脏恶化速度。指南推荐将ACEI或ARB增加至允许日剂量（国内批准缬沙坦最大日剂量为

160mg）作为单纯肾小球肾炎和蛋白尿患者的一线治疗。

②ACC/AHA/AAPA/ABC/ACPM/AGS/APhA/ASH/ASPC/NMA/PCNA，《成人高血压预防、检测、评估和管理指南》（2017）。

5.【MICROMEDEX数据库收录结果】

（1）用于糖尿病肾病：有效性级别 Class Ⅱa；推荐等级 Class Ⅱb；证据强度 Category B。

（2）用于有蛋白尿的原发性或继发性肾小球疾病：有效性级别 Class Ⅱa；推荐等级 Class Ⅱb；证据强度 Category B（高血压–肾功能损伤）。

6.【作用机制】 缬沙坦是一种口服有效的特异性血管紧张素（AT）Ⅱ受体阻断剂，应用 AT_1 受体亚型阻断剂具有明显的肾脏保护效应，特别是对糖尿病性肾病的恶化有逆转作用。抑制 ATⅡ可使肾小球出球小动脉松弛，降低肾小球毛细血管压力，减低蛋白尿而延缓肾脏病进展。

7.【用药监护】

（1）合用保钾利尿剂、补充钾、含钾的盐替代物或者其他增加血清钾水平的药物需要监测血清钾。

（2）不能在糖尿病患者合用本品与阿利吉仑。

（3）当与其他阻断肾素–血管紧张素–醛固酮系统药物联用，应当密切监测血压、肾功能和电解质。

（4）对于正在使用非甾体抗炎药的患者，如要开始或调整缬沙坦的治疗，应监测肾功能。

（5）发生血管性水肿患者应立即停用，且不得再次使用。

（6）妊娠期妇女禁用。

8.【用药交代】

（1）药物可能会引起眩晕，告诫患者避免需要协调性的活动。

（2）告知患者使用本品可能出现腹痛、腹泻、低血压、头痛、咳嗽或疲惫感等症状。

（3）避免使用钾补充剂和富含钾的食物/盐替代物。

（五）福辛普利钠片

超说明书用药内容	超说明书用药类型
用于有蛋白尿的原发性或继发性肾小球疾病	超适应证

1.【NMPA说明书收录情况】 适用于治疗高血压和心力衰竭。

2.【国外说明书收录情况】 美国FDA未批准福辛普利用于治疗有蛋白尿的原发性或继发性肾小球肾病。

3.【国外指南共识】

（1）全球改善肾脏病预后组织（KDIGO），《肾小球疾病管理的临床实践指南》（2021）。

（2）ACC/AHA/AAPA/ABC/ACPM/AGS/APhA/ASH/ASPC/NMA/PCNA，《成人高血压预防、检测、评估和管理指南》（2017）：福辛普利推荐剂量为10～40mg，口服，每日1次。

4.【MICROMEDEX数据库收录结果】 有效性级别Class Ⅱa（肾脏疾病，非糖尿病）；推荐等级Class Ⅱb（肾脏疾病，非糖尿病）；证据强度Category B（肾脏疾病，非糖尿病）。

5.【作用机制】 福辛普利是血管紧张素转换酶抑制剂（ACEI）。ACEI/ARB控制高血压，减少蛋白尿，保护肾功能；改善肾小球血流动力学；保护足细胞；抑制肾组织局部细胞因子如PDGF、$TCF-\beta_1$的产生，抑制肾小球固有细胞或成纤维细胞和巨噬细胞的活性和增殖，延缓肾间质纤维化进程。

6.【用药监护】

（1）同时应用补钾药或保钾利尿药时应谨慎，需监测血清钾。

（2）最常见的副作用是头晕、咳嗽、上呼吸道症状、恶心或呕吐、腹泻和腹痛、心悸或胸痛、皮疹或瘙痒、骨骼肌疼痛或感觉异常、疲劳和味觉障碍。

7.【用药交代】

（1）告知患者服用本品可出现持续性干咳症状，在停止治疗后消失。

（2）和抗酸药至少相隔2小时服用。

（六）卡托普利片

超说明书用药内容	超说明书用药类型
用于1型糖尿病且有视网膜病变的糖尿病肾病	超适应证

1.【NMPA说明书收录情况】 适用于治疗高血压和心力衰竭。

2.【国外说明书收录情况】 美国FDA批准卡托普利用于1型糖尿病且有视网膜病变的糖尿病肾病，长期使用卡托普利治疗糖尿病肾病的推荐剂量为每次25mg，每日3次。

3.【MICROMEDEX数据库收录结果】 有效性级别Class Ⅰ；推荐等级Class Ⅱa；证据强度Category B。

4.【作用机制】 卡托普利为竞争性血管紧张素转换酶抑制剂，ACEI/ARB控制高血压，减少蛋白尿，保护肾功能；改善肾小球血流动力学；保护足细胞；抑制肾组织局部细胞因子如PDGF、TCF-β_1的产生，抑制肾小球固有细胞或成纤维细胞和巨噬细胞的活性和增殖，延缓肾间质纤维化进程。

5.【用药监护】

（1）同时应用补钾药或保钾利尿药时应谨慎，需监测血清钾。

（2）ACEI（包括卡托普利）可增强胰岛素及口服降糖药（例如磺脲类）在糖尿病患者中的降糖作用。

（3）对于接受卡托普利和NSAIDs治疗的患者，应定期监测肾功能。

（4）妊娠中晚期禁用本品。

6.【用药交代】

（1）胃中食物可使本品吸收减少30%~40%，故宜在餐前1小时服药。

（2）尚未向医生咨询的情况下，不建议患者自行使用保钾利尿剂、钾补充剂或含钾的盐替代品。

（3）一旦发现怀孕，应立即停用本品。

（七）盐酸贝那普利片

超说明书用药内容	超说明书用药类型
用于有蛋白尿的原发性或继发性肾小球疾病	超适应证

1.【NMPA说明书收录情况】 用于治疗高血压。充血性心力衰竭。作为对洋地黄和（或）利尿剂反应不佳的充血性心力衰竭患者（NYHA分级Ⅱ~Ⅳ）的辅助治疗。

2.【国外说明书收录情况】 美国FDA未批准贝那普利用于治疗有蛋白尿的原发性或继发性肾小球肾病。

3.【国外指南共识】

（1）全球改善肾脏病预后组织（KDIGO），《肾小球疾病管理的临床实践指南》（2021）。

（2）ACC/AHA/AAPA/ABC/ACPM/AGS/APhA/ASH/ASPC/NMA/PCNA，《成人高血压预防、检测、评估和管理指南》（2017）：贝那普利推荐剂量为

10~40mg/d，单次或分2次口服。

4.【MICROMEDEX数据库收录结果】 有效性级别Class Ⅱ a（肾脏疾病，非糖尿病）；Class Ⅱ a（肾脏疾病，非糖尿病）；证据强度Category B（肾脏疾病，非糖尿病）。

5.【作用机制】 本品是一种前体药，水解后成活性代谢产物贝那普利拉，可抑制血管紧张素转换酶（ACE），阻断血管紧张素Ⅰ转化成血管紧张素Ⅱ。ACEI/ARB控制高血压，减少蛋白尿，保护肾功能；改善肾小球血流动力学；保护足细胞；抑制肾组织局部细胞因子如PDGF、TCF-β_1的产生，抑制肾小球固有细胞或成纤维细胞和巨噬细胞的活性和增殖，延缓肾间质纤维化进程。

6.【用药监护】

（1）同时应用补钾药或保钾利尿药时应谨慎，需监测血清钾。因本品能减少由噻嗪类利尿药诱发的血钾减少，可增加高钾血症危险。

（2）最常见的副作用是头晕、咳嗽、上呼吸道症状、恶心或呕吐、腹泻和腹痛、心悸或胸痛、皮疹或瘙痒、骨骼肌疼痛或感觉异常、疲劳和味觉障碍。

7.【用药交代】

（1）服用本品可能会引起咳嗽。典型的咳嗽症状为干咳、持续性的，在停止治疗后消失。

（2）和抗酸药至少相隔2小时服用。

（八）吗替麦考酚酯片

超说明书用药内容	超说明书用药类型
用于肾病综合征	超适应证

1.【NMPA说明书收录情况】

（1）本品与皮质类固醇，以及环孢素或他克莫司同时应用，适用于治疗：接受同种异体肾脏移植的患者中预防器官的排斥反应。接受同种异体肝脏移植的患者中预防器官的排斥反应。

（2）本品适用于Ⅲ~Ⅴ型成人狼疮性肾炎患者的诱导期治疗和维持期治疗。

2.【国外说明书收录情况】 美国FDA未批准吗替麦考酚酯用于治疗肾病综合征。

3.【国内指南共识】

（1）中华医学会儿科学分会肾脏学组，《儿童激素敏感、复发/依赖肾病综合征诊治循证指南》（2016）：吗替麦考酚酯可用作儿童激素依赖型肾病综合征或频复发型肾病综合征的免疫抑制治疗，推荐用法用量为20～30mg/（kg·d），每12小时口服1次，每次最大剂量不超过1g，疗程12～24个月。

（2）中国成人肾病综合征免疫抑制治疗专家组，《中国成人肾病综合征免疫抑制治疗专家共识》（2014）：成人难治性肾病综合征患者对糖皮质激素联合环磷酰胺或钙调神经磷酸酶抑制剂的治疗不耐受或效果不佳，可用糖皮质激素联合吗替麦考酚酯（MMF）治疗，MMF推荐用法用量为：一次0.5～1g，一日2次。

4.【国外指南共识】 全球改善肾脏病预后组织（KDIGO），《肾小球疾病管理的临床实践指南》（2021）：吗替麦考酚酯可作为替代激素药物用于治疗反复复发或激素依赖的儿童激素敏感型肾病综合征，推荐用法用量为起始剂量1.2g/（m^2·d），分2次服用，至少持续12个月。

5.【MICROMEDEX数据库收录结果】 有效性级别Class Ⅱa（儿童）；推荐等级Class Ⅱb（儿童）；证据强度Category B（儿童）。

6.【作用机制】 吗替麦考酚酯减少免疫复合物在肾小球内的沉积；而且可抑制黏附因子的表达，通过抑制血管平滑肌细胞、纤维母细胞、内皮细胞的增生，减少炎症细胞在组织和血管的浸润，减轻肾组织的损伤，从而使尿蛋白减少；还可抑制肾间质纤维化，抑制系膜细胞和血管平滑细胞增生，改善和延缓肾功能恶化。

7.【用药监护】

（1）使用本品可导致感染风险升高，本品和其他免疫抑制剂联合治疗，发生淋巴瘤和其他恶性肿瘤的危险性增加。

（2）本品常见副作用可包括腹泻、腹痛、呕吐、便秘及恶心。

8.【用药交代】

（1）建议患者空腹服用本品，在服用本药时及服药后2小时内避免服用包含镁或铝的制酸剂。

（2）告知患者在治疗期间及本品停药后至少6周内不应献血。

（3）贻误用药，应尽快补服。但若距离下一次服药不超过2小时，则无需再补服，直接从下一次服药起按常规时间服药。

（九）他克莫司片

序号	超说明书用药内容	超说明书用药类型
1	用于原发性肾病综合征	超适应证
2	狼疮性肾炎	超适应证

1.【NMPA说明书收录情况】 预防肝脏或肾脏移植术后的移植物排斥反应。治疗肝脏或肾脏移植术后应用其他免疫抑制药物无法控制的移植物排斥反应。

2.【国外说明书收录情况】 美国FDA未批准他克莫司用于治疗原发性肾病综合征和狼疮性肾炎。

3.【国内指南共识】

（1）原发性肾病综合征：中国成人肾病综合征免疫抑制治疗专家组，《中国成人肾病综合征免疫抑制治疗专家共识》（2014）：对于糖皮质激素抵抗、依赖及频繁复发的肾病综合征患者，应及时联合免疫抑制剂治疗，他克莫司推荐剂量为0.05～0.10mg/（kg·d），分2次口服，每12小时1次。后根据血药浓度调整剂量，药物浓度：他克莫司（5～10ng/ml），待有效后，逐渐减量至低剂量维持，建议使用1～2年。

（2）狼疮性肾炎

①中华医学会儿科学分会肾脏学组，《狼疮性肾炎诊治循证指南》（2016）。

②《中国狼疮肾炎诊断和治疗指南》编写组，《中国狼疮肾炎诊断和治疗指南》（2019）。

③他克莫司在狼疮肾炎中应用的中国专家共识讨论组，《他克莫司在狼疮肾炎中应用的中国专家共识》（2017）：他克莫司有较强的降尿蛋白作用，且能改善糖皮质激素的耐药现象，可用于难治性狼疮性肾炎的治疗。推荐起始剂量为2～3mg/d（体重≥60kg，3mg/d；体重＜60kg，2mg/d或每日0.05mg/kg），2个月后临床症状无好转可逐渐增加剂量至每日0.1mg/kg，维持药物谷浓度为6～10ng/ml，一般3个月即可出现缓解。若持续6～9个月仍未缓解则考虑治疗无效。

4.【国外指南共识】

（1）原发性肾病综合征：全球改善肾脏病预后组织（KDIGO），《肾小球疾病管理的临床实践指南》（2021）。

（2）狼疮性肾炎：全球改善肾脏病预后组织（KDIGO），《肾小球疾病管理的临床实践指南》（2021）。

5.【MICROMEDEX数据库收录结果】

（1）原发性肾病综合征：有效性级别Class Ⅱa；推荐等级Class Ⅱb；证据强度Category B。

（2）狼疮性肾炎：有效性级别Class Ⅰ；推荐等级Class Ⅱb；证据强度Category A。

6.【作用机制】 他克莫司抑制T细胞的活化和T辅助细胞依赖型B细胞的增殖并抑制淋巴因子的形成（如白介素-2，白介素-3及γ-干扰素）和白介素-2受体的表达。除了免疫抑制作用以外，他克莫司还有如下3个方面的作用：①促进糖皮质激素受体的亲和力；②抑制肾小球IFN-γmRNA表达，减少蛋白尿及肾小球系膜病变；③抑制"药泵"P糖蛋白，改善狼疮性肾炎患者耐药现象。

7.【用药监护】

（1）使用本品患者感染风险增加，发生恶性肿瘤的风险增加。

（2）本品常见不良反应包括腹泻、恶心、高血糖、高血压、头痛、失眠。

（3）本品与能潜在改变CYP3A4酶代谢的药物合用时，强烈推荐严密监测他克莫司的血药浓度、Q-T间期延长、肾功能和其他不良反应，适当中断或调整他克莫司的剂量。

8.【用药交代】

（1）本品可增加皮肤癌的风险，应告知患者限制阳光和紫外线暴露并使用适当的防晒。

（2）如出现视力变化、色觉变化、视物模糊或视野缺失，建议患者到眼科专科就诊进行评估。

（十）托伐普坦片

超说明书用药内容	超说明书用药类型
用于减缓有快速进展风险的成人常染色体显性多囊肾病（ADPKD）的肾功能下降	超适应证

1.【NMPA说明书收录情况】 治疗低钠血症或心力衰竭引起的体液潴留。

2.【国外说明书收录情况】 美国FDA已批准托伐普坦用于减缓有快速进展风险的成人常染色体显性多囊肾病（ADPKD）的肾功能下降。托伐普坦的初始剂量为每天口服60mg，早晨服用45mg，8小时后服用15mg，根据患者耐受情况，逐步增加到每天60mg加30mg或90mg加30mg，每次调整剂量间隔不少于1周。

3.【国内指南共识】 托伐普坦治疗快速进展型常染色体显性多囊肾病专家组，《托伐普坦治疗快速进展型常染色体显性多囊肾病中国专家共识》（2022）：托伐普坦只限于治疗快速进展型成人ADPKD患者，推荐托伐普坦起始剂量15mg/15mg（早晨5mg，下午15mg），个别可酌情下午7.5mg起始。随后根据耐受情况每1～2周增加5mg，逐步增加剂量到60mg/30mg或90mg/30mg，或直到晨尿渗透浓度≤280mmol/L，不建议日使用剂量超过120mg。

4.【MICROMEDEX数据库收录结果】 有效性级别Class Ⅰ；推荐等级Class Ⅱa；证据强度Category A。

5.【作用机制】 托伐普坦是一种选择性的加压素 V_2 受体阻断剂，降压素与 V_2 的结合减少肾脏中的 α 受体降低腺苷酸环化酶活性，导致细胞内腺苷 $3',5'$-环—磷酸（cAMP）浓度降低。降低cAMP浓度可防止含有水通道蛋白2的囊泡与质膜融合，进而导致尿液排泄量增加，游离水清除率增加（渗水）和尿液渗透压降低。在人ADPKD囊肿上皮细胞中，托伐普坦抑制AVP刺激的体外囊肿生长和氯化物依赖性液体分泌到囊肿中。

6.【用药监护】

（1）本品在服用24小时内利尿作用较强，因此至少在服用后4～6小时及8～12小时测定血清钠浓度。

（2）托伐普坦可能引起高血糖。因此，在接受托伐普坦治疗的糖尿病患者应谨慎管理。

7.【用药交代】

（1）因可能会出现头晕等，告知患者应注意防止跌倒。另外，从事高空作业、机动车驾驶等危险工作时，应注意避免发生危险。

（2）服用本品的患者应在口渴时持续饮水。

第二节　肾科疾病超说明书用药案例

案例 ❶

【处方描述】

性别：女　　年龄：25岁

临床诊断：狼疮性肾炎

处方内容

钙尔奇600D片	600mg/片×30片	600mg	qd	po.
骨化三醇软胶囊	0.25ug/粒×14粒	0.5μg	qod	po.
他克莫司胶囊	0.5mg/粒×120粒	1mg	q12h	po.

【处方问题】

他克莫司超适应证用药。

【处方分析】

国内外有多指南推荐本品用于治疗难治性狼疮性肾炎。《他克莫司在狼疮肾炎中应用的中国专家共识2017》指出他克莫司有较强的降尿蛋白作用，且能改善糖皮质激素的耐药现象，可用于难治性狼疮性肾炎的治疗。推荐起始剂量为2~3mg/d（体重≥60kg，3mg/d；体重<60kg，2mg/d或每日0.05mg/kg）。

【干预建议】

具有较充分的证据支持他克莫司用于治疗狼疮性肾炎，用药前做好患者知情告知，加强用药交代。

案例 ❷

【处方描述】

性别：女　　年龄：45岁

临床诊断：肾炎

处方内容

盐酸贝那普利片	20mg/片×28片	20mg	qd	po.
非布司他片	40mg/片×14片	40mg	qd	po.
醋酸泼尼松片	5mg/片×7片	5mg	qod	po.

【处方问题】

贝那普利超适应证用药。非布司他无适应证用药。

【处方分析】

全球改善肾脏病预后组织（KDIGO），《肾小球疾病管理的临床实践指南》（2021）；ACC/AHA/AAPA/ABC/ACPM/AGS/APhA/ASH/ASPC/NMA/PCNA，《成人高血压预防、检测、评估和管理指南》（2017）等指南推荐AECI可用于治疗有蛋白尿的肾小球肾炎，贝那普利为ACEI类药物，具有减少蛋白尿保护肾功能的作用，指南推荐剂量为10～40mg/d，单次或分2次口服。非布司他适用于痛风患者高尿酸血症的长期治疗，临床诊断与适应症不符。

【干预建议】

具有较充分的证据支持贝那普利超适应证用于治疗有蛋白尿的肾小球肾炎，建议完善处方临床诊断，如明确为有蛋白尿的肾小球肾炎，用药前做好患者知情告知，加强用药交代。患者如确需使用非布司他片，应联系医师完善相关诊断。

案例 ❸

【处方描述】

性别：女　　年龄：10 岁

临床诊断：激素敏感型肾病综合征

处方内容

醋酸泼尼松片	5mg/片×120片	20mg	qd	po.
吗替麦考酚酯胶囊	0.25g/粒×30粒	0.5g	bid	po.

【处方问题】

吗替麦考酚酯超适应证用药。

【处方分析】

吗替麦考酚酯可减少尿蛋白，改善和延缓肾功能恶化，多指南推荐用于治疗儿童激素敏感肾病综合征。中华医学会儿科学分会肾脏学组，《儿童激素敏感、复发/依赖肾病综合征诊治循证指南》（2016）指出，吗替麦考酚酯可用作儿童激素依赖型肾病综合征或频复发型肾病综合征的免疫抑制治疗，推荐用法用量为20～30mg/（kg·d），每12小时口服1次，每次最大剂量不超过1g，疗程12~24个月。

【干预建议】

具有较充分的证据支持吗替麦考酚酯用于治疗儿童激素敏感肾病综合征，用药前做好患者知情告知，加强用药交代。

案例 ④

【处方描述】

性别：男　　年龄：68岁

临床诊断：糖尿病，2型糖尿病肾病

处方内容

氯沙坦钾片	100mg/片×42片	100mg	qd	po.
二甲双胍片	0.25g/片×400片	1g	tid	po.
达格列净片	10mg/片×42片	10mg	qd	po.
非布司他片	40mg/片×32片	40mg	qd	po.

【处方问题】

氯沙坦钾片超适应证用药，二甲双胍用法、用量不适宜，非布司他无适应证用药。

【处方分析】

美国FDA已批准氯沙坦钾片用于治疗成人血肌酐和蛋白尿升高的合并有高血压和2型糖尿病患者的糖尿病肾病，推荐起始剂量为50mg，每日1次。根据血压反应，剂量可增加到100mg，每日1次。二甲双胍总用量3g/d，超过目前推荐的每日最高剂量2250mg，目前尚无相关研究提示二甲双胍3g/d的治疗量能够达到最大降糖效果。非布司他适用于痛风患者高尿酸血症的长期治疗，临床诊断与适应证不符。

【干预建议】

具有较充分的证据支持氯沙坦钾超说明书用药，用药前做好患者知情告知，加强用药交代。建议医生确认二甲双胍片的用法、用量，调整处方剂量。患者如确需使用非布司他片，应联系医师完善相关诊断。

（李维洪）

参考文献

［1］广东省药学会，《超药品说明书用药目录（2023年版）》（粤药会〔2023〕72号），2023-07-04.http：//www.sinopharmacy.com.cn/notification/2797.html.

［2］厄贝沙坦片说明书（安博维，NMPA），核准日期：2004年04月12日，修改日期：2021年05月13日.

［3］氯沙坦钾片说明书（科素亚，NMPA），核准日期：2013年04月18日，修改日期：2021年08月06日.

［4］替米沙坦片说明书（美卡素，NMPA），核准日期：2016年09月01日.

［5］缬沙坦胶囊说明书（代文，NMPA），核准日期：2006年11月02日，修改日期：2020年09月30日.

［6］福辛普利钠片说明书（蒙诺，NMPA），核准日期：2006年12月14日，修改日期：2021年11月08日.

［7］卡托普利片说明书（开博通，NMPA），核准日期：2017年04月10日.

［8］盐酸贝那普利片说明书（洛丁新，NMPA），核准日期：2016年03月17日.

［9］吗替麦考酚酯胶囊说明书（骁悉，NMPA），核准日期：2006年10月16日，修改日期：2021年09月14日.

［10］他克莫司胶囊说明书（普乐可复，NMPA），核准日期：2007年05月24日，修改日期：2020年01月13日.

［11］托伐普坦片说明书（苏麦卡，NMPA），核准日期：2011年09月23日，修改日期：2019年03月13日.

［12］伍俊妍，郑志华.超药品说明书用药处方评价［M］.北京：人民卫生出版社，2021.

［13］柴静，刘湘源.他克莫司在狼疮肾炎中应用的中国专家共识［J］.中华风湿病学杂志，2017（07）.

［14］中华医学会儿科学分会肾脏学组.儿童激素敏感、复发/依赖肾病综合征诊治循证指南（2016）［J］.中华儿科杂志，2017（10）.

第十六章 内分泌系统疾病超说明书用药

第一节 内分泌系统疾病常见超说明书用药分析

广东省药学会《超药品说明书用药目录》（2023年版）中，收录治疗内分泌系统疾病药物约8种，分别为糖尿病用药6种、抗抑郁药1种、性激素和生殖系统调节药1种，超说明书用药类型共10个，包括超适应证用药8个、超用药人群2个。以下为目录内内分泌系统药物超说明书用药介绍。

（一）德谷胰岛素注射液

序号	超说明书用药内容	超说明书用药类型
1	用于成人及1岁以上儿童的1型糖尿病	超适应证
2	用于成人及1岁以上儿童的1型糖尿病	超用药人群

1.【NMPA说明书收录情况】 用于治疗成人2型糖尿病。

2.【国外说明书收录情况】 美国FDA批准德谷胰岛素注射液用于1岁以上儿童及成人糖尿病患者的治疗（1型糖尿病、2型糖尿病均可）。1型糖尿病的儿童和成人患者，若为初始使用胰岛素，推荐起始剂量为每日胰岛素总剂量的1/3～1/2，每日总胰岛素剂量的其余部分使用短效胰岛素，并在每餐中分配。对于已经使用胰岛素治疗，儿童患者的推荐起始剂量为每日长效或中效胰岛素总剂量的80%开始使用，逐渐替换增加到每日胰岛素总剂量，成人患者的推荐起始剂量为与每日的长效或中效胰岛素的相同剂量。

3.【国外指南共识】 美国糖尿病协会（ADA），《糖尿病诊疗指南》（2023），1型糖尿病患者推荐使用多剂量餐时基础胰岛素或连续皮下胰岛素输注。

4.【MICROMEDEX数据库收录结果】 有效性级别：成人为Class Ⅱa，儿童为Class Ⅰ；推荐等级Class Ⅱa；证据强度Category B。

5.【作用机制】 德谷胰岛素与人胰岛素受体特异性结合，产生与人胰岛素相同的药效学作用。胰岛素的降血糖作用机制为，胰岛素与肌肉和脂肪细胞上的受体结合后促进葡萄糖的摄取，同时抑制肝脏输出葡萄糖。

6.【用药监护】

（1）常见的不良反应为低血糖。建议加强血糖监测。

（2）本品可能导致低钾血症，若患者有低钾血症的风险，应监测钾离子水平。

7.【用药交代】

（1）建议在每天相同时间给药。若遇到不可能在每天相同时间给药的情况，可灵活变动胰岛素给药时间，但要确保相邻两次注射之间至少间隔8小时。若忘记给药，可在发现时马上给药，此后继续常规的每日1次给药方案。

（2）首次使用前：密闭，2～8℃避光保存，避免冷冻。首次使用后或随身携带的备用品：可在室温下（不超过30℃）保存，也可在2～8℃冷藏保存。

（二）甘精胰岛素注射液（1.5ml ：450IU）

序号	超说明书用药内容	超说明书用药类型
1	用于成人及1岁以上儿童的1型糖尿病	超适应证
2	用于成人及6岁以上儿童的1型糖尿病	超用药人群

1.【NMPA说明书收录情况】 用于需要胰岛素治疗的成人2型糖尿病。

2.【国外说明书收录情况】 美国FDA和欧盟EMA均已批准甘精胰岛素用于治疗成人及6岁或以上儿童的1型糖尿病。1型糖尿病的儿童和成人患者，若为初始使用胰岛素，推荐起始剂量为每日胰岛素总剂量的1/3～1/2，每日总胰岛素剂量的其余部分给予短效胰岛素，并在每一餐之间分配；对于已经使用胰岛素治疗的患者，若目前服用每日一次的长效或中效胰岛素，推荐起始剂量为与每日1次的长效胰岛素相同的剂量，若目前使用每日2次的长效或中效胰岛素，推荐起始剂量为每日胰岛素总剂量的80%开始。

3.【MICROMEDEX数据库收录结果】 有效性级别Class Ⅰ；推荐等级Class Ⅱa；证据强度：成人Category A，儿童Category B。

4.【作用机制】 调节糖代谢，产生与人胰岛素相同的药效学作用。

5.【用药监护】

（1）常见的不良反应为低血糖。低血糖在临床症状明显恢复后可能复发，必须持续摄入碳水化合物并密切观察。

（2）本品可能导致低钾血症，若患者有低钾血症的风险，应监测钾离子水平。

6.【用药交代】

（1）本药只能皮下注射，不能进行静脉注射。

（2）建议在某一注射部位内持续轮换注射部位。

（三）盐酸二甲双胍片

超说明书用药	类型
用于糖尿病预防	超适应证

1.【NMPA已批准的适应证】 用于单纯饮食控制及体育锻炼控制血糖无效的2型糖尿病

2.【国内指南共识】

（1）中华医学会糖尿病学分会，《中国2型糖尿病防治指南》（2020版）。

（2）中华医学会内分泌学分会，《中国成人糖尿病前期干预的专家共识》（2020）。

（3）《二甲双胍临床应用专家共识》更新专家组，《二甲双胍临床应用专家共识》（2023年版），共识指出二甲双胍在糖尿病前期人群中长期应用的有效性和安全性证据较为充分，糖尿病高危人群或具有健康需求、有经济和医疗条件的成人，可以考虑在生活方式干预的同时使用二甲双胍预防糖尿病。二甲双胍起效的最小推荐剂量为500mg/d，最佳有效剂量为2000mg/d。成人的普通片最大剂量为2550mg/d，缓释剂型推荐最大剂量为2000mg/d。

3.【国外指南共识】 美国糖尿病学会（ADA），《糖尿病医学诊疗标准》（2023），标准指出二甲双胍在糖尿病预防的药物治疗里有很充足的安全性证据。

4.【MICROMEDEX数据库收录结果】 有效性级别Class Ⅱa；推荐等级Class Ⅱb；证据强度Category B。

5.【作用机制】 二甲双胍可减少肝糖生成，抑制葡萄糖的肠道吸收，并通过增加外周糖的摄取和利用而提高胰岛素的敏感性。

6.【用药监护】

（1）最常见的不良反应包括恶心、呕吐、腹泻、腹痛和食欲不振，大多数患者通常可以自行缓解。

（2）老年患者可能出现肾功能减退，应定期检查肾功能并根据肾功能调整二甲双胍的剂量。

（3）向血管内注射碘化造影剂可能导致造影剂肾病，这可能引起二甲双胍蓄积和增加乳酸酸中毒的风险。故计划做这类检查的患者，在检查前或检查时必须停止服用二甲双胍，在检查完成至少48小时后且仅在再次检查肾功能稳定的情况下才可以恢复用药。

（4）在接受常规、脊髓或硬膜外麻醉的手术时必须停止服用二甲双胍，术后至少48小时或恢复进食，并且肾功能经评估稳定后才可以重新开始治疗。

7.【用药交代】 所有患者需继续合理安排碳水化合物的饮食摄入。超重患者需继续热量限制性饮食。

（四）沙格列汀片

超说明书用药内容	超说明书用药类型
成人2型糖尿病与其他降糖药（磺脲类、噻唑烷二酮类、SGLT-2抑制剂）的联合使用	超适应证

1.【NMPA说明书收录情况】 用于2型糖尿病的单药及与盐酸二甲双胍或胰岛素的联合治疗。

2.【国外说明书收录情况】 美国FDA和欧盟EMA均已批准沙格列汀用于成人2型糖尿病单药或联合用药的治疗（批准与磺脲类、噻唑烷二酮类、SGLT-2抑制剂联用），推荐剂量为口服2.5mg或5mg，每日1次。当与胰岛素促泌剂或与胰岛素联用时，需要考虑降低胰岛素促泌剂或胰岛素的剂量，以减少低血糖的风险。

3.【国内指南共识】 广东省药学会，《DPP-4抑制剂超药物说明书用法专家共识》（2014）。

4.【作用机制】 沙格列汀是二肽基肽酶4（DPP-4）竞争性抑制剂，可降低肠促胰岛激素的失活速率，增高其血液浓度，从而以葡萄糖依赖性的方式减少2型糖尿病患者空腹和餐后的血糖浓度。

5.【MICROMEDEX数据库收录结果】 有效性级别Class Ⅱa（2型糖尿病）；推荐等级Class Ⅱb（2型糖尿病）；证据强度Category A（2型糖尿病）。

6.【用药监护】

（1）常见不良反应有上呼吸道感染、尿路感染、头痛、低血糖等。

（2）与胰岛素合用时要降低胰岛素的用药剂量，使出现低血糖的风险降至最低。

（3）老年患者用药时应根据肾功能慎重选择用药剂量。对于重度肾功能不全患者，在开始治疗前建议评估肾功能，并且在维持常规治疗的同时，应定期进行肾功能评估。

7.【用药交代】　片剂不能切开或掰开服用。

（五）利拉鲁肽注射液

超说明书用药内容	超说明书用药类型
治疗 BMI > 25kg/m² 合并至少一项肥胖并发症的患者；或者 BMI > 30kg/m² 的单纯性肥胖患者	超适应证

1.【NMPA说明书收录情况】　用于成人2型糖尿病患者控制血糖。

2.【国外说明书收录情况】　美国FDA已批准利拉鲁肽用于治疗 BMI > 25kg/m² 合并至少一项肥胖并发症的患者（如高血压、2型糖尿病、高血脂）；或者 BMI > 30kg/m² 的单纯性肥胖患者，推荐剂量为每天3mg。

3.【国外指南共识】

（1）美国内分泌学会，《TES科学声明：肥胖管理科学》（BMI > 30 的肥胖人群）（2018）。

（1）美国临床内分泌医师学会（AACE），《AACE/ACE共识声明：2型糖尿病综合管理方案》（BMI > 27）（2019）。

（3）《AACE/ACE临床实践指南：糖尿病综合治疗计划》（更新版）（2022），指南指出 BMI ≥ 27kg/m² 合并至少一项肥胖并发症的患者应接受与减肥相关的糖尿病药物治疗（如GLP-1受体激动剂）。（Grade A；BEL 1）

4.【MICROMEDEX数据库收录结果】　有效性级别Class Ⅰ；推荐等级：成人Class Ⅱa，12岁以上儿童Class Ⅱb；证据强度：成人Category A，12岁以上儿童Category B。

5.【作用机制】　利拉鲁肽是一种酰化人胰高糖素样肽-1（GLP-1）受体激动剂，可促进胰岛B细胞分泌胰岛素，并可抑制患者的食欲，减轻其饥饿感，从而减少其食物的摄入量，控制其体重。

6.【用药监护】　常见不良反应有恶心、腹泻、呕吐、便秘、腹痛、消化不良、头痛、低血糖等。

7.【用药交代】　每日注射1次，可在任意时间注射，无需根据进餐时间给药。

（六）司美格鲁肽注射液

超说明书用药内容	超说明书用药类型
治疗 BMI > 27kg/m² 合并至少一项肥胖并发症的患者；或者 BMI > 30kg/m² 的单纯性肥胖患者	超适应证

1.【NMPA说明书收录情况】 适用于成人2型糖尿病患者的血糖控制。

2.【国外说明书收录情况】 美国FDA批准司美格鲁肽用于$BMI > 27kg/m^2$合并至少一项肥胖并发症的患者；或者$BMI > 30kg/m^2$的单纯性肥胖患者，推荐起始剂量为0.25mg每周1次，持续4周。每隔4周，增加一次剂量，直到达到2.4mg的剂量。过后维持剂量为2.4mg每周1次。

3.【国外指南共识】 美国糖尿病学会，《糖尿病医学诊疗标准》（2022），指出司美格鲁肽可用于治疗$BMI > 27kg/m^2$合并至少一项肥胖并发症的患者；或者$BMI > 30kg/m^2$的单纯性肥胖患者。

4.【MICROMEDEX数据库收录结果】 有效性级别Class Ⅰ；推荐等级Class Ⅰ；证据强度Category A。

5.【作用机制】 司美格鲁肽是一种GLP-1类似物，激活GLP-1受体以达到降低血糖的目的。其降低血糖的机制还涉及轻微延迟餐后早期胃排空。

6.【用药监护】 常见的不良反应为胃肠道系统疾病，包括恶心、腹泻、呕吐。

7.【用药交代】

（1）每周注射1次，可在一天中任意时间注射，无需根据进餐时间给药。

（2）如发生遗漏用药，需在遗漏用药后5天内尽快给药。如遗漏用药已超过5天，则略过遗漏的剂量，在正常的计划用药日接受下一次用药。

（七）盐酸度洛西汀肠溶胶囊

超说明书用药内容	超说明书用药类型
糖尿病周围神经病性疼痛	超适应证

1.【NMPA说明书收录情况】 适用于抑郁症，广泛性焦虑障碍，慢性肌肉骨骼疼痛。

2.【国外说明书收录情况】 美国FDA批准盐酸度洛西汀用于糖尿病周围神经病变性疼痛，推荐剂量为口服60mg，每日1次。

3.【国内指南共识】 中华医学会糖尿病分会，《中国2型糖尿病诊治指南》（2020版），指出度洛西汀可作为糖尿病痛性神经病变的初始治疗药物。

4.【国外指南共识】 美国糖尿病学会（ADA），《糖尿病医学诊疗标准》（2022版）指出，度洛西汀可以作为糖尿病神经性疼痛的初始治疗药物。

5.【MICROMEDEX数据库收录结果】 有效性级别Class Ⅰ；推荐等级

Class Ⅱa；证据强度Category A。

6.【作用机制】 度洛西汀是一种强选择性5-羟色胺（5-HT）和去甲肾上腺素（NE）再摄取抑制剂，能有效抑制神经突触对5-HT和NE的再摄取，提高大脑和脊髓中5-HT和NE浓度，从而抑制大脑和脊髓疼痛传导通路过度兴奋，提高疼痛阈值，以达到镇痛效果。

7.【用药监护】

（1）常见不良反应有恶心、口干、失眠、嗜睡、便秘等。

（2）若要结束度洛西汀治疗，不能骤停药物，建议尽可能逐渐减药。

（3）正在使用MAOLs（如利奈唑胺或静脉注射亚甲基蓝）的患者禁用。

8.【用药交代】

（1）整粒吞服，不能咀嚼或碾碎服用；也不能打开胶囊壳，将内容物撒在食物上或与液体混合服用。

（2）如果忘记服药，一旦想起马上服用。如果已经接近下次用药时间，忽略上次的漏服，直接按照以往用药时间服用正常剂量。不可同时服用两倍的剂量。

（八）米非司酮片

超说明书用药内容	超说明书用药类型
控制内源性库欣综合征（伴高血糖的不能耐受手术或手术失败者）导致的继发性高血糖	超适应证

1.【NMPA说明书收录情况】 用于无保护性生活后或避孕失败后72小时以内，预防妊娠的临床补救措施。

2.【国外说明书收录情况】 美国FDA批准米非司酮用于库欣综合征（伴高血糖的不能耐受手术或手术失败者），推荐起始剂量为300mg，每日1次；后续剂量可增加到最高2000mg，每日1次，但不能超过20mg/（kg·d），剂量的增加不能超过每2~4周增加1次。

3.【国外指南共识】

（1）美国内分泌学会（TES），《库欣综合征的治疗》（2015），指南指出米非司酮能用于控制库欣综合征患者因高皮质醇症引起的糖尿病或葡萄糖摄入。

（2）美国内分泌相关专家小组，《2020共识建议：米非司酮治疗库欣综合征患者的临床管理》，共识指出米非司酮是内源性库欣综合征的一种药物治疗选择。

4.【MICROMEDEX数据库收录结果】 有效性级别Class Ⅱa；推荐等级Class Ⅱb；证据强度Category B。

5.【作用机制】 米非司酮是一受体水平的抗孕激素药物。有研究分析说，米非司酮作为终止妊娠的药物，能与孕酮受体及糖皮质激素受体结合，可作用于功能层和基底层，抑制孕激素生物大分子被激活，在细胞水平与孕激素竞争结合受体，产生较强的抗孕酮作用；同时，该药作用于神经内分泌系统，减少糖蛋白类促性腺激素及垂体前叶嗜碱性粒细胞激素的分泌，延迟或抑制内膜腺体分泌活性，有效降低血糖水平。

6.【用药监护】 常见不良反应有恶心、乏力、下腹痛、头晕、乳房胀、头痛、呕吐等。

7.【用药交代】 服用1周内避免服用阿司匹林和其他非甾体抗炎药。

第二节　内分泌系统疾病超说明书用药案例

案例 ①

【处方描述】

性别：男　　年龄：49岁

临床诊断：痛风

处方内容：

氯沙坦钾片	100mg×3片	100mg	qd	po.
别嘌醇缓释胶囊	0.25g×3粒	0.25g	qd	po.
秋水仙碱片	0.5mg×3片	0.5mg	qd	po.

【处方问题】

氯沙坦钾片超适应证用药。

氯沙坦钾片说明书：适用于治疗原发性高血压。

【处方分析】

氯沙坦钾片说明书的适应证为原发性高血压。本品用于辅助降低痛风患者的尿酸水平。中华医学会内分泌学分会，《高尿酸血症和痛风治疗的中国专家共识》（2013），推荐高血压伴血尿酸增高的患者及合并血尿酸升高的慢性心功能不全患者使用。

【干预建议】

根据《高尿酸血症和痛风治疗的中国专家共识》推荐，本处方无法判断患者是否同时具有高血压或慢性心功能不全，故建议完善诊断，并在病历病情中记录完整。

案例 ②

【处方描述】

性别：女　　　年龄：19 岁

临床诊断：肥胖症

处方内容：

二甲双胍片	0.25g×30 片	0.25g	tid	po.
奥利司他胶囊	0.12g×90 粒	0.12g	tid	po.

【处方分析】

二甲双胍片超适应证用药。

二甲双胍片说明书：首选用于单纯饮食控制及体育锻炼控制血糖无效的 2 型糖尿病。

【处方分析】

二甲双胍片说明书的适应证为单纯饮食控制及体育锻炼控制血糖无效的 2 型糖尿病。本品用于肥胖症。二甲双胍可能具有诱导抑制血浆胰高血糖素样肽 1（GLP-1）降解，从而提高 GLP-1 水平的作用，有研究证实二甲双胍还具有降脂、减重效应，尤其是可以减少腹部内脏脂肪。但《肥胖的药物管理：美国内分泌学会临床实践指南》（2015）指出，不建议仅为减轻体重选用二甲双胍等药物治疗。

【干预建议】

建议做好患者知情告知，谨慎应用。

案例 ③

【处方描述】

性别：女　　　年龄：31 岁

临床诊断：宫腔粘连，不孕症，多囊卵巢综合征，输卵管阻塞

处方内容：

聚乙二醇重组人生长激素注射液	54IU：9mg×1支	3mg	qw	ih.
咖啡酸片	0.1g×21片	0.1g	tid	po.
肾上腺色腙片	2.5mg×42片	5mg	tid	po.

【处方问题】

聚乙二醇重组人生长激素超适应证用药。

聚乙二醇重组人生长激素说明书：用于内源性生长激素缺乏所引起的儿童生长缓慢。

【处方分析】

聚乙二醇重组人生长激素说明书的适应证为内源性生长激素缺乏所引起的儿童生长缓慢。《中国高龄不孕女性辅助生殖临床实践指南》《卵巢储备功能减退临床诊治专家共识》指出：聚乙二醇重组人生长激素能促进患者卵巢功能、提高卵巢反应性、改善卵母细胞质量、增加子宫内膜厚度及容受性，进而改善妊娠结局。

【干预建议】

该药用于高龄、胚胎质量欠佳、非整倍率高等备孕女性时，在做好相应的临床安全性监护，谨慎用于临床。

（梁莉君）

参考文献

［1］广东省药学会，《超药品说明书用药目录（2023年版）》（粤药会〔2023〕72号），2023-07-04.http：//www.sinopharmacy.com.cn/notification/2797.html.

［2］德谷胰岛素注射液说明书（诺和达，NMPA），核准日期：2017年09月20日.

［3］甘精胰岛素说明书（来优时，NMPA），核准日期：2020年09月02日，修改日期：2022年01月27日.

［4］盐酸二甲双胍片说明书（格华止，NMPA），核准日期：2006年12月12日，

修改日期：2021年11月17日.

[5] 沙格列汀片说明书（安立泽，NMPA），核准日期：2018年06月19日.

[6] 利拉鲁肽注射液说明书（诺和力，NMPA），核准日期：2011年03月04日，修改日期：2018年5月8日.

[7] 司美格鲁肽注射液说明书（诺和泰，NMPA），核准日期：2021年04月27日.

[8] 盐酸度洛西汀肠溶胶囊说明书（欣百达，NMPA），核准日期：2006年07月28日，修改日期：2021年09月10日.

[9] 米非司酮片说明书（含珠停，NMPA），核准日期：2007年03月29日，修改日期：2015年12月01日.

[10] 欧亚萍，高增银.利拉鲁肽治疗2型糖尿病合并肥胖症的疗效观察 [J].当代医药论丛，2021，19（13）：97-99.

[11] 蒋先淑，杨若梅，李志勇，等.度洛西汀治疗糖尿病周围神经病变性疼痛的疗效 [J].中国老年学杂志，2017，1（37）：82-84.

[12] 冯春萍.米非司酮在库欣综合征治疗中的应用分析 [J].当代医学，2022，4（28）：168-169.

[13] 伍俊妍，郑志华.超药品说明书用药处方评价 [M].北京：人民卫生出版社，2021.

[14] 氯沙坦钾片说明书（科素亚，NMPA），核准日期：2013年04月18日，修改日期：2021年08月06日.

[15] 聚乙二醇重组人生长激素注射液说明书（金赛增，NMPA），核准日期：2014年01月06日.

第十七章 儿科疾病超说明书用药

第一节 儿科疾病常见超说明用书药分析

广东省药学会《超药品说明书用药目录》（2023年版）中，收录儿科药物约4种，分别为解热镇痛药1种、5-磷酸二酯酶抑制剂1种、糖皮质激素1种、生长激素1种，超说明书用药类型共6个，包括超适应证用药5个、超用药人群1个。以下为目录儿科疾病药物超说明书用药介绍。

（一）布洛芬混悬液/注射液

超说明书用药内容	超说明书用药类型
早产儿动脉导管未闭	超适应证

1.【NMPA说明书收录情况】 用于儿童普通感冒或流行性感冒引起的发热。也用于缓解儿童轻至中度疼痛，如头痛、关节痛、偏头痛牙痛、肌肉痛、神经痛。

2.【国外说明书收录情况】 美国FDA批准赖氨酸布洛芬注射剂用于新生儿动脉导管未闭。一个疗程是三次静脉注射；初始剂量为10mg/kg（基于出生体重），24和48小时后分别为2剂5mg/kg；如果在第二次或第三次剂量的预定时间出现明显无尿或明显少尿［＜0.6mL/（kg·hr）］，则不要给药。

3.【国内指南共识】 中华医学会儿科学分会新生儿学组，《早产儿管理指南》（2006）。早产儿动脉导管未闭（PDA）发生率较高，尤其是胎龄较小者。如PDA分流量较大可发生心功能不全，使病情加重，出现呼吸困难、青紫、心率＞160次/分、肝肿大，心前区出现收缩期或收缩舒张期连续杂音，可采用心脏超声检查确定诊断。对合并心功能不全的PDA应给予治疗。

4.【MICROMEDEX数据库收录结果】 有效性级别Class Ⅰ；推荐等级Class Ⅱa；证据强度Category B。

5.【作用机制】 动脉导管未闭（PDA）是新生儿出生后72小时动脉导管仍持续开放的病理状态，是早产儿的常见并发症。布洛芬可抑制前列腺素合成，可降低前列腺素水平，增强导管平滑肌细胞的收缩，通过降低主动脉、肺动脉之间的压力差，实现动脉导管快速关闭。

6.【用药监护】

（1）对其他非甾体抗炎药过敏者禁用，对阿司匹林过敏的哮喘患者禁用。

（2）注意心肌梗死和卒中风险等严重心血管血栓风险事件的发生，以及注意出血、溃疡、胃或肠穿孔等胃肠道不良事件风险。

7.【用药交代】

（1）本品为对症治疗药，不宜长期或大量使用，用于止痛不得超过5天，用于解热不得超过3天，症状不缓解，请咨询医师或药师。

（2）不能同时服用其他含有解热镇痛药的药品（如某些复方抗感冒药）。

（二）西地那非片

超说明书用药内容	超说明书用药类型
用于儿童肺动脉高压	超用药人群

1.【NMPA已批准的适应证】　适用于治疗勃起功能障碍。

2.【FDA已批准的适应证】　1岁及以上儿童和成人肺动脉高压（PAH）的治疗（WHO心功能分级Ⅰ级）。1岁及以上儿童患者：≤20kg的推荐剂量为10mg，每日3次。对于20~45kg的儿科患者，推荐剂量为20mg，每日3次。对于45kg及以上的儿童患者，推荐剂量为20mg，每日3次。儿科患者的最大剂量尚未确定。根据成人的经验，如果需要，根据症状和耐受性，剂量可至40mg，每天3次。

3.【国内指南共识】

（1）中国医师协会心血管内科医师分会，《先天性心脏病相关性肺动脉高压诊治中国专家共识》（2015）。

（2）中华医学会心血管病学分会肺血管病学组、《中华心血管病杂志》编辑委员会，《中国肺高血压诊断和治疗指南》（2018）。该指南提到西地那非是首个批准用于PAH治疗的5型磷酸二酯酶抑制剂，多项随机对照试验证实了其治疗PAH的有效性和安全性。

（3）中华医学会呼吸病学分会等，《中国肺动脉高压诊断与治疗指南》（2021版）。

4.【国外指南共识】　美国心脏协会/美国胸科学会，《2015AHA/ATS指南：小儿肺动脉高压》。推荐用法：对于年龄<1岁儿童患者：0.5~1mg/kg，每日3次；体重<20kg：10mg，每日3次，口服；体重>20kg：20mg，每日3次，口服。

5.【MICROMEDEX数据库收录结果】 有效性级别Class Ⅱ b；推荐等级 Class Ⅱ b；证据强度 Category B。

6.【作用机制】 肺动脉高压是指肺动脉（主要是肺小动脉）病变所引起的肺血管阻力和肺动脉压力升高。西地那非是一种环磷酸鸟苷（cGMP）特异的5型磷酸二酯酶（PDE5）的选择性抑制剂。PDE5 抑制剂：NO是重要的血管扩张因子，通过维持血管平滑肌细胞内环磷酸鸟苷（cyclicguanosine monophosphate，cGMP）浓度达到扩血管效应。肺血管包含大量的PDE5，它是 cGMP的降解酶。PDE5 抑制剂可以通过减少 cGMP的降解，升高其浓度引起血管舒张。西地那非主要通过增强NO/cGMP信号通路来改善肺循环，从而起到改善肺动脉高压状况。

7.【用药监护】

（1）联用强效CYP3A4诱导药可使西地那非浓度降低。

（2）禁止PDE5抑制剂（包括西地那非）与鸟苷酸环化酶激动剂（例如利奥西呱）合用，因为这样可能会引起症状性低血压。

8.【用药交代】 注意视力突然丧失情况。

（三）地塞米松注射液

超说明书用药内容	超说明书用药类型
用于早产促胎肺成熟	超适应证

1.【NMPA说明书收录情况】 主要用于过敏性与自身免疫性炎症性疾病。多用于结缔组织病、活动性风湿病、类风湿关节炎、红斑狼疮、严重支气管哮喘、严重皮炎、溃疡性结肠炎、急性白血病等，也用于某些严重感染及中毒、恶性淋巴瘤的综合治疗。用于2型糖尿病的单药及与盐酸二甲双胍或胰岛素的联合治疗。

2.【国内指南共识】 中华医学会妇产科学分会，《早产的临床诊断与治疗指南》（2014）。糖皮质激素促胎肺成熟：地塞米松 6mg 肌内注射，12小时重复1次，共4次。若早产临产，来不及完成整疗程者，也应给药。早产妊娠期妇女产前应用糖皮质激素能降低新生儿死亡率、呼吸窘迫综合征、脑室周围出血、坏死性小肠炎的发病率，以及缩短新生儿入住 ICU 的时间。

3.【国外指南共识】 美国妇产科学院产科实践委员会，《产前皮质类固醇治疗促胎儿成熟专家共识》（2017版）。早产促胎肺成熟治疗应包括2次12mg剂量的倍他米松，肌内注射，间隔24小时，或每12小时肌内注射4次6mg剂量的地塞米松。

4.【MICROMEDEX数据库收录结果】 有效性级别Class Ⅰ；推荐等级Class Ⅱa；证据强度Category A。

5.【作用机制】 地塞米松是皮质类固醇药物，具有抗炎、抗过敏、抗风湿、免疫抑制作用。皮质类固醇（ACS）可加速1型和2型肺泡细胞的发育，诱导肺β受体，随后负责改变肺泡结构、血管化、表面活性物质的产生和肺泡腔液体的清除。产前使用皮质类固醇（ACS）加速胎肺成熟被认为是最有价值的产前治疗之一。

6.【用药监护】 应注意以下病情或症状恶化的可能：高血压、血栓症、心肌梗死、胃与十二指肠溃疡、内脏手术、精神病、电解质代谢异常、青光眼。

（四）重组人生长激素注射液

序号	超说明书用药内容	超说明书用药类型
1	Prader-Will综合征	超适应证
2	特发性矮小症	超适应证
3	2~4岁小于胎龄儿未实现追赶生长的患儿	超适应证

1.【NMPA说明书收录情况】 用于因内源性生长激素缺乏所引起的儿童生长缓慢；用于重度烧伤治疗；用于已明确的下丘脑–垂体疾病所致的生长激素缺乏症和经2周不同的生长激素刺激试验确诊的生长激素显著缺乏。

2.【国外说明书收录情况】

（1）美国FDA批准重组人生长激素注射液用于Prader-Will综合征。推荐用量每周0.24mg/kg。

（2）美国FDA批准重组人生长激素注射液用于特发性矮小症。推荐用量最高每周0.47mg/kg。

（3）美国FDA批准重组人生长激素注射液用于2~4岁小于胎儿龄未实现追赶生长的患儿。推荐用量最高每周0.47mg/kg。

3.【国内指南共识】

（1）中华医学遗传学杂志，《Prader-Willi综合征的临床实践指南》（2020）。

（2）中华医学会儿科学分会内分泌遗传代谢学组，《基因重组人生长激素儿科临床规范应用的建议》（2013）。

①Prader-Willi综合征：Prader-Willi综合征患儿生长落后的机制不明，部分患儿可出现GH缺乏，IGF1水平降低，24hGH分泌减少等。rhGH治疗前是否行GH激发试验尚存在争议，但治疗前应检测血清IGF1水平，有助于评价治疗的依从性和敏感性。

②特发性矮小症（ISS）：国内推荐用rhGH治疗的ISS患儿，应满足下列条件：a.身高落后于同年龄、同性别正常健康儿童平均身高-2s；b.出生时身长、体重处于同胎龄儿的正常范围；c.排除了系统性疾病、其他内分泌疾病、营养性疾病、染色体异常、骨骼发育不良、心理情感障碍等其他导致身材矮小的原因；d.GH药物激发试验GH峰值=10μg/L；e.起始治疗的年龄为5岁。

③2~4岁小于胎龄儿未实现追赶生长的患儿：国内建议小于胎龄儿rhGH治疗指征：a.出生体重和（或）身长低于同胎龄、同性别正常参考值第10百分位；b.4岁身高仍低于同年龄、同性别正常儿童平均身高-2s。

4.【国外指南共识】 美国临床内分泌学家协会和美国内分泌学院，《成人生长激素缺乏症和从儿科到成人护理过渡的患者管理指南》。

5.【MICROMEDEX数据库收录结果】

（1）有效性级别Class Ⅰ；推荐等级Class Ⅰ；证据强度Category B。

（2）有效性级别Class Ⅰ；推荐等级Class Ⅰ；证据强度Category A。

（3）有效性级别Class Ⅰ；Class Ⅱa；证据强度Category B。

6.【作用机制】 重组人生长激素具有与人体内源生长激素同等的作用，刺激骨骺端软骨细胞分化、增殖，刺激软骨基质细胞增长，刺激成骨细胞分化、增殖，引起线形生长加速及骨骼变宽。促进全身蛋白质合成，纠正手术等创伤后的负氮平衡状态，纠正重度感染及肝硬化等所致的低蛋白血症；刺激免疫球蛋白合成，刺激淋巴样组织，巨噬细胞和淋巴细胞的增殖，增强抗感染能力；刺激烧伤创面及手术切口胶原体细胞合成纤维细胞，巨噬细胞分裂增殖，加速伤口愈合，促进心肌蛋白合成，增加心肌收缩力，降低心肌耗氧量，调节脂肪代谢，降低血清胆固醇、低密度脂蛋白的水平；补充生长激素不足或缺乏，调节成人的脂肪代谢、骨代谢、心肾功能。

7.【用药监护】

（1）骨骺已完全闭合后禁用于促生长治疗。

（2）严重全身性感染等危重患者在机体急性休克期内禁用。

（3）有时生长激素可导致过度胰岛素状态，因此必须注意患者是否有葡萄糖耐量减低的现象。

（4）治疗期间血糖高于10mmol/L，则需胰岛素治疗。如需用150IU/d以上胰岛素仍不能有效控制血糖，应停用本品。

（5）同时使用皮质激素会抑制生长激素的促生长作用，所以患ACTH缺乏的患者应适当调整其皮质激素的用量，以避免其对生长激素产生的抑制作用

8.【用药交代】 注射部位应常变动以防脂肪萎缩。

第二节　儿科疾病超说明书用药案例

案例 ❶

【处方描述】

性别：男　　年龄：7岁

临床诊断：肺动脉高压

处方内容

| 西地那非片 | 100mg × 7片 | 50mg | qd | po. |

【处方问题】

西地那非片超适应证、超用药人群用药。

【处方分析】

西地那非片说明书：适用于治疗勃起功能障碍，不适用于新生儿、儿童。本品用于儿童肺动脉高压。美国心脏协会/美国胸科学会，《2015 AHA/ATS指南：小儿肺动脉高压》推荐，1岁及以上儿童患者：≤20kg的推荐剂量为10mg，每日3次。对于20~45kg的儿科患者，推荐剂量为20mg，每日3次。对于45kg及以上的儿童患者，推荐剂量为20mg，每日3次。

【干预建议】

具有较充分的证据支持西地那非片超适应证、超用药人群用于儿童肺动脉高压，建议做好患者知情告知。

案例 ❷

【处方描述】

性别：男　　年龄：7岁

临床诊断：幼年型特发性关节炎

处方内容

阿达木单抗注射液	0.4ml：40mg/支 × 1支	20mg	q2w	ih.
双嘧达莫片	25mg × 100片	25mg	tid	po.

【处方问题】

阿达木单抗注射液超用药人群用药。

【处方分析】

　　阿达木单抗注射液说明书：用于成年人类风湿关节炎、强直性脊椎炎、银屑病、克罗恩病等疾病。本品用于儿童幼年型特发性关节炎。美国FDA已批准阿达木单抗用于2岁及以上儿童的青少年特发性关节炎；推荐剂量：体重10～15kg，每隔1周10mg；体重15～30kg，每隔1周20mg；体重＞30kg，每隔1周40mg。

【干预建议】

　　具有较充分的证据支持阿达木单抗注射液超用药人群用于幼年型特发性关节炎，建议做好患者知情告知。

案例 ❸

【处方描述】

性别：男　　年龄：9岁

临床诊断：抽动秽语综合征

处方内容

阿立哌唑片	10mg × 14片	5mg	qd	po.

【处方问题】

阿立哌唑片超适应证用药、超用药人群。

【证据来源】

阿立哌唑片说明书：用于治疗精神分裂症。目前缺乏在儿童中的足够临床经验。本品用于儿童抽动秽语综合征。本品用于儿童抽动秽语综合征。FDA已批准用于治疗6～18岁儿童/青少年的抽动秽语综合征。体重＜50kg，初始剂量2mg/d，推荐剂量5mg/d，最大剂量10mg/d；体重＞50kg，初始剂量2mg/d，推荐剂量10mg/d，最大剂量20mg/d。

【干预建议】

具有较充分的证据支持阿立哌唑片超适应证、超用药人群用于儿童抽动秽语综合征，建议做好患者知情告知。

（张海威）

参考文献

[1] 广东省药学会，《超药品说明书用药目录（2023年版）》（粤药会〔2023〕72号），2023-07-04.http：//www.sinopharmacy.com.cn/notification/2797.html.

[2] 西地那非片说明书（万艾可，NMPA），核准日期：2007年03月09日，修改日期：2021年10月06日.

[3] 地塞米松磷酸钠注射液说明书（心字牌，NMPA），核准日期：2006年12月28日，修改日期：2020年12月29日.

[4] 重组人生长激素注射液说明书（赛增，NMPA），核准日期：2012年06月25日.

第十八章　血液科疾病超说明书用药

第一节　血液科疾病常见超说明书用药分析

广东省药学会《超药品说明书用药目录》（2023年版）中，收录血液科药物2种，分别为抗CD20单抗1种、抗代谢类1种。超说明书用药类型共4个，为超适应证用药4个。以下为目录内血液科疾病药物超说明书用药介绍。

（一）利妥昔单抗注射液

序号	超说明书用药内容	超说明书用药类型
1	激素耐药的慢性移植物抗宿主病	超适应证
2	血栓性血小板减少性紫癜	超适应证
3	原发免疫性血小板减少症	超适应证

1.【NMPA说明书收录情况】

（1）非霍奇金淋巴瘤：先前未经治疗的CD20阳性Ⅲ～Ⅳ期滤泡性非霍奇金淋巴瘤患者，应与化疗联合使用。初治滤泡性淋巴瘤患者经美罗华联合化疗后达到完全或部分缓解后的单药维持治疗。

（2）复发或化疗耐药的滤泡性淋巴瘤：CD20阳性弥漫大B细胞性非霍奇金淋巴瘤（DLBCL）应与标准CHOP化疗（环磷酰胺、阿霉素、长春新碱、强的松）8个周期联合治疗。

（3）慢性淋巴细胞白血病：与氟达拉滨和环磷酰胺（FC）联合治疗先前未经治疗或复发性/难治性慢性淋巴细胞白血病（CLL）患者。

2.【国外说明书收录情况】

（1）日本PDMA已批准利妥昔单抗用于治疗后天性血栓性血小板减少性紫癜病。通常情况下，单次量375mg/m^2，间隔1周1次，连续进行4次，静脉滴注。

（2）日本PMDA批准利妥昔单抗用于治疗慢性特发性血小板减少性紫癜。通常作为利妥昔单抗单次量375mg/m^2，间隔1周静脉滴注。最大给药次数为8次。

3.【指南共识】

（1）激素耐药的慢性移植物抗宿主病

①《NCCN临床实践指南：造血细胞移植—移植前受者评估以及移植物抗宿主病的管理》（2021.V5）。临床研究显示其治疗难治性cGVHD的疗效约为65%，对合并血小板减少症、硬皮病、皮肤病变、风湿性疾病的cGVHD患者疗效更佳，用量375mg/m²，每周1次，连用4周。利妥昔单抗联合MMF、他克莫司或西罗莫司三联疗法，总缓解率达88%，2年存活率为82%，为替代糖皮质激素、减少不良反应、降低cGVHD治疗相关病死率开启新的治疗思路。

②中华医学会血液学分会造血干细胞应用学组、中国抗癌协会血液病转化委员会，《慢性移植物抗宿主病（cGVHD）诊断与治疗中国专家共识》（2021年版）。

（2）血栓性血小板减少性紫癜

①中华医学会血液学分会，《血栓性血小板减少性紫癜诊断与治疗中国专家共识》（2012年版）。单次量375mg/m²，间隔1周1次，连续进行4次，静脉滴注。

②《血栓性血小板减少性紫癜诊断与治疗中国指南》（2022年版）。

（3）原发免疫性血小板减少症

①中华医学会血液学分会血栓与止血学组，《成人原发免疫性血小板减少症诊断与治疗中国指南》（2020年版）。有2种常用给药方案：a.标准剂量方案：375mg/m²静脉滴注，每周1次，共4次，通常在首次用药后4~8周内起效。b.小剂量方案：100mg静脉滴注，每周1次，共4次，或375mg/m²静脉滴注1次，起效时间略长。

②国际血栓和止血学会（ISTH），《治疗血栓性血小板减少性紫癜指南》（2020）。

4.【MICROMEDEX数据库收录结果】 利妥昔单抗注射液：用于激素耐药的慢性移植物抗宿主病、血栓性血小板减少性紫癜、原发免疫性血小板减少症，上述三种超适应证用法均为：有效性级别Class Ⅱa；推荐等级Class Ⅱb；证据强度Category B。

5.【作用机制】 利妥昔单抗是一种人鼠嵌合性单克隆抗体，能特异性地与跨膜抗原CD20结合。CD20抗原位于前B和成熟B淋巴细胞表面，利妥昔单抗与B细胞上的CD20抗原结合后，启动免疫反应介导B细胞溶解。B细胞被认为在类风湿关节炎（RA）及其相关慢性滑膜炎的发病机制中起作用。在此理论下，B细胞可能在自身免疫/炎症过程的多个位点起作用，包括通过产生类风湿因子（RF）和其他自身抗体、抗原呈递、T细胞活化和（或）产生促炎细胞因子。

6.【用药监护】

（1）对出现呼吸系统症状或低血压的患者至少监护24小时。

（2）每次滴注利妥昔单抗前应预先使用解热镇痛药和抗组胺药。还应该预先使用糖皮质激素，尤其如果所使用的治疗方案不包括糖皮质激素。

（3）严重活动性感染或免疫应答严重损害（如低γ-球蛋白血症，CD4或CD8细胞计数严重下降）的患者不应使用利妥昔单抗治疗。

（4）严重心力衰竭（NYHA分类Ⅳ）患者不应使用。

7.【用药交代】 瓶装制剂保存在2～8℃。未稀释的瓶装制剂应避光保存。

（二）异环磷酰胺注射剂

超说明书用药内容	超说明书用药类型
用于儿童急性淋巴细胞白血病	超适应证

1.【NMPA说明书收录情况】 适用于睾丸癌、卵巢癌、乳腺癌、肉瘤、恶性淋巴瘤和肺癌等。

2.【国外指南共识】《NCCN临床实践指南：儿童急性淋巴细胞白血病》（2023.V2）：用于COG AALL1631c标准方案的合并用药。

3.【MICROMEDEX数据库收录结果】 有效性级别Class Ⅱa（儿童）；推荐等级Class Ⅱb（儿童）；证据强度Category B（儿童）。

4.【作用机制】 本品在体外无抗癌活性，进入体内被肝脏或肿瘤内存在的磷酰胺酶或磷酸酶水解，变为活化作用型的磷酰胺氮芥而起作用。其作用机制为与DNA发生交叉联结，抑制DNA的合成，也可干扰RNA的功能，属细胞周期非特异性药物。本品抗瘤谱广，对多种肿瘤有抑制作用。

5.【用药监护】

（1）严重骨髓抑制患者。

（2）妊娠期及哺乳期妇女禁用。

（3）本品水溶液不稳定，须现配现用。

（4）同时使用抗凝血药，可能导致出血风险。

6.【用药交代】

（1）本品的代谢产物对尿路有刺激性，应用时应多饮水，大剂量应用时应水化、利尿，同时给予尿路保护剂美司钠。

（2）低白蛋白血症、肝肾功能不全、骨髓抑制及育龄期妇女慎用。

（3）用药期间应定期检查白细胞，血小板和肝肾功能测定。

第二节　血液科疾病超说明书用药案例

案例 1

【处方描述】

性别：男　　年龄：41 岁

临床诊断：血栓性血小板减少性紫癜病

处方内容：

| 利妥昔单抗注射液 | 100mg×5 支 | 500mg | q2w | iv.gtt. |
| 0.9%氯化钠注射液 | 100ml/瓶×1 瓶 | 100ml | q2w | iv.gtt. |

【处方问题】

利妥昔单抗注射液超适应证用药。

【处方分析】

利妥昔单抗注射液说明书：适用于非霍奇金淋巴瘤、复发或化疗耐药的滤泡性淋巴瘤、慢性淋巴细胞白血病。本品用于血栓性血小板减少性紫癜病。日本 PDMA 已批准利妥昔单抗用于治疗后天性血栓性血小板减少性紫癜病，中华医学会血液学分会，《血栓性血小板减少性紫癜诊断与治疗中国专家共识》（2012 年版）、《血栓性血小板减少性紫癜诊断与治疗中国指南》（2022 年版）有相关推荐用于治疗后天性血栓性血小板减少性紫癜病。通常情况下，单次量 375mg/m²，间隔 1 周 1 次，连续进行 4 次，静脉滴注。

【干预建议】

具有较充分的证据支持利妥昔单抗注射液超适应证用于血栓性血小板减少

少性紫癜病，建议做好患者知情告知。

案例 ❷

【处方描述】

性别：女　　年龄：46岁

临床诊断： 急性白血病

处方内容：

长春地辛注射液	1mg×3支	3mg	qw	iv.gtt.
5%葡萄糖注射液	500ml/瓶×1瓶	500ml	qw	iv.gtt.

【处方问题】

长春地辛注射液超适应证用药。

【处方分析】

长春地辛注射液说明书：本品为细胞周期特异性抗肿瘤药物，对非小细胞肺癌、小细胞肺癌、恶性淋巴瘤、乳腺癌、食管癌及恶性黑色素瘤等恶性肿瘤有效。本品用于急性白血病。

日本PMDA已批准用于急性白血病。通常成人每次0.06mg/kg，小儿每次0.07~0.1mg/kg，每周1次，静脉注射。可根据体重、年龄、症状情况适当增减。

【干预建议】

具有较充分的证据支持长春地辛注射液超适应证用于急性白血病，建议做好患者知情告知。

（张海威）

参考文献

[1] 广东省药学会，《超药品说明书用药目录（2023年版）》（粤药会〔2023〕72号），2023-07-04.http://www.sinopharmacy.com.cn/notification/2797.html.

[2] 利妥昔单抗注射液说明书（美罗华，NMPA），核准日期：2006年10月13日，修改日期：2021年5月8日.

[3] 注射用异环磷酰胺说明书（匹服平，NMPA），核准日期：2015年12月1日.

[4] 注射用硫酸长春地辛（西艾克，NMPA），核准日期：2020年12月1日.

第十九章　镇痛类药物超说明书用药

第一节　镇痛类药物常见超说明书用药分析

广东省药学会《超药品说明书用药目录》（2023年版）中，收录镇痛类药物4种，为κ阿片受体激动剂和μ阿片受体拮抗剂1种、NMDA受体阻断剂1种、μ阿片类混合激动-阻断剂1种，μ阿片类受体激动剂1钟，超说明书用药类型共5个，为5种超适应证用药。以下为目录内镇痛类药物超说明书用药介绍。

（一）纳布啡注射液

超说明书用药内容	超说明书用药类型
用于术后镇痛	超适应证

1.【NMPA说明书收录情况】　作为镇痛药用于复合麻醉时的麻醉诱导。

2.【国外说明书收录情况】　美国FDA批准纳布啡用于术前、术后镇痛。通常推荐的成人剂量是10mg，对70kg的个人进行皮下注射、肌内注射或静脉注射；必要时，该剂量可每3~6小时重复一次。剂量应根据疼痛的严重程度、患者的身体状况和患者可能接受的其他药物进行调整。在不耐受个体中，推荐的单次最大剂量为20 mg，最大总剂量为160mg。

3.【国内指南共识】　中华医学会外科学分会，《加速康复外科中国专家共识及路径管理指南》（2018）。以激动μ受体为主的阿片类药物可致肠麻痹，而以激动κ受体为主的阿片类药物不具有导致肠麻痹及术后恶心呕吐的药理学特征，同时可有效减轻手术导致的内脏痛。

4.【MICROMEDEX数据库收录结果】　有效性级别Class Ⅰ；推荐等级Class Ⅱb；证据强度Category B。

5.【作用机制】　盐酸纳布啡是一种强效镇痛剂，以质量单位计，盐酸纳布啡的镇痛效果与吗啡基本相当。受体研究显示，纳布啡能与μ、κ和δ受体结合，而不与σ受体结合，纳布啡为κ受体激动剂/μ受体部分阻断型镇痛药。

6.【用药监护】

（1）本品作为全麻辅助用药时，必须由经过专业静脉麻醉训练的麻醉医师给药，并及时处理使用该药过程中出现的阿片类药物对呼吸的抑制作用。事先准备好盐酸纳洛酮注射液、复苏和插管装置、给氧装置等。

（2）在脑损伤、颅内损伤或存在颅内压增高时用药，可致呼吸抑制作用和使用镇痛剂提高颅内压的效果（因为CO_2潴留所致的血管扩张）明显增强。

（3）对情绪不稳或有阿片类滥用史的患者，使用本品过程中应仔细观察。对此类患者长期用药时应严密监测。

7.【用药交代】 对于从事有潜在危险的工作，如驾驶。操作机器者，纳布啡会对其精力、体力带来一定影响。

（二）艾司氯胺酮注射液

超说明书用药内容	超说明书用药类型
用于人工通气（气管插管）时的镇痛	超适应证

1.【NMPA说明书收录情况】 用于与镇静麻醉药（如丙泊酚）联合诱导和实施全身麻醉。

2.【国外说明书收录情况】 德国批准艾司氯胺酮注射液用于重症监护患者人工通气时镇痛。用于人工通气时的镇痛（气管插管的重症监护患者），通常先以0.25mg/kg快速注射，接着在给苯二氮䓬类药物的同时，持续注射本品0.2～0.5mg/（kg·h）［最大至1.5mg/（kg·h）］。

3.【指南共识】 暂未见相关指南直接推荐

4.【MICROMEDEX数据库收录结果】 暂未收录。

5.【作用机制】 盐酸艾司氯胺酮是一种具有较强镇痛作用的手性环己酮，同时也是一种分离麻醉剂。镇痛作用在亚麻醉剂量即已出现，且比麻醉时间更长。这些药理作用主要归因于盐酸艾司氯胺酮对NMDA受体的阻断作用。盐酸艾司氯胺酮主要表现为麻醉镇痛作用。在脊椎和外围神经上艾司氯胺酮具有显著的局部麻醉作用。

6.【用药监护】

（1）有血压或颅内压升高严重风险的患者禁用。

（2）控制不佳的或未经治疗的高血压患者（动脉高血压，静息收缩压/舒张压超过180/100mmHg）患者禁用。

（3）先兆子痫和子痫患者禁用。

（4）未经治疗或者治疗不足的甲状腺功能亢进（甲亢）患者禁用。

（5）在需要子宫肌肉松弛的情况下使用，例如，子宫撕裂的情况（子宫破裂），脐带脱垂。

（6）作为唯一的麻醉剂用于有明显缺血性心脏疾病的患者禁用。

7.【用药交代】

（1）门诊麻醉后患者应该在家人陪伴下回家，并在接下来的24小时内不应饮酒。

（2）作为麻醉剂使用时，应先禁食4~6小时。

（三）酒石酸布托啡诺注射液

序号	超说明书用药内容	超说明书用药类型
1	用于分娩疼痛	超适应证
2	复合麻醉的补充	超适应证

1.【NMPA说明书收录情况】 用于治疗各种癌性疼痛、手术后疼痛。

2.【国外说明书收录情况】

（1）美国FDA已批准布托啡诺用于分娩镇痛。在足月早期分娩的患者中，1~2mg，iv.或im.，可在4小时后重复使用。对于与分娩相关的疼痛或预计在4小时内分娩，应使用替代镇痛方法。

（2）美国FDA已批准布托啡诺用于复合麻醉的补充。酒石酸布托啡诺注射液的通常剂量为诱导前增加2mg，iv.和（或）麻醉期间增加0.5~1mg，iv.。增量可能更高，高达0.06mg/kg（4mg/70kg），这取决于以前使用的镇静、镇痛和催眠药物。酒石酸布托啡诺注射剂的总剂量会有所不同；然而，患者很少需要少于4mg或超过12.5mg（0.06~0.18mg/kg）。

3.【指南共识】 暂未见相关指南直接推荐。

4.【MICROMEDEX数据库收录结果】 有效性级别Class Ⅰ；推荐等级Class Ⅱa；证据强度Category B。

5.【作用机制】 布托啡诺对μ阿片类（吗啡类）受体具有低内在活性的混合激动-阻断剂。它也是μ阿片受体激动剂。它与CNS（中枢神经系统）中的这些受体的相互作用间接发挥其药理作用，包括镇痛作用。除镇痛作用外，CNS的作用还包括抑制自发呼吸活动和咳嗽、刺激催吐中枢、缩瞳和镇静。其作用可能是通过非CNS作用机制实现的，如改变心血管（神经）的电阻和电容、支气管肌张力、胃肠道分泌和运动活动及膀胱括约肌的活动。

6.【用药监护】

（1）注意酒石酸布托啡诺注射液可出现严重的、危及生命或致命性呼吸抑制。

（2）年龄小于18岁患者禁用。

（3）孕37周内不建议使用本品。

（4）不宜合用中枢神经系统抑制药，如巴比妥类，镇定剂和抗组胺药等，会导致抑制中枢神经系统的作用加强。

7.【用药交代】

（1）门诊患者用药期间不宜饮酒。

（2）门诊患者用药1小时后通常出现困倦或头晕，不宜驾驶或操作危险的机器等。

（四）瑞芬太尼（粉针）

超说明书用药内容	超说明书用药类型
用于在术后麻醉护理病房或重症监护病房的麻醉医师的直接监督下，作为成年患者的术后立即继续镇痛剂	超适应证

1.【NMPA说明书收录情况】 用于全麻诱导和全麻中维持镇痛。

2.【国外说明书收录情况】 美国FDA已批准瑞芬太尼作为镇痛剂，可在术后麻醉护理室或重症监护室的麻醉医师直接监督下，作为成年患者术后即刻的镇痛剂继续使用。成人推荐用量维持0.1mcg/（kg·min），其范围0.025～0.2mcg/（kg·min）。

3.【指南共识】 广东省药学会，《临床重症与药学超说明书用药专家共识》（2021新增版）提及《美国IPAD指南》（2013版）推荐瑞芬太尼为ICU一线用药，《中国成人ICU镇痛和镇静治疗指南》（2018年）ICU患者的非神经性的疼痛，建议首选阿片类药物作为镇痛药物，其中提到ICU常用的阿片类药物包括瑞芬太尼。

4.【MICROMEDEX数据库收录结果】 有效性级别Class Ⅰ；推荐等级Class Ⅱa；证据强度Category B。

5.【作用机制】 瑞芬太尼作用于μ阿片受体，亲和力强，亲脂性高，容易通过血–脑屏障，具有很强的镇痛作用、起效快、维持时间短。

6.【用药监护】

（1）本品不能单独用于全麻诱导，即使大剂量使用也不能保证使意识消失。

（2）本品处方中含有甘氨酸，因而不可硬膜外和鞘内给药。

（3）已知对本品中各种组分或其他芬太尼类药物过敏的患者禁用。

（4）重症肌无力及易致呼吸抑制患者、支气管哮喘患者禁用。

（5）禁与单胺氧化酶抑制药合用。

（6）禁与血、血清、血浆等血制品经同一路径给药。

7.【用药交代】　典型的不良反应有恶心、呕吐、呼吸抑制、心动过缓、低血压和肌肉强直，在停药或降低输注速度后几分钟内即可消失。在国内外的临床研究中还发现有寒战、发热、眩晕、视觉障碍、头痛、呼吸暂停、瘙痒、心动过速、高血压、激动、低血氧症、癫痫、潮红和过敏。

第二节　镇痛类药物超说明书用药案例

案例 ❶

【处方描述】

性别：男　　年龄：54岁

临床诊断：术后镇痛

处方内容：

盐酸纳布啡注射液　　　　1ml：10mg/支×2支　　　15mg　　st　　iv.

【处方问题】

纳布啡注射液超适应证用药。

【处方分析】

纳布啡注射液说明书：用于复合麻醉时的麻醉诱导的辅助用药。本品用于术后镇痛。美国FDA批准纳布啡用于术前、术后镇痛。通常推荐的成人剂量是10mg，对70kg的个人进行皮下注射、肌内注射或静脉注射；必要时，该剂量可每3~6小时重复一次。剂量应根据疼痛的严重程度、患者的身体状况和患者可能接受的其他药物进行调整。在不耐受个体中，推荐的单次最大剂量为20mg，最大总剂量为160mg。

【初步结论与建议】

具有较充分的证据支持纳布啡注射液超适应证用于术后镇痛，建议做好患者知情告知。

案例 ❷

【处方描述】

性别：女　　年龄：33岁

临床诊断：分娩疼痛

处方内容

酒石酸布托啡诺注射液	1mg/瓶×1瓶		1mg	qd	iv.
蛇毒血凝酶注射液	1单位：1ml/支×1支		1单位	qd	im.

【处方问题】

酒石酸布托啡诺注射液超适应证用药。

【证据来源】

酒石酸布托啡诺注射液：用于治疗各种癌性疼痛、手术后疼痛。本品用于分娩疼痛。美国FDA已批准布托啡诺用于分娩镇痛。在足月早期分娩的患者中，1～2mg，iv.或im.，可在4小时后重复使用。对于与分娩相关的疼痛或预计在4小时内分娩，应使用替代镇痛方法。

【初步结论与建议】

具有较充分的证据支持酒石酸布托啡诺注射液超适应证用于分娩疼痛，建议做好患者知情告知。

（张海威）

参考文献

［1］广东省药学会，《超药品说明书用药目录（2023年版）》（粤药会〔2023〕72号），2023-07-04.http：//www.sinopharmacy.com.cn/notification/2797.html.

［2］纳布啡注射液说明书（瑞静，NMPA），核准日期：2013年11月27日，修改日期：2021年01月08日.

［3］艾司氯胺酮注射液说明书（NMPA），核准日期：2019年11月18日，修改日期：2021年02月18日.

［4］酒石酸布托啡诺注射液说明书（诺扬，NMPA），核准日期：2015年12月01日，修改日期：2015年12月01日.

［5］注射用盐酸瑞芬太尼（瑞捷，NMPA），核准日期：2007年01月19日，修改日期：2021年12月21日.

习题一

一、单选题（每题1分，共50题）

1.某糖尿病患者合并浸润性肺结核，应用甲苯磺丁脲、利福平、乙胺丁醇、吡嗪酰胺2个月后，尿糖加重，其原因是（　　）

  A.甲苯磺丁脲有肝毒性　　　　　　B.患者又染上了肝炎

  C.利福平诱导肝药酶　　　　　　　D.以上都不是

2.不宜使用葡萄糖注射液作为溶媒的抗菌药物（影响药物稳定性）是（　　）

  A.庆大霉素　　　　　　　　　　　B.头孢他啶

  C.美罗培南　　　　　　　　　　　D.氨苄西林

3.下列属于左氧氟沙星超说明书用药的为（　　）

  A.肺炎　　　　　　　　　　　　　B.急性细菌性鼻窦炎

  C.耐多药结核病（MDR-TB）　　　D.复杂性尿路感染

4.某患者被诊断出由革兰阳性球菌引起的肺炎，该细菌对青霉素耐药。以下哪种药物可能对该细菌具有抗菌活性（　　）

  A.吉西他滨　　　　　　　　　　　B.氟喹诺酮类药物

  C.链霉素　　　　　　　　　　　　D.头孢菌素

5.某患者感染了产超广谱β-内酰胺酶（ESBL）产生的肺炎克雷伯菌（Klebsiella pneumoniae），以下哪种药物可能对该细菌具有抗菌活性（　　）

  A.头孢曲松　　　　　　　　　　　B.氧氟沙星

  C.氨基糖苷类药物　　　　　　　　D.阿奇霉素

6.奥氮平与以下那个药物合用需要降低用量（　　）

  A.环丙沙星　　　　　　　　　　　B.氟西汀

  C.利奈唑胺　　　　　　　　　　　D.阿立哌唑

7.度洛西汀超说明书用于纤维肌痛，其原因可能为（　　）

  A.对额前叶纹状体皮质中活性有增强效果

  B.抑制效应性T细胞增殖，有助于减轻局部病灶部位T细胞浸润状况

  C.抑制大脑和脊髓中5-HT和NE的再摄取

  D.干扰去甲肾上腺素再摄取，促使突触间隙去甲肾上腺浓度升高

8.出现以下那种情况须停止使用喹硫平( )

    A.锥体外系症状   B.迟发性运动障碍

    C.失眠、恶心和呕吐   D.中心粒细胞$< 1.0 \times 10^9/L$

9.关于氟西汀治疗经前焦虑障碍的作用机制正确的是( )

    A.能够充分结合多巴胺D_1、D_2受体，有效减轻锥体外系反应，而且还能够作用于肾上腺素受体，对其发挥有效抑制作用

    B.选择性的5-羟色胺再摄取抑制剂，其能有效地抑制神经元从突触间隙中摄取5-羟色胺，增加间隙中可供实际利用的这种神经递质

    C.可拮抗胆碱、组胺及肾上腺素的部分作用，且能减少多巴胺能神经元放电

    D.可结合到GABA-A的α和γ亚基，诱导GABA-A受体构象变化，促使细胞超极化，从而对中枢神经系统起到抑制作用

10.下列关于帕罗西汀叙述正确的是( )

    A.可选择性地激动5-HT转运体，促进突触前膜对5-HT的再摄取，缩短5-HT的作用

    B.一般不宜突然停药。停药方案是：以天为间隔逐渐减量，每天的日用剂量减少1mg

    C.肝功能异常的患者禁止使用帕罗西汀

    D.常见不良事件包括抑郁症、强迫症、惊恐障碍、社交焦虑障碍

11.下列不是环磷酰胺的适应证的是( )

    A.纤维肌痛综合征   B.系统性红斑狼疮

    C.原发性干燥综合征   D.硬皮病

12.环孢素的作用机制是( )

    A.抑制嘌呤核苷酸从头合成途径的关键限速酶——次黄嘌呤核苷磷酸脱氢酶

    B.抑制二氢叶酸还原酶

    C.是双功能烷化剂及细胞周期非特异性药物，可干扰DNA及RNA功能

    D.抑制抗原刺激所引起的T细胞信号转导过程

13.用于治疗关节炎、肌炎、浆膜炎和皮肤损害为主的系统性红斑狼疮长期用药耐受性较好的是( )

    A.甲氨蝶呤   B.霉酚酸酯

    C.环磷疏胺   D.硫唑漂呤

14.在轻型系统性红斑狼疮的治疗中 NSAIDS 的主要药理作用是（　　）

  A.控制皮疹   B.减轻光敏感

  C.控制关节炎   D.预防消化道出血

15.可的松对炎症后期的作用机制是（　　）

  A.促进炎症的消散

  B.降低毛细管通透性

  C.稳定溶酶体膜

  D.抑制毛细血管和成纤维细胞增生，延缓肉芽肿的形成

16.类风湿关节炎的消炎止痛治疗宜首选下列哪类药（　　）

  A.中药   B.慢作用抗风湿药

  C.非类固醇消炎药   D.抗胆碱药

17.不属于治疗强直性脊柱炎药物沙利度胺的不良反应有（　　）

  A.口鼻黏膜干燥   B.血压升高

  C.腹痛   D.面部水肿

18.下列属于泼尼松超说明书用药的为（　　）

  A.慢性阻塞性肺疾病（急性加重期）

  B.皮肌炎

  C.结缔组织病

  D.系统性红斑狼疮

19.白三烯受体调节剂可以（　　）

  A.单独治疗哮喘   B.预防哮喘症状

  C.预防运动诱发的支气管收缩 D.治疗哮喘急性发作

20.糖皮质激素治疗哮喘的主要机制是（　　）

  A.抗炎、抗过敏作用

  B.激动支气管平滑肌上的 β_2 受体

  C.提高中枢神经系统的兴奋性

  D.激活腺苷酸环化酶

21.伴有冠心病的支气管哮喘发作者宜选用（　　）

  A.异丙肾上腺素   B.沙丁胺醇

  C.色甘酸钠   D.氨茶碱

22.乙酰半胱氨酸的祛痰作用机制是（　）

A.使痰液生成减少

B.扩张支气管使痰液易咯出

C.增强呼吸道纤毛运动，促使痰液排出

D.裂解痰中黏性成分，使痰黏稠度降低而易咯出

23.下列关于阿达木单抗的用药途径，正确的是（　）

A.静脉注射　　　　　　　　B.静脉滴注

C.肌内注射　　　　　　　　D.皮下注射

24.下列关于利那洛肽胶囊的用法用量，正确的是（　）

A.每日1粒，首餐前30分钟服用

B.每日1粒，首餐后30分钟服用

C.每日2粒，首餐前30分钟服用

D.每日2粒，首餐后30分钟服用

25.下列关于琥珀酸普芦卡必利的作用机制，正确的是（　）

A.M胆碱受体抑制剂，舒张平滑肌

B.M胆碱受体激动剂，对平滑肌和各种腺体产生兴奋作用

C.5-羟色胺受体激动剂，能增强胃肠道中蠕动反射和推进运动模式

D.5-羟色胺受体阻断剂，具有止吐作用

26.甲硝唑的适应证不包括（　）

A.厌氧菌感染　　　　　　　B.阿米巴痢疾

C.阴道滴虫病　　　　　　　D.支原体感染

27.下列关于奥曲肽药代动力学说法错误的是（　）

A.皮下注射后吸收迅速且完全，30分钟内血浆浓度达到峰值

B.分布容积是0.27L/kg，总体清除率是160ml/min，血浆蛋白结合率达65%

C.肾功能损伤并不影响皮下注射给予奥曲肽的总暴露水平（AUC）

D.皮下注射给药的消除半衰期为120分钟。静脉注射后其消除呈双相，半衰期分别为20分钟和100分钟

28.能用于5岁儿童的鼻用糖皮质激素类药物是（　）

A.丙酸氟替卡松鼻喷雾剂　　　B.布地奈德鼻喷雾剂

C.糠酸莫米松鼻喷雾剂　　　　D.地塞米松磷酸钠注射液

29.以下属于超适用人群用药的例子是（　　）

　　A.糠酸莫米松鼻喷雾剂用于3岁以上儿童季节性鼻炎

　　B.孟鲁司特钠颗粒用于6个月至2岁幼儿常年性过敏性鼻炎

　　C.多西环素用于8岁以上儿童敏感菌所致感染

　　D.布地奈德鼻喷雾剂用于6岁以上儿童鼻炎

30.丝裂霉素属于（　　）

　　A.干扰核酸合成的抗肿瘤药物

　　B.影响微管蛋白形成的抗肿瘤药物

　　C.干扰核糖体功能的抗肿瘤药物

　　D.破坏DNA结构和功能的抗肿瘤药物

31.以下属于糠酸莫米松鼻喷雾剂超适应证用药的为（　　）

　　A.常年性鼻炎　　　　　　　　B.季节性过敏性鼻炎

　　C.慢性鼻窦炎伴有鼻息肉　　　D.湿疹、神经性皮炎

32.对于多西环素的描述，错误的是（　　）

　　A.作用维持时间较四环素长

　　B.抗菌作用较四环素强

　　C.不可与食品、牛奶或含碳酸盐饮料同服

　　D.肾功能不全患者的肾外感染也可用

33.以下属于西妥昔单抗超适应证用药的为（　　）

　　A.联合铂类和氟尿嘧啶化疗用于转移性的头颈部鳞状细胞癌

　　B.联合放疗用于成人局部或局部晚期头颈部鳞状细胞癌的初始治疗

　　C.联合FOLFOX或FOLFIRI方案用于治疗RAS基因野生型的转移性结直肠癌

　　D.联合伊立替康用于经含伊立替康治疗失败后的RAS基因野生型的转移性结直肠癌

34.以下不属于伊立替康联合卡铂/顺铂治疗广泛期小细胞肺癌常用的一线治疗方案的是（　　）

　　A.伊立替康60mg/m^{2}静脉输注第1、8、15天，顺铂60mg/m^{2}静脉输注第1天，每4周重复，共4~6周期

　　B.伊立替康65mg/m^{2}静脉输注第1、8天，顺铂30mg/m^{2}静脉输注第1、8天，每3周重复，共4~6周期

C.伊立替康75mg/m²静脉输注第1、8天，卡铂AUC5，静脉输注第1天，每3周重复，共4~6周期

D.伊立替康50mg/m²静脉输注第1、8、15天，卡铂AUC5，静脉输注第1天，每4周重复，共4~6周期

35.以下属于贝伐珠单抗超说明书用药的是（　　）

A.转移性结直肠癌

B.复发性胶质母细胞瘤

C.肝细胞癌

D.复发性呼吸道乳头状瘤

36.下列哪个抗肿瘤药物只能使用葡萄糖溶解（　　）

A.伊立替康注射剂

B.奥沙利铂

C.表柔比星

D.紫杉醇注射液

37.伊匹木单抗与纳武利尤单抗联合治疗或在联合治疗后的第二阶段（纳武利尤单抗单药治疗）时，出现下述哪种不良反应后治疗调整方案不是永久停用的是（　　）

A.3级糖尿病

B.3级腹泻或结肠炎

C.4级心肌炎

D.史蒂文斯－约翰逊综合征

38.与依维莫司用药指导不符的叙述是（　　）

A.在每天同一时间服用，可与食物同服

B.在每天同一时间服用，不与食物同时服用

C.可以咀嚼或压碎

D.对于无法吞咽片剂的患者，用药前将本品片剂放入一杯水中轻轻搅拌至完全溶解后马上服用

39.以下属于紫杉醇注射液超适应证用药的为（　　）

A.胃癌

B.乳腺癌

C.卵巢癌

D.非小细胞肺癌

40.下列哪项是吡柔比星的使用禁忌证（　　）

A.青霉素过敏者

B.胃肠道不适宜者

C.乳腺癌患者

D.严重器质性心脏病或者心功能不全者

41.发作性睡病嗜睡症期间可用于口服的是（　　）

A.莫达非尼

B.普萘洛尔

C.地西泮

D.苯巴比妥

42.多奈哌齐属于（　　）

    A.抗胆碱药　　　　　　　　　　B.DA受体激动药

    C.促DA释放药　　　　　　　　D.第二代胆碱酯酶抑制药

43.用于A型肉毒毒素过敏反应的急救药物是（　　）

    A.去甲肾上腺素　　　　　　　　B.阿托品

    C.麻黄碱　　　　　　　　　　　D.肾上腺素

44.A型肉毒毒素处方应保存（　　）

    A.1年　　　　　　　　　　　　B.2年

    C.3年　　　　　　　　　　　　D.4年

45.下列药物中可以用于狼疮性肾炎的是（　　）

    A.瑞舒伐他汀　　　　　　　　　B.非诺贝特

    C.依折麦布　　　　　　　　　　D.他克莫司

46.普瑞巴林的生物利用度是（　　）

    A.60%　　　　　　　　　　　　B.70%

    C.80%　　　　　　　　　　　　D.≥90%

47.丁苯酞氯化钠注射液每次静脉滴注时间不可以少于（　　）

    A.10分钟　　　　　　　　　　　B.20分钟

    C.30分钟　　　　　　　　　　　D.50分钟

48.目前已广泛应用的治疗老年痴呆的药物不包括（　　）

    A.加兰他敏　　　　　　　　　　B.美金刚

    C.多奈哌齐　　　　　　　　　　D.盐酸麻黄碱

49.患者，男，67岁，3个月前出现记忆力减退，远期记忆正常。诊断为阿尔茨海默病，给予卡巴拉汀每日3mg治疗，药师对该患者的用药指导，正确的是（　　）

    A.每日清晨空腹口服　　　　　　B.每晚睡前口服

    C.每日早晚与食物同服　　　　　D.每日早晚空腹口服

50.吡仑帕奈片正确的服用时间是（　　）

    A.睡前口服，每日1次　　　　　B.早晨口服，每日1次

    C.早晚各1次　　　　　　　　　D.餐后服用

二、多选题（每题2分，共10题）

1. 乌司他丁超适应证用于治疗脓毒症，其主要原因为（　　）

    A.乌司他丁能减轻肠道损伤

    B.调节炎症反应及氧化应激

    C.保护肾功能

    D.改善脓毒症诱导的心脏功能障碍

2. 妊娠期不宜选用的抗菌药物有哪些（　　）

    A.多西环素   B.链霉素

    C.红霉素   D.氨苄西林

3. 关于氯硝西泮片叙述不正确是（　　）

    A.用药疗程应不超过3～10个月

    B.可结合到GABA-A的α和γ亚基，诱导GABA-A受体构象变化

    C.超量或中毒宜使用阿普唑仑解救

    D.妊娠期、妊娠期妇女慎用

4. 属于帕利哌酮缓释片超说明书用药的是（　　）

    A.分裂情感性障碍   B.化疗相关呕吐

    C.双向情感障碍躁狂发作急性期   D.糖尿病周围精神病性疼痛

5. 甲氨蝶呤的不良反应包括（　　）

    A.口腔溃疡   B.胃肠道反应

    C.骨髓抑制   D.肝功能异常

6. 下列关于外用糖皮质激素禁忌证的说法，正确的是（　　）

    A.对糖皮质激素或其赋形剂过敏者禁用

    B.外用糖皮质激素不能用于皮肤溃疡或有皮肤萎缩的部位

    C.不能用于局部有明显细菌、真菌及病毒感染的疾病

    D.强效及超强效激素不宜大面积使用

7. 白三烯受体调节剂可以（　　）

    A.单独治疗哮喘   B.预防哮喘症状

    C.预防运动诱发的支气管收缩   D.治疗哮喘急性发作

8. 氨茶碱的主要不良反应有

    A.成瘾   B.胃肠道反应

    C.中枢兴奋   D.循环系统症状

9.下列可以与环孢素注射液配伍的是（　　）

　　A.0.9%氯化钠注射液　　　　　　　　B.5%葡萄糖注射液

　　C.乳酸钠林格注射液　　　　　　　　D.复方氯化钠注射液

10.注射用乌司他丁的不良反应包括（　　）

　　A.血压下降、胸闷、休克　　　　　　B.皮疹、瘙痒

　　C.恶心、呕吐、腹泻　　　　　　　　D.白细胞减少

三、案例题（每题3分，共10题）

1.案例

患者信息：性别：男　　　年龄：60岁。

临床诊断：大隐静脉曲张；痛风性关节炎。

处方用药

头孢丙烯片　　　0.5g，口服，每日2次。

【处方分析】_____

_____

2.案例

患者信息：性别：女　　　年龄：6岁。

临床诊断：上呼吸道感染。

处方用药

注射用头孢哌酮钠　　　4.5g，静脉滴注，每日3次。

0.9%氯化钠注射液　　　100ml，静脉滴注，每日3次。

【处方分析】_____

_____

3.案例

患者信息：性别：男　　　年龄：15岁。

临床诊断：精神分裂症。

处方用药

盐酸鲁拉西酮片　　　每次60mg，每日2次。

【处方分析】_____

_____

4.案例

（1）患者信息：性别：男　　年龄：63岁。

（2）临床诊断：强迫症。

（3）处方用药

草酸艾司西酞普兰片　　　每次20mg，每日3次。

【处方分析】_____

_____

5.案例

（1）患者信息：性别：男　　年龄：51岁。

（2）临床诊断：多发性肌炎。

（3）处方用药

氢化可的松100mg　　　口服，每日1次。

【处方分析】_____

_____

6.案例

（1）患者信息：性别：女　　年龄：28岁。

（2）临床诊断：寻常性银屑病。

（3）处方用药

咪唑斯汀缓释片　　　　　10mg，口服，每日1次。

司帕沙星片　　　　　　　0.3g，口服，每日1次。

复方参芪维E胶囊　　　　1.52g，口服，每日3次。

维生素AD丸　　　　　　2粒，口服，每日3次。

【处方分析】_____

_____

7.案例

（1）患者信息：性别：男　　年龄：31岁。

（2）临床诊断：肺炎。

（3）处方用药

注射用头孢呋辛钠　　　　1.5g，静脉滴注，每日1次，用3天。

0.9%氯化钠注射液　　　　100ml，静脉滴注，每日1次，用3天。

左氧氟沙星片　　　　　　0.5g，口服，每日1次。

【处方分析】_____

_____

8. 案例

（1）患者信息：性别：女　　年龄：65岁。

（2）临床诊断：冠心病、心房颤动、充血性心力衰竭。过敏试验：磺胺类过敏。

（3）处方用药

阿托伐他汀钙片	20mg，口服，每日1次。
胺碘酮片	200mg，口服，隔日1次。
华法林片	2.5mg，口服，每日1次。
氢氯噻嗪	25mg，口服，每日1次。

【处方分析】_____

_____

9. 案例

（1）患者信息：性别：女　　年龄：30岁。

（2）临床诊断：溃疡性结肠炎。

（3）处方用药

0.9%氯化钠注射液	100ml，静脉滴注，每日1次。
注射用英夫利西单抗	275mg，静脉滴注，每日1次。
灭菌注射用水	20ml ，静脉滴注，每日1次。

【处方分析】_____

_____

10. 案例

（1）患者信息：性别：女　　年龄：51岁。

（2）临床诊断：溃疡性结肠炎，既往行胃全切除手术。

（3）处方用药

兰索拉唑肠溶片	30mg，口服，每日1次。
柳氮磺吡啶肠溶片	1g，口服，每日3次。
蒙脱石散	3g，口服，每日3次。

【处方分析】_____

_____

习题二

一、单选题（每题1分，共50题）

1. 盐酸埃克替尼说明书推荐的作为一线治疗药物适应证的是（　　）

 A. 野生型非小细胞肺癌   B. 转移性非小细胞肺癌

 C. 乳腺癌   D. 膀胱癌

2. 以下属于卡铂超说明书用药的是（　　）

 A. 膀胱癌   B. 头颈部鳞癌

 C. 非小细胞肺癌   D. 卵巢癌

3. 下列药物可以用于重度腋下多汗症的是（　　）

 A. 吡仑帕奈片   B. 丁苯酞胶囊

 C. 卡巴拉汀胶囊   D. A型肉毒毒素注射液

4. 下列药物可以用于发作性睡病的是（　　）

 A. 莫达非尼片   B. 美金刚片

 C. 卡巴拉汀胶囊   D. 丁苯酞胶囊

5. 下列药物可以用于重症肌无力的是（　　）

 A. 托吡酯片   B. 他克莫司胶囊

 C. 人免疫球蛋白注射剂   D. 盐酸戊乙奎醚注射液

6. 下列药物可以用于局部外周神经病理性疼痛的是（　　）

 A. 莫达非尼片   B. 美金刚片

 C. 利多卡因   D. 丁苯酞胶囊

7. 下列药物可以用于路易体痴呆的是（　　）

 A. 多奈哌齐片   B. 他克莫司胶囊

 C. 人免疫球蛋白注射剂   D. 盐酸戊乙奎醚注射液

8. 下列关于10ml：1000mg的甲氨蝶呤注射液的用法，正确的是（　　）

 A. 静脉给药   B. 肌内给药

 C. 鞘内给药   D. 皮下给药

9. 下列能用于妊娠期高血压的是（　　）

 A. 尼卡地平   B. 普奈洛尔

 C. 硝苯地平缓释片   D. 硝苯地平片

10.螺内酯用于多囊卵巢综合征所致的多毛症，推荐剂量是（　　）

    A.50mg/d　　　　　　　　　　　B.100mg/d

    C.150mg/d　　　　　　　　　　　D.200mg/d

11.下列哪项是FDA批准的甲羟孕酮的适应证是（　　）

    A.功能性闭经　　　　　　　　　　B.子宫内膜癌

    C.性早熟　　　　　　　　　　　　D.乳腺癌

12.以下哪个是来曲唑片的推荐剂量（　　）

    A.2.5mg，每日1次　　　　　　　B.2.5mg，每日2次

    C.5mg，每日1次　　　　　　　　D.5mg，每日2次

13.下列关于坦索罗辛的用法用量，正确的是（　　）

    A.每日1次，每次0.2mg　　　　　B.每日2次，每次0.2mg

    C.每日1次，每次0.4mg　　　　　D.每日2次，每次0.4mg

14.非那雄胺的适用人群为（　　）

    A.男性　　　　　　　　　　　　　B.女性

    C.儿童　　　　　　　　　　　　　D.老年人

15.舍曲林用于治疗成人抑郁症的用法是（　　）

    A.每日1次　　　　　　　　　　　B.每日2次

    C.每12小时1次　　　　　　　　　D.每2日1次

16.早泄可选择以下哪种超说明书的药物进行治疗（　　）

    A.他莫昔芬　　　　　　　　　　　B.非那雄胺

    C.舍曲林　　　　　　　　　　　　D.坦索罗辛

17.以下哪项是非那雄胺片用于治疗良性前列腺增生时的用法用量（　　）

    A.1mg，每日1次　　　　　　　　B.1mg，每日2次

    C.5mg，每日1次　　　　　　　　D.5mg，每日2次

18.下列有关吗替麦考酚酯的叙述，错误的是（　　）

    A.是霉酚酸的衍生物

    B.免疫抑制作用与抑制鸟嘌呤的合成有关

    C.主要用于肾移植和其他器官移植

    D.妊娠期妇女可用

19.有关他克莫司的说法，错误的是（　　）

    A.用于肝肾移植后的抗排斥反应及顽固性自身免疫性疾病

B.结合细胞内结合蛋白,抑制IL-2的基因转录

C.与能潜在改变CYP3A4酶代谢的药物合用时,适当中断或调整本品的剂量

D.可与环孢素合用

20.以下属于氯沙坦超适应证用药的为（　　）

 A.高血压　　　　　　　　　B.变异性心绞痛

 C.心律失常　　　　　　　　D.糖尿病肾病

21.以下属于缬沙坦超适应证用药的为（　　）

 A.原发性高血压　　　　　　B.糖尿病肾病患者降尿蛋白

 C.高脂血症　　　　　　　　D.痛风症

22.他克莫司抑制免疫的机制是（　　）

 A.激活环核苷酸磷酸二酯酶,从而降低淋巴细胞和巨噬细胞内cAMP的含量

 B.结合细胞内结合蛋白,抑制IL-2的基因转录

 C.干扰嘌呤代谢,抑制嘌呤核苷酸合成

 D.选择性、可逆性地抑制次黄嘌呤单核苷酸脱氢酶

23.胰岛素的药理作用不包括（　　）

 A.促进蛋白质合成　　　　　B.降低血糖

 C.促进脂肪合成　　　　　　D.促进糖原分解

24.2型糖尿病患者,女,60岁,因服用降糖药达格列净出现尿路感染就诊医师建议改用胰岛素类药物。达格列净属于（　　）

 A.钠-葡萄糖协同转运蛋白-2（SGLT-2）抑制剂

 B.促胰岛素分泌药

 C.胰岛素增敏药

 D.α-葡萄糖苷酶抑制剂

25.下列药物只能用于静脉注射的是（　　）

 A.甘精胰岛素　　　　　　　B.精蛋白人胰岛素

 C.生物合成人胰岛素　　　　D.门冬胰岛素

26.对米非司酮描述错误的是（　　）

 A.具有孕甾烷结构

 B.具有抗孕激素作用

C.具有抗皮质激素作用

D.具有抗早孕用途，应与米索前列醇合用

27.应用二甲双胍时，下列错误的是（　　）

　　A.诱发乳酸性酸中毒　　　　　　B.易见胃肠道反应

　　C.肥胖者不宜使用　　　　　　　D.偶可有皮疹

28.下列关于注射用右雷佐生给药剂量和注射顺序的说法，正确的是（　　）

　　A.右雷佐生与多柔比星推荐剂量比为5∶1；在给予多柔比星药物前30分钟静脉输注右雷佐生

　　B.右雷佐生与多柔比星推荐剂量比为5∶1；在给予多柔比星药物后30分钟静脉输注右雷佐生

　　C.右雷佐生与多柔比星推荐剂量比为10∶1；在给予多柔比星药物后30分钟静脉输注右雷佐生

　　D.右雷佐生与多柔比星推荐剂量比为10∶1；在给予多柔比星药物前30分钟静脉输注右雷佐生

29.下面哪种抗凝药物是直接凝血酶抑制剂（　　）

　　A.比伐卢定　　　　　　　　　　B.依诺肝素

　　C.磺达肝癸钠　　　　　　　　　D.尿激酶原

30.可口服的直接Ⅹa因子抑制剂是（　　）

　　A.华法林　　　　　　　　　　　B.比伐卢定

　　C.利伐沙班　　　　　　　　　　D.磺达肝癸钠

31.关于多磺酸黏多糖乳膏，根据NMPA说明书以下说法错误的是（　　）

　　A.用于无法通过按压治疗的浅表性静脉炎的局部治疗

　　B.用于形成和没有形成血肿的钝器挫伤的局部治疗

　　C.用于增生性瘢痕

　　D.对肝素过敏、易出血体质及已知肝素诱导的血小板减少症患者禁用

32.下列关于外用糖皮质激素禁忌证的说法，不正确的是（　　）

　　A.对糖皮质激素或其赋形剂过敏者禁用

　　B.外用糖皮质激素不能用于皮肤溃疡或有皮肤萎缩的部位

　　C.不能用于局部有明显细菌、真菌及病毒感染的疾病

　　D.弱效激素制剂可以长期、大面积使用

33.下列哪项不属于螺内酯的临床显著不良反应（ ）

 A.低血钾   B.电解质和代谢异常

 C.男性乳房发育   D.低血压和肾功能恶化

34.关于异环磷酰胺注射剂，以下说法不正确的是（ ）

 A.用于睾丸癌、卵巢癌、乳腺癌、肉瘤、恶性淋巴瘤和肺癌等

 B.其作用机制为与DNA发生交叉联结，抑制DNA的合成，也可干扰
  RNA的功能，属细胞周期非特异性药物。本品抗瘤谱广，对多种
  肿瘤有抑制作用

 C.严重骨髓抑制患者、对本品过敏者、妊娠期及哺乳期妇女禁用

 D.本品水溶液稳定，配制成品稳定时间24小时

35.甲氨蝶呤的作用机制是（ ）

 A.抑制核苷酸还原酶   B.抑制嘌呤核苷酸互变

 C.直接破坏DNA并阻止其复制   D.抑制二氢叶酸还原酶

36.下列不属于表柔比星的主要适应证的是（ ）

 A.肺癌   B.乳腺癌

 C.急性白血病   D.宫颈癌

37.患者，男，64岁，为缓解剧烈癌痛，同时使用5片芬太尼透皮贴剂后，
出现呼吸抑制，可选用的解救药物是（ ）

 A.哌替啶   B.布洛芬

 C.纳洛酮   D.可待因

38.下下列哪种药物的镇痛作用与阿片受体无关的是（ ）

 A.氟吡汀   B.芬太尼透皮贴

 C.吗啡缓释片   D.羟考酮控释片

39.下列对布洛芬的叙述正确的是（ ）

 A.为苯丙酸的衍生物

 B.疗效并不优于乙酰水杨酸

 C.与血浆蛋白结合率低下

 D.主要用于风湿性和类风湿关节炎的治疗

40.西地那非片的NMPA批准的适应证是（ ）

 A.用于肺动脉高压   B.用于治疗勃起功能障碍

 C.用于心绞痛   D.用于高血压症

41.下列关于多西他赛的说法，不正确的是（　　）

A.治疗过程中应严密监测胆红素、AST或ALT，以及碱性磷酸酶、血细胞计数及主要功能指标

B.治疗过程中出现囊样斑点水肿是正常现象，无需停用

C.严重肝功能损害者禁用

D.对多西他赛有严重过敏史的患者禁用

42.下列哪种情况可考虑使用贝伐珠单抗（　　）

A.用于治疗EGFR阳性的非小细胞肺癌

B.用于治疗转移性乳腺癌

C.用于治疗胃癌的一线治疗

D.铂耐药型复发卵巢癌（联合紫杉醇、多柔比星脂质体或托泊替康）

43.在以下哪种情况下，奥沙利铂的使用被视为超说明书用药的是（　　）

A.用于转移性结直肠癌的一线治疗

B.用于不适合手术切除或局部治疗的局部晚期和转移的肝细胞癌（HCC）的治疗

C.用于原发肿瘤完全切除后的Ⅲ期（Duke's C期）结肠癌的辅助治疗

D.用于胆道恶性肿瘤

44.下列关于奥拉帕利的说法，正确的是（　　）

A.既往抗肿瘤治疗引起的血液学毒性未恢复之前不应开始本品治疗

B.本品可与强效或中效CYP3A抑制剂、诱导剂合并使用

C.奥拉帕利是表皮生长因子受体EGFR/HER1的酪氨酸激酶抑制剂

D.NMPA已批准奥拉帕利用于胰腺癌（经一线铂类化疗16周及以上仍未出现疾病进展且BRCA1/2突变的转移性胰腺癌）

45.在下列情况下，使用多西他赛超出了其正式批准的适应证范围，属于超说明书用药的是（　　）

A.用于乳腺癌（包括局部晚期或转移性乳腺癌的治疗）

B.联合曲妥珠单抗，用于HER2基因过度表达的转移性乳腺癌患者的治疗

C.用于局部晚期头颈部鳞状细胞癌（联合顺铂和氟尿嘧啶）

D.联合强的松或强的松龙，用于治疗激素难治性转移性前列腺癌

46.关于奥沙利铂，下列说法不正确的是（　　）

　　A.奥沙利铂输完后需冲洗管道。必须用等渗溶液如5%葡萄糖配制输注液，不得用盐或碱溶液

　　B.治疗前后密切监测血液学指标，重度肾功能不全患者应密切监测肾功能

　　C.当出现肌肉疼痛和肿胀，同时伴随无力、发热或尿液颜色变暗、十二指肠溃疡，应停止使用

　　D.用药期间定期检查空腹血糖、检查血胆固醇和甘油三酯

47.关于奥沙利铂超说明书使用，下列用法不正确的是（　　）

　　A.用于结肠癌，奥沙利铂推荐剂量为85mg/m^2，亚叶酸钙400mg/m^2，5-FU 400mg/m^2，1200mg/（m^2·d）×2天（共2400mg/m^2，超过46～48小时）连续输注，每2周重复1次

　　B.奥沙利铂用于食管癌术前放化疗、围手术期化疗、局部放化疗，一线治疗

　　C.奥沙利铂和5-氟尿嘧啶联合应用的目的是减少胃肠道毒性

　　D.5-氟尿嘧啶/卡培他滨+奥沙利铂或吉西他滨+奥沙利铂用于肝胆癌新辅助治疗

48.在哪种情况下可能会考虑使用艾立布林进行超说明书用药（　　）

　　A.在标准剂量下未能控制肿瘤生长的患者

　　B.患者出现对其他化疗药物的严重过敏反应

　　C.EGFR突变阴性的非小细胞肺癌患者

　　D.用于治疗乳腺癌的患者

49.下列关于艾立布林的说法，不正确的是（　　）

　　A.NMPA已批准艾立布林用于既往接受过至少两种化疗方案的局部晚期或转移性乳腺癌患者（既往的化疗方案应包含一种蒽环类和一种紫杉烷类药物）

　　B.艾立布林用于既往接受过含蒽环类药物治疗的不可切除或转移性脂肪肉瘤属于超说明书用药

　　C.艾立布林用于既往接受过含蒽环类药物治疗的不可切除或转移性脂肪肉瘤，推荐剂量为1.4mg/m^2，14天为一周期

　　D.通过基于微管蛋白的抗有丝分裂机制导致G2/M期细胞周期阻滞，有丝分裂纺锤体分裂，最终在长时间有丝分裂阻滞后导致细胞凋亡

50.在下列情况下，使用奥拉帕利超出了其正式批准的适应证范围，属于超说明书用药的是（　　）

    A.用于携带胚系或体细胞BRCA突变的（gBRCAm或sBRCAm）晚期上皮性卵巢癌、输卵管癌或原发性腹膜癌初治成人患者在一线含铂化疗达到完全缓解或部分缓解后的维持治疗

    B.用于铂敏感的复发性上皮性卵巢癌、输卵管癌或原发性腹膜癌成人患者在含铂化疗达到完全缓解或部分缓解后的维持治疗

    C.用于早期乳腺癌患者的一线治疗

    D.用于胰腺癌（经一线铂类化疗16周及以上仍未出现疾病进展且BRCA1/2突变的转移性胰腺癌）

二、多选题（每题2分，共10题）

1.下列关于地塞米松玻璃体植入剂使用方法，错误的是（　　）

    A.双眼同时给药

    B.玻璃体内注射后，应监控患者是否有眼压升高和眼内炎

    C.可在玻璃体外使用

    D.玻璃体内注射过程应在受控的无菌条件下进行

2.下列用药适应证例子中，属于超说明书用药的是（　　）

    A.雷珠单抗注射液用于治疗糖尿病视网膜病变

    B.丝裂霉素冻干粉配置成浓度为0.2mg/ml的溶液用作青光眼手术辅助手段

    C.2~5岁儿童的季节性过敏性鼻炎给予孟鲁司特钠颗粒治疗

    D.给予流感患者头孢呋辛治疗

3.超说明书用药原则是（　　）

    A.在影响患者生活质量或危及生命的情况下，无合理的可替代药品

    B.用药目的不是试验研究

    C.有合理的医学实践证据，保护患者知情权

    D.医院药事管理与药物治疗学委员会及伦理委员会批准

4.超说明书用药的类型包括（　　）

    A.超剂量   B.超给药途经

    C.超适应证   D.超给药人群

5.下列哪些是阿替普酶注射液的适应证( )

    A.急性心肌梗死   B.肺栓塞

    C.急性缺血性脑卒中   D.血管性痴呆

6.下列哪些是丁苯酞软胶囊的适应证( )

    A.轻度急性缺血性脑卒中   B.中度急性缺血性脑卒中

    C.非痴呆型血管性认知障碍   D.强直阵挛性癫痫

7.下列哪些是二甲双胍的超适应证用法( )

    A.多囊卵巢综合征

    B.糖尿病预防

    C.妊娠期糖尿病

    D.单纯饮食控制不满意的2型糖尿病

8.以下哪些药物可用于产科抗磷脂综合征( )

    A.依诺肝素钠注射液   B.达肝素钠注射液

    C.那屈肝素钙注射液   D.地塞米松磷酸钠注射液

9.下列哪些是舍曲林的超适应证用法( )

    A.创作后应激障碍   B.经前焦虑症

    C.社交恐惧症   D.早泄

10.他莫昔芬可用于以下哪些疾病的治疗( )

    A.治疗女性复发转移乳腺癌

    B.用作乳腺癌手术后转移的辅助治疗，预防复发

    C.少精引起的不育症

    D.不孕

三、案例题（每题3分，共10题）

1.案例

（1）患者信息：性别：女   年龄：35岁。

（2）临床诊断：过敏性鼻炎。

（3）处方用药

地塞米松磷酸钠注射液   5mg：1ml，0.1ml，滴鼻，每日3次。

【处方分析】_____

_____

2.案例

（1）患者信息：性别：女　　年龄：35岁。

（2）临床诊断：慢性鼻窦炎。

（3）处方用药

糠酸莫米松鼻喷雾剂	2喷，喷鼻，每日2次。
桉柠蒎肠溶软胶囊	0.3g，口服，每日3次。
外用0.9%氯化钠溶液	适量，鼻腔冲洗，每日2次。
克拉霉素片	0.25g，口服，每日2次。

【处方分析】_____

_____

3.案例

（1）患者信息：性别：女　　年龄：55岁。

（2）临床诊断：HER2阳性早期乳腺癌。

（3）处方用药

马来酸吡咯替尼片400mg　　　po.。

【处方分析】_____

_____

4.案例

患者信息：性别：男　　年龄：60岁。

临床诊断：晚期软组织肉瘤。

处方用药

培唑帕尼片800mg　　　po.。

【处方分析】_____

_____

5.案例

（1）患者信息：性别：男　　年龄：60岁。

（2）临床诊断：血管性痴呆、糖尿病周围神经病变。

（3）处方用药

普瑞巴林胶囊	150mg，每日2次。
美金刚片	10mg，每日1次。
多奈哌齐片	5mg，每日1次。

【处方分析】＿＿＿＿＿＿＿＿＿＿＿＿＿＿＿＿＿＿＿

＿＿＿＿＿＿＿＿＿＿＿＿＿＿＿＿＿＿＿＿＿＿＿＿＿

6.案例

（1）患者信息 性别：女 　　年龄：58岁。

（2）临床诊断：神经病理疼痛。

（3）处方用药

加巴喷丁胶囊	0.3g，每日1次。
利多卡因凝胶贴膏	700mg，每日2次。
鼠神经生长因子粉针剂	9000u，每日1次。

【处方分析】＿＿＿＿＿＿＿＿＿＿＿＿＿＿＿＿＿

＿＿＿＿＿＿＿＿＿＿＿＿＿＿＿＿＿＿＿＿＿＿＿＿＿

7.案例

（1）患者信息：性别：女 　　年龄：31岁。

（2）临床诊断：孕13周；既往子痫前期病史。

（3）处方用药

阿司匹林　　0.1g，口服，每日1次。

【处方分析】＿＿＿＿＿＿＿＿＿＿＿＿＿＿＿＿＿

＿＿＿＿＿＿＿＿＿＿＿＿＿＿＿＿＿＿＿＿＿＿＿＿＿

8.案例

（1）患者信息：性别：女 　　年龄：29岁。

（2）临床诊断：妊娠伴慢性高血压。

（3）处方用药

硝苯地平缓释片　　20mg，口服，每日1次。

【处方分析】＿＿＿＿＿＿＿＿＿＿＿＿＿＿＿＿＿

＿＿＿＿＿＿＿＿＿＿＿＿＿＿＿＿＿＿＿＿＿＿＿＿＿

9.案例

（1）患者信息：性别：男 　　年龄：31岁。

（2）临床诊断：不育症，精子异常，畸形精子症。

（3）处方用药

他莫昔芬	10mg，口服，每日2次。
维生素E软胶囊	100mg，口服，每日2次。

【处方分析】_____

_____

10.案例

（1）患者信息：性别：男　　年龄：65岁。

（2）临床诊断：高血压3级，2型糖尿病，糖尿病肾病（尿毒症期）。

（3）处方用药

氯沙坦钾片	50mg，口服，每日2次。
氢氯噻嗪片	25mg，口服，每日2次。
螺内酯片	20mg，口服，每日2次。

【处方分析】_____

_____

习题三

一、单选题（每题1分，共50题）

1.下列关于依维莫司的说法，不正确的是（ ）

　　A.对所有患者都应进行常规的全血谷浓度监测

　　B.避免合并使用强效CYP3A4诱导剂或抑制剂

　　C.可引起血管性水肿

　　D.肝功能不全者不需要调整剂量

2.下列给药顺序错误的是（ ）

　　A.TP方案，先顺铂后紫杉醇

　　B.FP方案，先顺铂后氟尿嘧啶

　　C.EP方案，先依托泊苷后顺铂

　　D.IP方案，先顺铂后伊立替康

3.依维莫司治疗分散剂用于患有结节性硬化症相关部分性癫痫的2岁及以上儿童和成人患者的辅助治疗的正确剂量是每天（ ）

　　A. 5mg/m^2　　　　　　　　　　　B. 4mg/m^2

　　C. 3mg/m^2　　　　　　　　　　　D. 2mg/m^2

4.紫杉醇（白蛋白结合型）联合吉西他滨用于成人胰腺转移性腺癌推荐剂量为（ ）

　　A. 100mg/m^2　　　　　　　　　　B. 260mg/m^2

　　C. 125mg/m^2　　　　　　　　　　D.150mg/m^2

5.只能用5%葡萄糖注射液作为溶媒的紫杉醇类制剂是（ ）

　　A.紫杉醇注射液　　　　　　　　　B.紫杉醇脂质体

　　C.紫杉醇（白蛋白结合型）　　　　D.多西他赛注射液

6.不属于戈舍瑞林适应证的是（ ）

　　A.子宫内膜异位症　　　　　　　　B.卵巢癌

　　C.乳腺癌　　　　　　　　　　　　D.前列腺癌

7.紫杉醇（白蛋白结合型）分散溶解后在输液袋中悬浮液在室温（20~25℃）最长保存（ ）

　　A. 24小时　　　　　　　　　　　　B.27小时

C. 6 小时　　　　　　　　　　　　D. 8 小时

8. 属于拓扑异构酶 I 抑制剂的是（　　）

　　A. 高三尖酯碱　　　　　　　　　B. 长春新碱

　　C. 伊立替康　　　　　　　　　　D. 博来霉素

9. 不属于伊立替康典型不良反应的是（　　）

　　A. 迟发性腹泻　　　　　　　　　B. 乙酰胆碱综合征

　　C. 蛋白尿　　　　　　　　　　　D. 中性粒细胞减少

10. 使用戈舍瑞林时的注意事项不包括（　　）

　　A. 未成年人使用本品时应适当减少用量

　　B. 女性患者使用本品可引起骨密度降低

　　C. 老年人无需调整用量

　　D. 治疗期间应采用非激素的避孕方法，直到治疗结束且月经恢复

11. 哺乳期妇女使用，对乳儿安全无害的药物是（　　）

　　A. 复方炔诺酮　　　　　　　　　B. 依那普利

　　C. 胰岛素　　　　　　　　　　　D. 莫西沙星

12. 高血压合并前列腺增生患者，若血压控制欠佳，建议加用的药物是（　　）

　　A. β 受体阻断剂　　　　　　　　B. 噻嗪类利尿剂

　　C. α 受体阻断剂　　　　　　　　D. 血管紧张素转换酶抑制剂

13. 适用于急性期焦虑患者短期服用的药物是（　　）

　　A. 劳拉西泮　　　　　　　　　　B. 美金刚

　　C. 多奈哌齐　　　　　　　　　　D. 左乙拉西坦

14. 可引起间质性肺病的药物是（　　）

　　A. 甲氨蝶呤　　　　　　　　　　B. 羟氯喹

　　C. 环孢素　　　　　　　　　　　D. 阿司匹林

15. 可用于治疗绦虫感染的药物是（　　）

　　A. 林旦　　　　　　　　　　　　B. 氯硝柳胺

　　C. 甲硝唑　　　　　　　　　　　D. 吡嗪酰胺

16. 治疗绝经后骨质疏松症，口服骨化三醇的常用剂量是（　　）

　　A. 一次 0.125μg，一日 1 次　　　B. 一次 0.5μg，一日 2 次

　　C. 一次 0.25μg，一日 2 次　　　 D. 一次 1.5μg，一日 2 次

17.患者，男，45岁。初始诊断肾病综合征合并严重肝功能不全，宜选用的糖皮质激素是（　　）

    A.氟替卡松　　　　　　　　　B.泼尼松

    C.泼尼松龙　　　　　　　　　D.布地奈德

18.与多柔比星存在交叉性耐药性的抗肿瘤药物是（　　）

    A.右雷佐生　　　　　　　　　B.柔红霉素

    C.阿糖胞苷　　　　　　　　　D.甲氨蝶呤

19.治疗难辨状芽孢杆菌引起的假膜性肠炎，宜选择的药物是（　　）

    A.米诺环素　　　　　　　　　B.万古霉素

    C.阿奇霉素　　　　　　　　　D.利奈唑胺

20.使用奥沙利铂后最需要关注的典型的不良反应是（　　）

    A.神经毒性　　　　　　　　　B.消化道反应

    C.肝毒性　　　　　　　　　　D.血液毒性

21.口服吸收较慢的选择性5-HT再摄取抑制剂是（　　）

    A.西酞普兰　　　　　　　　　B.曲舍林

    C.帕罗西汀　　　　　　　　　D.氟西汀

22.西酞普兰抗抑郁的作用机制是（　　）

    A.抑制5-羟色胺再摄取

    B.抑制神经末梢突触的 α_2 受体

    C.抑制5-羟色胺及去甲肾上腺素再摄取

    D.阻断5-羟色胺受体及抑制5-羟色胺再摄取

23.以下属于二苯并氮䓬类抗精神失常药的是（　　）

    A.氯丙嗪　　　　　　　　　　B.氯氮平

    C.地西泮　　　　　　　　　　D.卡马西平

24.可用于难治性抑郁症，属于5-羟色胺及去甲肾上腺素再摄取抑制剂的是（　　）

    A.马普替林　　　　　　　　　B.阿米替林

    C.西酞普兰　　　　　　　　　D.度洛西汀

25.为选择性5-羟色胺再摄取抑制剂的是（　　）

    A.丙米嗪　　　　　　　　　　B.地昔帕明

    C.氟西汀　　　　　　　　　　D.米安色林

26.属于5-HT-DA系统稳定剂，临床可用于治疗精神分裂症的药物是( )

    A.金刚烷胺   B.文拉法辛

    C.氯哌噻吨   D.阿立哌唑

27.较少引起锥体外系反应的抗精神病药物是( )

    A.硫利达嗪   B.阿立哌唑

    C.米丙嗪   D.氯丙嗪

28.具有较高的5-HT受体阻断作用，对中脑边缘系统的作用比对纹状体系统更具有选择性，较少发生锥体外系反应的抗精神病药是( )

    A.氯丙嗪   B.利必舒

    C.奥氮平   D.氯哌噻吨

29.焦虑抑郁宜选用的药物是( )

    A.丙戊酸钠   B.佐匹克隆

    C.取舍林   D.多奈哌齐

30.关于抗抑郁药的使用注意事项，下列说法错误的是( )

    A.抗抑郁药的使用因人而异，需全面考虑患者的症状特点、年龄、药物的耐受性、有无合并症等因素

    B.抗抑郁药起效缓慢，一般4~6周方显效，切记频繁换药

    C.在足量、足疗程治疗仍无效时，方可考虑更换另一种作用机制不同的抗抑郁药

    D.氟西汀需停药2周后才能更换单胺氧化酶抑制剂

31.下列关于吲哚美辛治疗早产的说法，正确的是( )

    A.妊娠34周前可用

    B.起始剂量为50~100mg经阴道或直肠给药，也可口服

    C.最多可用5天

    D.每8小时给药

32.下列能用于先兆流产(黄体功能不全)、复发性流产(黄体功能不全)的药物是( )

    A.硝苯地平片   B.米菲司酮片

    C.吲哚美辛片   D.黄体酮凝胶

33.早羟孕酮用于治疗性早熟的用量，正确的是( )

    A.每日口服剂量10~20mg   B.每日口服剂量10~30mg

    C.每日口服剂量10~40mg   D.每日口服剂量10~50mg

34. 下列能用于诱发排卵–多囊卵巢综合征的药物是（ ）

  A. 二甲双胍片   B. 甲羟孕酮片

  C. 来曲唑片   D. 吲哚美辛片

35. 下列关于米索前列醇片的说法，不正确的是（ ）

  A. 用于治疗十二指肠溃疡和胃溃疡

  B. 用于预防使用 NSAIDs 所引起的溃疡

  C. 用于孕 24 周内胎死宫内、胎儿畸形且有子宫疤痕的孕妇促宫颈成熟引产

  D. 用于孕 28 周内胎死宫内、胎儿畸形且有子宫疤痕的孕妇促宫颈成熟引产

36. 硝苯地平缓释片用于治疗妊娠期高血压，准确的是（ ）

  A. 20mg 口服，1～2 次/日   B. 30mg 口服，1～2 次/日

  C. 20mg 口服，2～4 次/日   D. 30mg 口服，2～4 次/日

37. 硝苯地平缓释片能用于（ ）周后的妊娠期高血压

  A. 20 周   B. 24 周

  C. 28 周   D. 32 周

38. 下列关于舍曲林的用法，哪个是超说明书用药（ ）

  A. 抑郁症   B. 强迫症

  C. 焦虑症   D. 早泄

39. 他莫昔芬用于少精引起的不育症，正确的用法用量是（ ）

  A. 10mg，qd 或 bid，口服   B. 10mg，bid 或 tid，口服

  C. 20mg，qd 或 bid，口服   D. 20mg，bid 或 tid，口服

40. 下列能用于输尿管结石的药物是（ ）

  A. 舍曲林片   B. 他莫昔芬片

  C. 坦索罗辛片   D. 非那雄胺片

41. 注射用两性霉素 B 的适宜稀释溶媒是（ ）

  A. 50% 葡萄糖注射液   B. 复方氯化钠注射液

  C. 0.9% 氯化钠注射液   D. 5% 葡萄糖注射液

42. 吗啡一般不用于治疗（ ）

  A. 急性锐痛   B. 心源性哮喘

  C. 肺源性心脏病   D. 急性心肌梗死

43. 下列药物中，几乎没有抗炎抗风湿作用的药物是（　　）

    A. 阿司匹林   B. 布洛芬

    C. 对乙酰氨基酚   D. 吲哚美辛

44. 下列关于服用阿昔洛韦治疗带状疱疹的说法，错误的是（　　）

    A. 应尽早使用阿昔洛韦

    B. 除口服外，可局部使用阿昔洛韦软膏

    C. 口服给药，每日给药5次

    D. 阿昔洛韦主要经肝脏代谢，肾功能不全者不需要减量使用

45. 低度致吐性化疗药物所引起的恶心、呕吐，宜选用的止吐治疗方案是（　　）

    A. 化疗前联合使用昂丹司琼和地塞米松，化疗结束后给予2天的地塞米松或昂丹司琼

    B. 化疗前后联合使用地塞米松和甲氧氯普胺

    C. 化疗前联合使用昂丹司琼、地塞米松和阿瑞吡坦，化疗结束后给予2天的阿瑞吡坦和2~3天的地塞米松

    D. 化疗前使用昂丹司琼，化疗后不需要继续使用止吐药

46. 患者，男，45岁，因咳嗽、咳痰、发热3天入院，确诊为社区获得性肺炎，给予静滴青霉素钠10分钟后出现头晕，面色苍白，呼吸困难，血压下降等症状，对该患者首选的抢救药物是（　　）

    A. 肾上腺色   B. 多巴胺

    C. 地塞米松   D. 去甲肾上腺素

47. 服用后易出现呃逆、腹胀和嗳气，甚至引起反跳性胃酸分泌增加的药物是（　　）

    A. 奥美拉唑   B. 复方碳酸钙

    C. 胶体果胶铋   D. 法莫替丁

48. 长期使用可引起维生素K缺乏的药物是（　　）

    A. 二甲双胍   B. 头孢哌酮

    C. 华法林   D. 异烟肼

49. 使用奥沙利铂后最需要关注的典型不良反应是（　　）

    A. 神经毒性   B. 消化道反应

    C. 血液毒性   D. 肾毒性

50.患者，女，50岁，BMI为26.5kg/m²，查体发现空腹血糖11.4mmol/L，HbA1c 8.8%，诊断为"2型糖尿病"，首选的降糖药物是（　　）

  A.二甲双胍   B.格列美脲

  C.吡格列酮   D.胰岛素

二、多选题（每题2分，共10题）

1.卡托普利常见的不良反应有（　　）

  A.皮疹   B.干咳

  C.低血压   D.脱发

2.关于他克莫司，叙述正确的是（　　）

  A.宜进行治疗药物监测   B.半衰期短

  C.主要经肝脏代谢   D.蛋白结合率高

3.下列属于天然的雌激素激动药有（　　）

  A.雌酮   B.雌二醇

  C.雌三醇   D.炔雌醇

4.用药期间需警惕急性胰腺炎的降糖药物有（　　）

  A.艾塞那肽   B.利拉鲁肽

  C.罗格列酮   D.阿格列汀

5.人免疫球蛋白注射液NMPA说明书批准的适应证包括（　　）

  A.原发性免疫球蛋白G缺乏症 B.继发性免疫球蛋白G缺陷病

  C.自身免疫性疾病   D.成人皮肌炎

6.糖皮质激素的"三抗一抑"指的是（　　）

  A.具有抗炎   B.继抗过敏

  C.风湿   D.免疫抑制作用

7.利妥昔单抗注射液NMPA说明书批准的适应证包括（　　）

  A.非霍奇金淋巴瘤

  B.复发或化疗耐药的滤泡性淋巴瘤

  C.后天性血栓性血小板减少性紫癜病

  D.慢性淋巴细胞白血病

8.吗啡的临床应用包括（　　）

  A.作为治疗左心衰竭所致急性肺水肿的综合措施之一

B.镇痛，尤其适用于严重创伤、急性心肌梗死等引起的急性锐痛及手术后疼痛

C.麻醉前用药

D.作为静脉全麻或静吸复合全麻的主要用药

9.有关血管紧张素转化酶抑制剂（ACEI）的述，正确的是（　　）

A.减少血管紧张素Ⅱ的生成　　　　B.可抑制缓激肽的降解

C.可减轻心肌肥厚　　　　　　　　D.增加醛固酮的生成

10.不是眼部抗感染制剂中糖皮质激素的治疗作用是（　　）

A.抗菌、抗炎　　　　　　　　　B.诱发真菌和病毒感染

C.延缓创伤愈合　　　　　　　　D.升高眼压

三、案例题（每题3分，共10题）

1.案例

（1）患者信息：性别：男　　　年龄：50岁。

（2）临床诊断：肾性高血压，慢性肾功能不全（CKD4期），蛋白尿。

（3）处方用药

琥珀酸美托洛尔缓释片　　　　23.75mg，口服，每日1次。

福辛普利片　　　　　　　　　10mg，口服，每日1次。

呋塞米片　　　　　　　　　　20mg，口服，每日2次。

【处方分析】_____

_____

2.案例

（1）患者信息：性别：男　　　年龄：73岁。

（2）临床诊断：2型糖尿病。

（3）处方用药

沙格列汀片　　　　　5mg，口服，每日1次。

格列齐特缓释片　　　60mg，口服，每日1次。

达格列净片　　　　　10mg，口服，每日1次。

【处方分析】_____

_____

3.案例

（1）患者信息：性别：男　　年龄：20岁。

（2）临床诊断：1型糖尿病。

（3）处方用药

二甲双胍片　　　　0.5g，口服，每日3次。

格列吡嗪控释片　　10mg，口服，每日1次。

【处方分析】_____

_____

4.案例

（1）患者信息：性别：女　　年龄：48岁。

（2）临床诊断：骨质疏松、甲减。

（3）处方用药

骨化三醇胶丸　　　0.25μg，口服，每日1次。

阿法骨化醇胶囊　　0.25μg，口服，每日1次。

左甲状腺素钠片　　50μg，口服，每日2次。

【处方分析】_____

_____

5.案例

（1）患者信息：性别：男　　年龄：1岁。

（2）临床诊断：婴幼儿血管瘤。

（3）处方用药

普萘洛尔片　　　　6mg，口服，每日3次。

百多邦乳膏　　　　0.1g，外用。每日3次。

【处方分析】_____

_____

6.案例

（1）患者信息：性别：男　　年龄：2岁。

（2）临床诊断：Prader-Willi综合征。

（3）处方用药

重组人生长激素注射液　　2IU，皮下注射，每日1次。

【处方分析】_____

_____

7.案例

（1）患者信息：性别：男　　年龄：9岁。

（2）临床诊断：儿童急性淋巴细胞白血病。

（3）处方用药

0.9%氯化钠注射液	500ml。
注射用异环磷酰胺	1.2g，静脉输液，每日1次×5日。
甲氨蝶呤片	10mg，口服，每周1次。
甲钴胺片	0.5mg，口服，每日3次。

【处方分析】_____

_____

8.案例

（1）患者信息：性别：女　　年龄：31岁。

（2）临床诊断：术后疼痛。

（3）处方用药

纳布啡注射液　　20mg，静脉微泵注射，st.。

【处方分析】_____

_____

9.案例

（1）患者信息：性别：女　　年龄：30岁。

（2）临床诊断：系统性红斑狼疮。

（3）处方用药

甲泼尼龙片	20mg，口服，每日1次。
利妥昔单抗注射液	1000mg，静脉滴注，每2周1次。

【处方分析】_____

_____

10.案例

（1）患者信息：性别：女　　年龄：33岁。

（2）临床诊断：先兆流产。

（3）处方用药

吲哚美辛片　　50mg，口服，q8h.。

盐酸利托君片　　　　20mg，口服，q2h。

地屈孕酮片　　　　　10mg，口服，bid。

【处方分析】_____

_____

习题一 参考答案

一、单选题

1.C 解析：利福平为肝药酶诱导剂，可增强肝药酶活性，加快甲苯磺丁脲在肝脏的代谢，从而使血液中的药物浓度下降。此类患者建议改用氨硫脲或对氨基水杨酸钠等药物治疗结核病。

2.D 解析：氨苄西林为广谱半合成青霉素，其水溶液pH为8～10，极不稳定，其稳定性与溶液的浓度、pH及溶媒的种类有关。当氨苄西林溶解于弱酸性的葡萄糖注射液后分解较快，而当溶于生理盐水中则较稳定。这主要由于葡萄糖能催化氨苄西林水解，因此宜用中性溶媒溶解。

3.D 解析：左氧氟沙星超说明书用于治疗耐多药结核病（MDR-TB），主要因为左氧氟沙星通过抑制结核分枝杆菌（MTB）脱氧核糖核酸旋转酶A亚单位，阻止DNA的复制和转录而杀菌，对MTB有较强的抗菌活性，在抗结核治疗中被广泛使用。

4.C 解析：革兰阳性球菌对青霉素的耐药性已经明确，因此青霉素类药物对该细菌无效。而链霉素是一种常用的抗生素，可以对革兰阳性球菌产生抗菌作用。

5.A 解析：产超广谱 β-内酰胺酶的肺炎克雷伯菌多对 β-内酰胺类抗生素产生耐药性。头孢曲松为第三代头孢菌素类抗生素，对此类细菌具有良好的抗菌活性。其他选项中，氧氟沙星虽然属于氟喹诺酮类药物，但对ESBL产生的肺炎克雷伯菌耐药性增加。氨基糖苷类药物主要用于治疗革兰阴性菌感染，而阿奇霉素主要对革兰阳性菌有较好抗菌活性，对该细菌抗菌活性不及头孢曲松。

6.A 解析：环丙沙星是一种P4501A2抑制剂，可以显著地抑制奥氮平的代谢。

7.C 解析：度洛西汀能够抑制大脑和脊髓中5-HT和NE的再摄取，而5-HT和NE同时参与了对疼痛的下行抑制机制，因此应用度洛西汀还可提高机体对疼痛的耐受力。

8.D 解析：当患者中心粒细胞＜1.0×10^9/L，应停止使用喹硫平。应观察这些患者感染的体征和症状，并跟进中性粒细胞的计数直至1.5×10^9/L。

9.B　解析：氟西汀是一种选择性的5-羟色胺再摄取抑制剂（SSRI），其能有效地抑制神经元从突触间隙中摄取5-羟色胺，增加间隙中可供实际利用的这种神经递质，从而改善情感状态。

10.D　解析：帕罗西汀可选择性地抑制5-HT转运体，阻断突触前膜对5-HT的再摄取，延长和增加5-HT的作用；一般不宜突然停药。近期临床试验中采用的逐渐减量停药方案是：以周为间隔逐渐减量，每周的日用剂量比上周的日用剂量减少10mg，每周减量1次；肝功能异常的患者接受帕罗西汀治疗后基本无异常；常见不良事件包括抑郁症、强迫症、惊恐障碍、社交焦虑障碍、广泛性焦虑、创伤后应激障碍。

11.A　解析：本品以联合化疗或单剂治疗可用于下列疾病：白血病、恶性淋巴瘤、转移性和非转移性的恶性实体瘤、进行性自身免疫性疾病、器官移植时的免疫抑制治疗。

12.D　解析：环孢素为T为片淋巴细胞功能调节药，能通过钙调磷酸酶依赖性途径选择性抑制T淋巴细胞介导的IL-2的产生，它还可以下调其他炎症性细胞因子的合成。

13.A　解析：甲氨蝶呤用于以关节炎、肌炎、浆膜炎和皮肤损害为主的SLE,长期用药耐受性较佳。

14.C　解析：对于轻型的系统性红斑狼疮存在持续性关节疼痛的患者，建议口服NSAIDs而非使用糖皮质激素来缓解关节炎疼痛。

15.D　解析：糖皮质激素抗炎作用中，在炎症后期，明显抑制毛细血管和成纤维细胞的增生,延缓肉芽组织的形成，减轻组织粘连，抑制瘢痕的形成，减轻后遗症。

16.C　解析：非甾体抗炎药物（NSAIDs）通常被首选用于类风湿关节炎（RA）的消炎止痛治疗，主要是因为NSAIDs能快速减轻疼痛和减少炎症、成本较低，且容易获得，副作用相对较为明确，大多数人能较好地耐受。

17.B　解析：治疗强直性脊柱炎药物沙利度胺的不良反应包括口鼻黏膜干燥、腹痛、面部水肿和周围神经炎等。

18.A　解析：美国FDA已批准泼尼松缓释片用于COPD急性加重期的治疗，中华医学会临床诊疗指南指出将口服泼尼松用于治疗急性加重期的慢性阻塞性肺疾病，可促进病情缓解和肺功能的恢复。泼尼松超适应证用于治疗慢性阻塞性肺疾病（急性加重期）具有较充分的证据支持，如应用于临床，建议做好患者知情告知。

19.BC　**解析**：治疗哮喘时白三烯调节剂不宜单独应用。白三烯调节剂通常不宜用于治疗急性哮喘发作。适用于哮喘的长期治疗和预防，包括预防白天和夜间的哮喘症状，预防运动诱发的支气管收缩，减轻过敏性鼻炎引起的症状。

20.A　**解析**：支气管哮喘是由多种炎症引起的气道慢性炎症反应所致，引起支气管黏膜的充血、水肿与炎症渗出。糖皮质激素治疗哮喘的过程中，首先的机制是抗炎，通过抑制炎症细胞在气道黏膜的迁移聚集，抑制炎症细胞的活化和炎症介质的释放，抑制转录因子的活化和细胞因子的生成，减少微血管渗漏等，从而减轻气道炎症反应，同时起到平喘作用。第二个机制是抗过敏，哮喘与过敏反应密切相关，糖皮质激素能够抑制抑制IgE的合成和释放，减少肥大细胞和嗜酸性粒细胞的释放等，具有明显的减轻过敏反应的作用。

21.D　**解析**：当患者出现冠心病伴支气管哮喘时，可选择氨茶碱片、胆茶碱等氨茶碱类药物，可松弛呼吸道平滑肌，扩张支气管，改善呼吸道通气与换气功能，能够止咳平喘，对缓解胸闷、气促、咳嗽等支气管哮喘症状具有较好疗效。同时，氨茶碱类药物具有一定的强心、利尿作用，对于冠心病患者可能引起的心力衰竭，有一定预防作用，因此出现上述情况时宜选择氨茶碱类药物。

22.D　**解析**：乙酰半胱氨酸是临床常用的痰黏液溶解药，它的作用机制是使痰液中的黏蛋白的二硫键断裂，降低痰黏液的黏稠度，使痰液容易咳出，对脓性痰液中的DNA也有裂解的作用。

23.D　**解析**：阿达木单抗只能皮下注射。

24.A　**解析**：推荐每日1粒，至少首餐前30分钟服用。

25.C　**解析**：琥珀酸普芦卡必利为5-羟色胺受体激动剂，具有促肠动力活性。

26.D　**解析**：甲硝唑具有抗厌氧菌作用，能抑制杀灭阿米巴原虫，还有强大的杀灭滴虫的作用。

27.D　**解析**：皮下注射给药的消除半衰期为100分钟。静脉注射后其消除呈双相，半衰期分别为10分钟和90分钟。

28.C　**解析**：丙酸氟替卡松（适用于12岁以上）、布地奈德（适用于6岁以上）和糠酸莫米松（适用于3岁以上），地塞米松磷酸钠注射液为非鼻用剂型。

29. B　解析：美国FDA批准孟鲁司特钠用于≥6个月儿童的常年性过敏性鼻炎。孟鲁司特钠颗粒国内说明书适用于减轻过敏性鼻炎引起的症状（2～5岁儿童的季节性过敏性鼻炎和常年性过敏性鼻炎）。其他例子均为说明书用药人群适应证。

30. D　解析：丝裂霉素为细胞周期非特异性药物。丝裂霉素对肿瘤细胞的G1期、特别是晚G1期及早S期最敏感，在组织中经酶活化后，它的作用似双功能或三功能烷化剂，可与DNA发生交叉联结，抑制DNA合成，对RNA及蛋白合成也有一定的抑制作用。

31. C　解析：美国FDA已批准糠酸莫米松鼻喷雾剂用于慢性鼻窦炎伴有鼻息肉、鼻息肉，有较充分证据支持超说明书用药。A、B选项为糠酸莫米松鼻喷雾剂国内说明书适应证，D选项为糠酸莫米松乳膏的适应证。

32. C　解析：用大量液体送服多西环素以降低食管刺激和溃疡的风险。如果发生胃刺激，建议多西环素与食物或牛奶一起服用。本品可与食品、牛奶或含碳酸盐饮料同服。

33. B　解析：西妥昔单抗超适应证有：①联合放疗用于成人局部或局部晚期头颈部鳞状细胞癌的初始治疗；②联合康奈非尼用于一线治疗失败的BRAF V600E突变转移性结直肠癌；③单药用于既往含铂治疗失败的复发转移性头颈鳞癌，双周方案，500mg/m²。

34. C　解析：中国临床肿瘤学会（CSCO）《小细胞肺癌诊疗指南》（2023）收录伊立替康联合卡铂/顺铂治疗广泛期小细胞肺癌常用的一线治疗方案包括：①伊立替康60mg/m²静脉输注第1、8、15天，顺铂60mg/m²静脉输注第1天，每4周重复，共4～6周期；②伊立替康65mg/m²静脉输注第1、8天，顺铂30mg/m²静脉输注第1、8天，每3周重复，共4～6周期；③伊立替康50mg/m²静脉输注第1、8、15天，卡铂AUC5，静脉输注第1天，每4周重复，共4～6周期。

35. D　解析：根据贝伐珠单抗的说明书，贝伐珠单抗适用于转移性结直肠癌、晚期、转移性或复发性非小细胞肺癌、复发性胶质母细胞瘤及不可切除或转移性肝细胞癌治疗，贝伐珠单抗用于复发性呼吸道乳头状瘤属于超适应证用药。

36.B **解析**：盐酸伊立替康注射液在输注之前必须用5%葡萄糖注射液或0.9%氯化钠注射液稀释至终浓度为0.12~2.8mg/ml的输注液。奥沙利铂溶于5%葡萄糖溶液250~500ml中（以便达到0.2mg/ml及以上的浓度），通过外周或中央静脉与亚叶酸静脉输注液（溶解在5%葡萄糖溶液中）持续静脉滴注2~6小时。表柔比星静脉给药，用灭菌注射用水稀释，使其终浓度不超过2mg/ml。建议先注入生理盐水检查输液管通畅性及注射针头确实在静脉之后，再经此通畅的输液管给药。以此减少药物外溢的危险，并确保给药后静脉用盐水冲洗。紫杉醇注射液在滴注前必须加以稀释，应将紫杉醇注射液稀释于0.9%氯化钠注射液，或于5%葡萄糖注射液，或于5%葡萄糖加0.9%氯化钠注射液或于5%葡萄糖林格液中，加至最后浓度为0.3~1.2mg/ml。

37.A **解析**：以下情况应永久性停止伊匹木单抗与纳武利尤单抗联合治疗：①4级或复发性3级不良反应；②虽然进行治疗调整但仍持续存在的2级或3级不良反应。

38.C **解析**：本品每日一次口服给药，在每天同一时间服用，可与食物同服或不与食物同时服用。（药代动力学：食物效应，在健康受试者中，高脂餐降低本品10mg片剂全身暴露量（AUC）的22%，降低C_{max}54%。低脂餐降低AUC 32%，降低C_{max}42%。但食物对吸收后阶段的药-时曲线无明显影响。）用一杯水整片送服本品片剂，不应咀嚼或压碎。对于无法吞咽片剂的患者，用药前将本品片剂放入一杯水中（约30ml）轻轻搅拌至完全溶解（大约需要7分钟）后马上服用。用相同容量的水清洗水杯并将清洗液全部服用，以确保服用了完整剂量。

39.A **解析**：NMPA说明书收录紫杉醇注射液用于：①进展期卵巢癌的一线和后继治疗；②淋巴结阳性的乳腺癌患者在含阿霉素标准方案联合化疗后的辅助治疗；③转移性乳腺癌联合化疗失败或者辅助化疗6个月内复发的乳腺癌患者；④非小细胞肺癌患者的一线治疗；⑤艾滋病（AIDS）相关性卡波西肉瘤（Kaposi sarcoma）的二线治疗。紫杉醇注射液用于胃癌属于超适应证用药。

40.D **解析**：根据吡柔比星的说明书，因化疗或放疗而造成明显骨髓抑制的患者禁用；严重器质性心脏病或心功能异常者及对本品过敏者禁用；已用过大剂量蒽环类药物（如多柔比星或柔红霉素）的患者禁用；妊娠期、哺乳期及育龄期妇女禁用。

41.A **解析：** 莫达非尼的促醒作用与安非他明和哌醋甲酯等拟交感神经药相似，虽然它的药理特性与拟交感神经胺不完全相同。莫达非尼为促醒剂，可以用于发作性睡病嗜睡症期间口服。

42.D **解析：** 盐酸多奈哌齐可能通过增强胆碱能神经的功能发挥治疗作用。它可逆性地抑制乙酰胆碱酯酶对乙酰胆碱的水解，从而提高乙酰胆碱的浓度。

43.D **解析：** 肾上腺素是一种用于抢救严重过敏反应的药物。

44.B **解析：** 医疗用毒性药品、第二类精神药品处方保存期限为2年。

45.D **解析：** 他克莫司的作用通过其与胞浆蛋白的结合介导，胞浆蛋白的作用是使他克莫司在细胞内聚集。他克莫司复合物可特异性和竞争性地与钙调神经磷酸酶结合并抑制钙调神经磷酸酶，导致T细胞内钙依赖性信号传导通路抑制，从而阻止一系列淋巴因子的基因转录。体内外试验均证明他克莫司是一种强效的免疫抑制剂。

46.D **解析：** 空腹服用普瑞巴林，吸收迅速，在单剂或多剂给药后 1 小时内达血浆峰浓度。据估算普瑞巴林的口服生物利用度≥90%，而且与剂量无关。

47.D **解析：** 丁苯酞氯化钠注射液用于静脉滴注，每日2次，每次25mg（100ml），每次滴注时间不少于50分钟，两次用药时间间隔不少于6小时，疗程14天

48.D **解析：** 目前已广泛应用的抗痴呆药有：乙酰胆碱酯酶抑制剂，N-甲基-D天（门）冬氨酸（NMDA）受体阻断药等。加兰他敏、多奈哌齐及石杉碱甲属于乙酰胆碱酯酶抑制剂，美金刚属于N-甲基-D天（门）冬氨酸（NMDA）受体阻断药。

49.C **解析：** 卡巴拉汀需要于早晨和晚上与食物同服。

50.A **解析：** 吡仑帕奈片应在睡前口服，每日1次。

二、多选题

1.ABCD **解析：** 有动物实验表明，乌司他丁可降低脓毒症动物模型IL-6、TNF-α 等促炎因子水平，提高抗炎因子IL-10、IL-13等水平，并可通过拮抗多种蛋白酶活性而调节炎症反应及氧化应激，进而保护脏器功能、减

轻器官损伤。此外，乌司他丁还可通过保护肠道屏障的完整性减轻脓毒症诱导的肠道损伤，通过减少肝脏组织炎性细胞浸润而抑制脓毒症诱导的肝损伤，通过改善肺毛细血管通透性而减轻肺损伤，通过抑制肾细胞自噬、维持血管内皮钙黏蛋白表达、改善肾微循环灌注而保护肾功能，通过抑制心肌细胞自噬而改善脓毒症诱导的心脏功能障碍。

2.AB　解析：多西环素为四环素类抗菌药物，主要不良反应是阻滞骨骼发育和骨生长，使胎儿牙齿釉质发育不全、牙齿变色，不建议妊娠期使用。链霉素为氨基糖苷类抗菌药物，易通过胎盘，脐血药物浓度明显升高，可能对胎儿的神经发育造成影响，产生耳毒性、肾毒性等不良反应。

3.ACD　解析：用药疗程应不超过3～6个月；苯二氮䓬受体阻断剂氟马西尼可用于该类药物过量中毒的解救和诊断；妊娠期妇女、婴幼儿禁用。

4.AC　解析：帕利哌酮缓释片超适应证用于分裂情感性障碍和双向情感障碍躁狂发作急性期。

5.ABCD　解析：甲氨蝶呤的不良反应包括溃疡性口炎、胃肠道反应、骨髓抑制和肝功能异常等，不包括心律失常。

6.ABCD　解析：关于外用糖皮质激素，对糖皮质激素或其赋形剂过敏者禁用，不能用于皮肤溃疡或有皮肤萎缩的部位，不能用于局部有明显细菌、真菌及病毒感染的疾病，不宜大面积、长期使用。

7.BC　解析：治疗哮喘时白三烯调节剂不宜单独应用。白三烯调节剂通常不宜用于治疗急性哮喘发作。适用于哮喘的长期治疗和预防，包括预防白天和夜间的哮喘症状，预防运动诱发的支气管收缩，减轻过敏性鼻炎引起的症状。

8.BCD　解析：氨茶碱主要不良反应包括：①胃肠道反应：恶心、呕吐、腹痛、腹泻、吐血。②神经系统反应：过敏、躁动、细微骨骼肌震颤、紧张不安、失眠等。③循环系统如心血管反应：窦性心搏过速、室上心动过速、房颤、室性心律失常、低血压、中风等。

9.AB　解析：环孢素注射液说明书注明其稀释液可选择0.9%氯化钠注射液和5%葡萄糖注射液。

10.ABCD　解析：乌司他丁为蛋白制剂，有可能会出现过敏症状和休克症状，同时还有恶心、呕吐、皮疹、白细胞减少等不良反应。

三、案例题

1.案例

【处方分析】患者诊断为大隐静脉曲张和痛风性关节炎均为非感染性炎症疾病，不属于细菌感染性疾病诊断范畴，不建议使用抗菌药物。

2.案例

【处方分析】首先，该患者诊断为上呼吸道感染，而上呼吸道感染大多为病毒性感染疾病，一般不需要使用抗菌药物治疗。如患者合并细菌感染，应考虑儿童上呼吸道感染常见病原菌为流感嗜血杆菌、卡他莫拉菌等，宜选用阿莫西林、氨苄西林等青霉素类抗菌药物，阿奇霉素、红霉素等大环内酯类或一代头孢菌素类抗菌药物。其次，头孢哌酮为第三代头孢菌素，不适用于上呼吸感染治疗，且头孢哌酮在婴幼儿和儿童中的剂量为 $50\sim200mg/(kg\cdot d)$，每 $8\sim12$ 小时给药 1 次，每日最大剂量不超过 12g。该处方中对 6 岁儿童采用 4.5g/次，3 次/日，用量不适宜。

3.案例

【处方分析】盐酸鲁拉西酮片用于 15 岁精神分裂症患者为超用药人群，且在治疗过程中，初始剂量 40mg/d，根据患者症状控制情况用药范围在 $40\sim80mg/d$，并做好肝功能检测。建议将盐酸鲁拉西酮片的剂量改为每次 40mg，每日 2 次。

4.案例

【处方分析】草酸艾司西酞普兰片用于强迫症为超适应证用药，且在治疗过程中，口服起始剂量及增加剂量为 10mg/d，常用目标剂量为 20mg/d，常用最大剂量为 40mg/d，特殊情况下最大可用至 60mg/d。建议将草酸艾司西酞普兰片的剂量改为每次 10mg，每日 1 次，并定期对患者进行复查，根据实际情况调整剂量。

5.案例

【处方分析】药物选择不适宜。慢性自身免疫性疾病（多发性肌炎）需长疗程使用糖皮质激素，虽然氢化可的松对下丘脑-垂体-肾上腺轴的危害较轻，但其抗炎效力弱，作用时间短，也不适用于治疗慢性的自身免疫性疾病，氢化可的松临床上主要用其作为肾上腺皮质功能不全的替代治疗。建议选用中效糖皮质激素。

6.案例

【处方分析】①寻常性银屑病给予免疫增强剂复方参芪维E胶囊，增强免疫力。②如急性点滴状银屑病伴有急性扁桃体炎或上呼吸道感染时，可选用青霉素、头孢菌素类等抗菌药物。但是不首选氟喹诺酮类抗菌药物。③诊断中无使用咪唑斯汀缓释片、维生素AD丸的适应证。

7.案例

【处方分析】①年轻患者，诊断为肺炎，符合CAP里"青壮年、无基础疾病"组别范畴，建议单用头孢呋辛或者"呼吸喹诺酮类"左氧氟沙星，不建议连用抗菌药物。②头孢呋辛为时间依赖型抗菌药物，一天1次给药剂量难以产生良好的杀菌效果，建议更改为每日2次给药，考虑门诊患者不便于多次到医院治疗，建议采用口服头孢呋辛酯进行序贯治疗。③如患者为轻症肺炎建议使用口服抗菌药物替代静脉注射用药。

8.案例

【处方分析】①阿托伐他汀和华法林主要在肝脏经肝酶 CYP 代谢，当与胺碘酮（CYP3A4抑制剂）合用时，可能导致血药浓度升高，阿托伐他汀和华法林清除减慢，增加药品不良反应，发生风险。建议：可选择普伐他汀，不诱导或抑制肝微粒体酶（肝酶 CYP），不与受此机制影响的其他药物相互作用，可减少不良反应发生率。②房颤患者合用胺碘酮和华法林时，应将抗凝药剂量减少1/3~1/2，并密切监测凝血酶原时间。③氢氯噻嗪片与磺胺类药有交叉过敏反应。

9.案例

【处方分析】溶媒量不适宜。英夫利西单抗推荐静脉给药时间不得少于2小时，以减少输液相关反应的风险。按正常滴注速度，100ml的液体量只需约半小时滴注完成，故建议改为使用250ml 0.9%氯化钠注射液。

10.案例

【处方分析】兰索拉唑超适应证用药。兰索拉唑为质子泵抑制剂，能特异性抑制胃黏膜壁细胞H^+、K^+-ATP酶而阻断胃酸分泌。该患者没有使用PPI的指征。故建议更改其他药物。

习题二参考答案

一、单选题

1.B **解析**：根据盐酸埃克替尼的说明书，本品单药适用于治疗表皮生长因子受体（EGFR）基因具有敏感突变的局部晚期或转移性非小细胞肺癌（NSCLC）患者的一线治疗。本品单药可适用于治疗既往接受过至少一个化疗方案失败后的局部晚期或转移性非小细胞肺癌（NSCLC），既往化疗主要是指以铂类为基础的联合化疗。本品单药适用于Ⅱ～ⅢA期伴有表皮生长因子受体（EGFR）基因敏感突变非小细胞肺癌（NSCLC）术后辅助治疗。不推荐本品用于EGFR野生型非小细胞肺癌患者。

2.A **解析**：根据卡铂说明书，卡铂适用于非小细胞肺癌、头颈部鳞癌、卵巢癌的治疗，卡铂用于膀胱癌属于超适应证用药。

3.D **解析**：美国FDA已批准A型肉毒毒素用于治疗重度腋下多汗症；国内外指南共识均将A型肉毒毒素列为治疗重度腋下多汗症的可选药物。

4.A **解析**：《中国血管性认知障碍诊治指南》（2019版）将莫达非尼片列为发作性睡病的可选药物。

5.B **解析**：国内外共识均将他克莫司胶囊列为重症肌无力症的可选药物。

6.C **解析**：利多卡因是一种钠通道阻滞剂，可选择性抑制受损伤的周围神经能介导背根神经节和邻近的脊髓背角神经元异位放电来产生镇痛效果，其浓度的增高可以抑制更多的周围神经细胞膜上异常高表达钠通道从而产生更理想的镇痛效果。

7.A **解析**：多奈哌齐作为第二代选择性胆碱酶抑制剂，通过特异性地抑制大脑内乙酰胆碱酯酶对乙酰胆碱的水解，增加基底核神经突触间隙及大脑皮质中乙酰胆碱浓度，多奈哌齐对于中枢神经系统的乙酰胆碱酶具有高度的选择性，可以明显升高乙酰胆碱的浓度，减轻因胆碱能传递受损而导致的神经元变性，从而改善患者认知功能。

8.A **解析**：10ml∶1000mg的甲氨蝶呤注射液因高渗仅适用于静脉给药。

9.C **解析**：广东省药学会《超药品说明书用药目录》（2023年版）中硝

苯地平缓释片可用于妊娠期高血压。

10.B **解析**：《多囊卵巢综合征中国诊疗指南》（2018年）指出，螺内酯适用于短效复方口服避孕药（COC）治疗效果不佳、有COC禁忌或不能耐受COC的高雄激素患者。剂量为50～200mg/d，推荐剂量为100mg/d，至少使用6个月才有效。

11.C **解析**：广东省药学会《超药品说明书用药目录》（2023年版）指出，甲羟孕酮可用于性早熟。

12.A **解析**：来曲唑的推荐剂量为2.5mg，每日1次。服用时可不考虑进食时间。

13.A **解析**：坦索罗辛成人每日1次，每次0.2mg，饭后口服。

14.A **解析**：非那雄胺用于治疗男性秃发（雄激素性秃发），能促进头发生长并防止继续脱发。本品不适用于女儿和儿童。

15.A **解析**：舍曲林每日一次口服给药，早或晚服用均可。可与食物同时服用，也可单独服用。

16.C **解析**：广东省药学会《超药品说明书用药目录》（2023年版）中舍曲林超适应证用法为创作后应激障碍、经前焦虑症、社交恐惧症、早泄。

17.C **解析**：非那雄胺片用于治疗和控制良性前列腺增生时推荐剂量为每日1片，每片5mg，与或不与食物同服。用于治疗男性秃发（雄激素性秃发）时推荐剂量为每天1次，1次1片（1mg），与或不与食物同服。

18.D **解析**：吗替麦考酚酯具有致突变和致畸效应，妊娠期内禁用本品。

19.D **解析**：当他克莫司与环孢素合用时可使环孢素的半衰期延长，并可能发生协同/累加的肾毒性作用。因此不建议他克莫司与环孢素合用。

20.D **解析**：氯沙坦超适应证机制：控制高血压，减少蛋白尿，保护肾功能；改善肾小球血流动力学；保护足细胞；抑制肾组织局部细胞因子如PDGF、TCF-β_1产生，抑制肾小球固有细胞或成纤维细胞和巨噬细胞的活性和增殖，延缓肾间质纤维化进程。

21.B **解析**：缬沙坦是一种口服有效的特异性血管紧张素（AT）Ⅱ受体阻断剂，用于治疗轻、中度原发性高血压。缬沙坦超适应证用药机制：控制高血压，减少蛋白尿，保护肾功能；改善肾小球血流动力学；保护足细胞；抑制肾组织局部细胞因子如PDGF、TCF-β_1产生，抑制肾小球固有细胞或成纤维细胞和巨噬细胞的活性和增殖，延缓肾间质纤维化进程。

22.B　解析：他克莫司抑制免疫的机制是结合细胞内结合蛋白形成复合物，抑制IL-2基因转录。

23.D　解析：胰岛素主要作用于体内的糖代谢，促进葡萄糖的摄取和利用，促进糖原合成，抑制脂肪分解，促进蛋白质合成。

24.A　解析：达格列净属于钠-葡萄糖协同转运蛋白-2（SGLT-2）抑制剂。

25.C　解析：甘精胰岛素、精蛋白人胰岛素、门冬胰岛素只能皮下注射用药。

26.A　解析：米非司酮具有雌甾烷结构，为抗孕激素药，具有终止早孕、抗着床、诱导月经及促进宫颈成熟等作用，与孕酮竞争受体而达到阻断孕酮的作用，与糖皮质激素受体亦有一定结合力，具有抗糖皮质激素活性。

27.C　解析：二甲双胍首选用于单纯饮食控制及体育锻炼控制血糖无效的2型糖尿病，特别是肥胖的2型糖尿病。

28.D　解析：右雷佐生与多柔比星推荐剂量比为10：1（右雷佐生500mg/m^2：多柔比星50mg/m^2）。不得在右雷佐生使用前给予多柔比星。在给予多柔比星药物前30分钟静脉输注右雷佐生。

29.A　解析：比伐卢定是直接凝血酶抑制剂；依诺肝素是抗凝血因子Ⅱa即抗凝血酶活性，其抗Ⅹa活性更高；磺达肝癸钠是活化因子Ⅹ选择性抑制剂，其抗血栓活性是抗凝血酶Ⅲ（ATⅢ）介导的对因了Ⅹa选择性抑制的结果；尿激酶属于纤溶酶类药物。

30.C　解析：华法林是维生素K拮抗剂；磺达肝癸钠属于选择性间接凝血因子Ⅹa的抑制剂；比伐卢定是人工合成的，是直接的凝血酶抑制药；直接Ⅹa因子抑制剂有利伐沙班、阿哌沙班、艾多沙班。

31.C　解析：多磺酸黏多糖通过作用于血液凝固和纤维蛋白溶解系统而具有抗血栓形成作用。多磺酸黏多糖还能通过促进间叶细胞的合成以及恢复细胞间物质保持水分的能力从而促进结缔组织的再生。NMPA说明书批准适应证不包括增生性瘢痕。

32.D　解析：任何外用激素制剂均不应长期、大面积使用。

33.A　解析：螺内酯及其活性代谢产物是醛固酮的特异性拮抗剂，主要通过与远曲肾小管中醛固酮依赖性钠-钾交换位点的受体竞争性结合起作用。螺内酯会引起高血钾。对于肾功能受损或使用钾补充剂、钾盐替代品或增加钾的药物，如血管紧张素转换酶抑制剂和血管紧张素受体阻滞剂患者，风险增加。

34.D **解析**：本品在体外无抗癌活性，进入体内被肝脏或肿瘤内存在的磷酰胺酶或磷酸酶水解，变为活化作用型的磷酰胺氮芥而起作用。本品水溶液不稳定，须现配现用。

35.D **解析**：甲氨蝶呤的主要作用机制是竞争性抑制叶酸还原酶。在DNA合成和细胞复制的过程中叶酸必须被此酶还原成四氢叶酸。甲氨蝶呤抑制叶酸的还原，并且干扰了组织细胞的复制。甲氨蝶呤是一种细胞周期特异性药物，它主要作用于DNA合成期的细胞。

36.D **解析**：表柔比星是一种蒽环类细胞毒药物。虽然已知蒽环类药物可干扰真核细胞内许多生化和生物学功能，但是表柔比星的细胞毒和（或）抗细胞增殖作用的确切机制尚未完全阐明。表柔比星可用于治疗恶性淋巴瘤、乳腺癌、肺癌、软组织肉瘤、食道癌、胃癌、肝癌、胰腺癌、黑色素瘤、结肠直肠癌、卵巢癌、多发性骨髓瘤、白血病。

37.C **解析**：芬太尼是一种阿片受体激动剂，主要作用于 μ受体，该受体结合位点分布于人脑、脊髓和其他组织中。芬太尼通过对脑干呼吸中枢的直接作用产生呼吸抑制。纳洛酮为阿片受体阻断剂，本身几乎无药理活性，但能竞争性阻断各类阿片受体，对 μ受体有很强的亲和力。

38.A **解析**：氟吡汀为选择性神经元钾通道开放剂，是一种作用于中枢神经系统的非阿片类止痛药，不产生依赖性和耐受性，马来酸氟吡汀激活神经细胞膜上G蛋白偶联的K^+通道。K^+外流稳定静息膜电位，细胞膜活性降低；从而间接地阻止了NMDA受体的激活。

39.C **解析**：布洛芬能抑制前列腺素的合成，具有解热镇痛及抗炎作用。用于普通感冒或流行性感冒引起的发热。也用于缓解儿童轻至中度疼痛，如头痛、关节痛、偏头痛、牙痛、肌肉痛、神经痛。

40.B **解析**：西地那非片NMPA批准的适应证治疗勃起功能障碍。西地那非是一种环磷酸鸟苷（cGMP）特异的5型磷酸二酯酶（PDE5）的选择性抑制剂。

41.B **解析**：紫杉烷类药物一般可导致可逆性外周水肿，多西他赛有大量报道，潜在的病理生理机制认为与毛细血管蛋白渗漏综合征有关。当治疗过程中出现囊样斑点水肿，应立即停用。

42.D　解析：贝伐珠单抗通过特异性与VEGF结合，阻断VEGF与VEGFR结合，阻断血管生成的信号传导途径，抑制肿瘤新生血管形成，从而抑制肿瘤细胞生长、发挥抗肿瘤作用。中国临床肿瘤学会（CSCO），《卵巢癌诊疗指南》（2022版），Ⅰ级推荐多柔比星脂质体+贝伐珠单抗、紫杉醇周疗+贝伐珠单抗、托泊替康±贝伐珠单抗。

43.D　解析：奥沙利铂被批准用于转移性结直肠癌的一线治疗、用于不适合手术切除或局部治疗的局部晚期和转移的肝细胞癌（HCC）的治疗，以及用于原发肿瘤完全切除后的Ⅲ期（Duke's C期）结肠癌的辅助治疗，均属于常规用药。将奥沙利铂用于胆道恶性肿瘤属于超说明书用药。

44.A　解析：奥拉帕利不可与强效或中效CYP3A抑制剂、诱导剂合并使用；奥拉帕利为聚ADP核糖聚合酶（PARP，包括PARP1、PARP2和PARP3）抑制剂；NMPA未批准奥拉帕利用于胰腺癌（经一线铂类化疗16周及以上仍未出现疾病进展且BRCA1/2突变的转移性胰腺癌），美国FDA批准奥拉帕利用于有害或疑似有害胚系BRCA突变（gBRCAm）转移性胰腺癌成年患者的一线维持治疗，这些患者在接受一线铂类化疗16周及以上仍未出现疾病进展，推荐剂量为每次300mg，每日2次，空腹或餐后均可，持续治疗直到疾病进展或出现不可接受的毒性反应。

45.C　解析：多西他赛NMPA正式批准适应证包括乳腺癌、非小细胞肺癌、前列腺癌等。美国FDA已批准多西他赛联合顺铂和氟尿嘧啶用于成人局部晚期头颈部鳞状细胞癌，属于超说明书使用。

46.D　解析：奥沙利铂与氯化钠和碱性溶液之间存在配伍禁忌，不能与碱性药物或介质、氯化合物，碱性制剂等一起使用，禁止用生理盐水溶解和稀释；奥沙利铂具有一定的血液毒性，可能会引发贫血、白细胞减少、粒细胞减少、血小板减少，有时可达3级或4级，治疗前后密切监测血液学指标，对轻、中度肾功能不全或轻度肝功能不全的患者不需调整剂量，对严重肝、肾功能不全的患者需要谨慎应用；在奥沙利铂治疗的患者中已有横纹肌溶解事件报告，包括致死结果。如果出现肌肉疼痛和肿胀，同时伴随无力、发热或尿液颜色变暗，应停止奥沙利铂治疗。如果确诊横纹肌溶解症，应采取适当的措施。建议谨慎将诱发横纹肌溶解症的药物与奥沙利铂合并使用。

47.C　解析：根据《NCCN临床实践指南：结肠癌》（2023.V2），奥沙利铂第一天推荐剂量85mg/m²，亚叶酸钙400mg/m²，5-FU 400mg/m²，1200mg/（m²·d）×

2天（共2400mg/m²，超过46~48小时）连续输注，每2周重复1次；根据《NCCN临床实践指南：食道癌和胃食管交界处癌》（2023.V2），推荐奥沙利铂用于术前放化疗、围手术期化疗、局部放化疗，一线治疗（推荐等级1级）；奥沙利铂和5-氟尿嘧啶联合应用发生胃肠道毒性的可能性更大；根据《NCCN临床实践指南：肝胆癌》（2022.V5），推荐5-氟尿嘧啶/卡培他滨+奥沙利铂或吉西他滨+奥沙利铂（推荐等级2B）用于新辅助治疗；推荐5-氟尿嘧啶/卡培他滨+奥沙利铂用于辅助治疗。

48.A **解析**：超说明书用药通常考虑在标准剂量下未能有效控制肿瘤生长的情况下，尝试使用药物。艾立布林是一种常用于治疗非小细胞肺癌的靶向药物，但在一些情况下，标准剂量的使用可能无法达到预期的治疗效果。因此，对于那些在标准剂量下肿瘤仍然持续增长的患者，医生可能会考虑尝试使用艾立布林进行超说明书用药，以探索更高剂量或其他治疗方案。

49.C **解析**：美国FDA批准甲磺酸艾立布林用于既往接受过含蒽环类药物治疗的不可切除或转移性脂肪肉瘤，推荐剂量为1.4mg/m²，第1天和第8天静脉注射2~5分钟，21天为一周期。

50.D **解析**：NMPA已批准奥拉帕利用于携带胚系或体细胞BRCA突变的（gBRCAm或sBRCAm）晚期上皮性卵巢癌、输卵管癌或原发性腹膜癌初治成人患者在一线含铂化疗达到完全缓解或部分缓解后的维持治疗，以及用于铂敏感的复发性上皮性卵巢癌、输卵管癌或原发性腹膜癌成人患者在含铂化疗达到完全缓解或部分缓解后的维持治疗；美国FDA已批准奥拉帕利用于既往接受过新辅助或辅助化疗、携带致病性或可能致病性胚系BRCA突变（gBRCAm）HER2阴性高危早期乳腺癌患者的辅助治疗，以及用于有害或疑似有害胚系BRCA突变（gBRCAm）转移性胰腺癌成年患者的一线维持治疗，属于超说明书用药。

二、多选题

1.AC **解析**：未对双眼同时给予地塞米松玻璃体植入剂的安全性和有效性进行研究。因此不推荐双眼同时给药。地塞米松玻璃体植入剂仅限玻璃体内使用。

2.AB **解析**：美国FDA批准丝裂霉素眼用溶液［Mitosol（R）溶液］用作青光眼手术辅助手段和雷珠单抗用于治疗糖尿病性视网膜病变，有较充分证据支持超说明书用药。C选项为说明书适应证用药，D选项为非适应证用药。

3.ABCD　解析：2010年发布的《药品未注册用法专家共识》提出我国超药品说明书用药应具备的条件：①在影响患者生活质量或危及生命的情况下，无合理的可替代药品；②用药目的不是试验研究；③有合理的医学实践证据；④医院药事管理与药物治疗学委员会及伦理委员会批准；⑤保护患者知情权。

4.ABC　解析：超说明书用具体包括超剂量、超给药途经、超适应证、超给药人群四种类型。

5.ABC　解析：阿替普酶（重组人组织型纤维蛋白溶酶原激活剂）是一种糖蛋白，可直接激活纤溶酶原转化为纤溶酶。当静脉给予时，本品在循环系统中表现出相对非活性状态。一旦与纤维蛋白结合后，本品被激活，诱导纤溶酶原转化为纤溶酶，导致纤维蛋白降解，血块溶解。

6.ABC　解析：丁苯酞可增加侧支循环的开放，改善脑血管微循环，减少患者体内花生四烯酸的含量，提高脑缺血缺氧后线粒体Na^+,K^+-ATP酶及过氧化物歧化酶的活性，维持线粒体膜电位及防止活性氧产生等，阻断过氧化物酶的激活，防止脂质过氧化，减少胞内钙离子的浓度降低，减少caspase-3的激活，抑制神经元的凋亡及自由基产生，保护线粒体功能。

7.ABC　解析：广东省药学会《超药品说明书用药目录》（2023年版）中二甲双胍超适应证用法为多囊卵巢综合征、糖尿病预防、妊娠期糖尿病（胰岛素抵抗重、胰岛素剂量大患者）。

8.ABC　解析：广东省药学会《超药品说明书用药目录》（2023年版）中低分子肝素注射剂可用于产科抗磷脂综合征。

9.ABCD　解析：广东省药学会《超药品说明书用药目录》（2023年版）中舍曲林超适应证用法为创作后应激障碍、经前焦虑症、社交恐惧症、早泄。

10.ABC　解析：国内说明书批准他莫昔芬片用于治疗女性复发转移乳腺癌、用作乳腺癌手术后转移的辅助治疗，预防复发。广东省药学会《超药品说明书用药目录》（2023年版）中他莫昔芬超适应证用法用于少精引起的不育症。

三、案例题

1.案例

【处方分析】鼻用糖皮质激素类药物是过敏性鼻炎的一线治疗药物之一，

过敏性鼻炎患者的所有鼻部症状包括喷嚏、流涕、鼻痒和鼻塞均有显著改善作用。地塞米松为全身用糖皮质激素类药物，局部用药滴鼻不适宜。地塞米松磷酸钠注射液用于滴耳属于超说明书用药。本处方为给药途径不适宜处方，建议换用糖皮质激素类药物的鼻用制剂。

2. 案例

【处方分析】鼻用糖皮质激素可减轻鼻黏膜炎症，美国FDA已批准糠酸莫米松鼻喷雾剂用于慢性鼻窦炎伴有鼻息肉、鼻息肉。桉柠蒎肠溶软胶囊可稀化鼻腔和鼻窦分泌物，促进黏液排出；外用0.9%氯化钠溶液冲洗鼻腔内分泌物、致病菌，清洁鼻腔；克拉霉素适用于敏感菌所致感染，可用于慢性鼻窦炎的治疗。

3. 案例

【处方分析】吡咯替尼推荐剂量为400mg，每日1次，餐后30分钟内口服，每天同一时间服药。连续服用，每21天为一个周期。如果患者漏服了某一天的吡咯替尼，不需要补服，下一次按计划服药即可。治疗过程中如患者出现不良反应，可通过暂停给药、降低剂量或者停止给药进行管理。治疗用药应该持续直到疾病进展或出现不能耐受的毒性反应。

4. 案例

【处方分析】培唑帕尼推荐剂量为800mg，每日1次，如果漏服剂量，且距下次剂量的服用时间不足12小时，则不应补服。培唑帕尼不应与食物同时服用，餐前至少1小时或餐后2小时服用本品。培唑帕尼薄膜衣片应整片用水吞服，请勿掰开或嚼碎。剂量调整应根据个体耐受情况，按200mg的幅度逐步递增或递减，以控制不良反应，培唑帕尼的剂量不应超过800mg。

5. 案例

【处方分析】普瑞巴林胶囊用于糖尿病周围神经病变—神经病理性疼痛。美金刚片第1周剂量为5mg/d。第2周10mg/d，第3周15mg/d。第4周开始以后服用推荐的维持剂量20mg/d。多奈哌齐应于晚上睡前口服5mg/d的剂量应至少维持1个月，以评价早期的临床反应，及达到盐酸多奈哌齐稳态血药浓度。5mg/d治疗1个月，并做出临床评估后，可以将盐酸多奈哌齐的剂量增加到1日1次，1次10mg。

6. 案例

【处方分析】第1天一次性服用加巴喷丁300mg；第2天服用600mg，分

2次服完；第3天服用900mg，分3次服完。随后，根据缓解疼痛的需要，可逐渐增加剂量至每天1800mg，分3次服用。利多卡因凝胶贴膏于疼痛部位贴1~3贴，最长12小时。鼠神经生长因子粉针剂鼠神经生长因子粉针剂。

7.案例

【处方分析】推荐对存在子痫前期复发风险如存在子痫前期史（尤其是较早发生子痫前期史或重度子痫前期史），有胎盘疾病史如胎儿生长受限、胎盘早剥病史，存在肾脏疾病及高凝状况等子痫前期高危因素者，可以在妊娠早中期（妊娠12~16周）开始服用小剂量阿司匹林（50~100mg），可维持到孕28周。

8.案例

【处方分析】根据美国FDA批准的适应证，硝苯地平缓释片可用于妊娠期高血压。需注意的是，对于妊娠患者，当血压≥180/110mmHg时，需要静脉降压治疗，以尽快改善临床症状，但是降压速度也不宜过快，以免脑血管灌注不足。

9.案例

【处方分析】广东省药学会《超药品说明书用药目录》（2023年版）中他莫昔芬可用于少精引起的不育症。

10.案例

【处方分析】该患者为糖尿病肾病（尿毒症期），不宜使用氢氯噻嗪，氢氯噻嗪可对代谢产生不利影响，如血糖、血尿酸、血脂等，如需使用利尿药，建议选用对代谢影响较小的袢利尿剂呋塞米20mg，口服，每日2次。氯沙坦钾可控制高血压，减少蛋白尿，保护肾功能，可用于高血压治疗，也可超适应证用药用于糖尿病肾病的治疗。呋塞米有明显排钾作用，螺内酯为保钾利尿剂，氯沙坦钾可引起高血钾，使用时应注意血钾情况。

习题三参考答案

一、单选题

1.D **解析：**肝功能受损会使依维莫司暴露量增加。轻度肝功能受损：推荐剂量为7.5mg/d；中度肝功能受损：推荐剂量是5mg/d；重度肝功能受损：如果预期的获益高于风险，可以采用一次2.5mg/d，但不得超过这一剂量。治疗过程中，如果患者的肝功能状态发生变化，应调整剂量。

2.A **解析：**紫杉醇和顺铂联用时，顺铂会延缓紫杉醇的排泄，加重不良反应，联用时须先给予紫杉醇。

3.A **解析：**美国FDA已批准依维莫司分散剂用于患有结节性硬化症（TSC）相关部分性癫痫的2岁及以上儿童和成人患者的辅助治疗，一般用量为每天$5mg/m^2$，调整剂量以达到谷浓度5～15ng/ml。

4.C **解析：**美国FDA批准联合吉西他滨用于成人胰腺转移性腺癌的一线治疗，推荐剂量为$125mg/m^2$，在每28天周期的第1、8和15天静脉滴注30～40分钟；在使用紫杉醇（白蛋白结合型）后每个28天周期的第1、8和15天使用吉西他滨。

5.B **解析：**紫杉醇脂质体只能用5%葡萄糖注射液溶解和稀释，不可用生理盐水或其他溶液溶解、稀释，以免发生脂质体聚集。

6.B **解析：**戈舍瑞林（10.8mg）用于可用激素治疗的前列腺癌，而戈舍瑞林（3.6mg）除了前列腺癌外，还可用于绝经前及围绝经期的乳腺癌及用于子宫内膜异位症的治疗。卵巢癌不属于戈舍瑞林的适应证。

7.D **解析：**紫杉醇（白蛋白结合型）按要求配制的悬浮液从药瓶中转移到输液袋后应立即使用。在室温（20～25℃）和室内光照条件下输液袋中悬浮液可保存8小时。

8.C **解析：**伊立替康特异性地作用于拓扑异构酶Ⅰ。拓扑异构酶Ⅰ通过可逆地断裂DNA单链使DNA双链解旋。伊立替康和它的活性代谢产物SN-38结合到拓扑异构酶Ⅰ-DNA复合物上，阻止断裂的单链再连接，破坏DNA双链结构产生细胞毒性作用。

9.C **解析：**伊立替康胃肠道不良反应主要是腹泻、恶心、呕吐、中性粒细胞减少、白细胞减少、贫血和胆碱能综合征等。

10.A　**解析：** 戈舍瑞林仅用于成人。

11.C　**解析：** 胰岛素属于内源性物质，哺乳期妇女可以使用。

12.C　**解析：** α受体阻断剂不作为高血压治疗的首选药，适用于高血压伴前列腺增生患者，也用于难以治疗高血压患者的治疗。

13.A　**解析：** 苯二氮䓬类（地西泮、三唑仑、劳拉西泮）对急性期焦虑患者可考虑使用，一般治疗时间不超过2～3周。

14.A　**解析：** 甲氨蝶呤常见的不良反应有恶心、口炎、腹泻、脱水、皮疹，少数出现骨髓抑制、听力损害和间质性肺炎。

15.B　**解析：** 氯硝柳胺可用于治疗绦虫感染。

16.C　**解析：** 口服骨化三醇的常用剂量是一次0.25 μg，一日2次。

17.C　**解析：** 合并严重肝功能不全，宜选用的糖皮质激素是泼尼松龙。

18.B　**解析：** 柔红霉素和多柔比星存在交叉耐药性。

19.B　**解析：** 治疗难辨状芽孢杆菌引起的假膜性肠炎，宜选择的药物是万古霉素。

20.A　**解析：** 使用奥沙利铂后最需要关注的典型的不良反应是神经毒性。

21.B　**解析：** 选择性5-HT再摄取抑制剂中曲舍林口服吸收缓慢，故答案选B。其他药物西酞普兰、帕罗西汀、氟西汀口服吸收均良好。

22.A　**解析：** 西酞普兰为选择性5-羟色胺再摄取抑制剂，主要通过选择性抑制5-羟色胺再摄取，增加突触间隙5-羟色胺浓度，从而增强5-羟色胺能神经功能，发挥抗抑郁作用。

23.B　**解析：** 卡马西平是苯二氮䓬类抗癫痫药物，氯氮平、奥氮平是二苯并氮䓬类抗精神病药物。

24.D　**解析：** 5-羟色胺及去甲肾上腺素再摄取抑制剂主要通过抑制5-羟色胺及去甲肾上腺素的再摄取，增强中枢5-羟色胺能及去甲肾上腺素能神经功能而发挥抗抑郁作用，用于治疗难治性抑郁症且疗效明显，主要代表药物有文拉法辛和度洛西汀。

25.C　**解析：** 氟西汀为强效选择性5-HT再摄取抑制药，比抑制NA再摄取作用强200倍。

26.D　**解析：** 阿立哌唑属于5-HT-DA系统稳定剂，临床可用于治疗精神分裂症。

27.B **解析**：硫利达嗪和氯丙嗪为第一代抗精神病药，用药后容易出现锥体外系反应；阿立哌唑属于第二代抗精神病药，较少引起锥体外系反应；米丙嗪属于三环类抗抑郁药，无锥体外系反应。

28.C **解析**：奥氮平属于第二代抗精神病药，与第一代抗精神病药相比，其具有较高的5-HT受体阻断作用，对中脑边缘系统的作用比对纹状体系统更具有选择性，较少发生锥体外系反应。第一代抗精神病药包括氯丙嗪、利必舒、氯哌噻吨。

29.C **解析**：曲舍林用于治疗抑郁症相关症状，包括伴随焦虑、有或无躁狂史的抑郁症。

30.D **解析**：氟西汀需停药5周后才能更换单胺氧化酶抑制剂，其他5-HT再摄取抑制剂需2周。单胺氧化酶抑制剂在停用2周后才能换用5-HT再摄取抑制剂。

31.B **解析**：用于抑制宫缩的前列腺素抑制剂吲哚美辛，主要用于妊娠32周前的早产，起始剂量为50~100mg经阴道或直肠给药，也可口服，然后每6小时给25mg，可维持48小时。

32.D **解析**：黄体酮凝胶用于先兆流产（黄体功能不全）、复发性流产（黄体功能不全）90mg/d，1天1次，用5天。

33.B **解析**：甲羟孕酮用于女孩性早熟，每日口服剂量10~30mg，出现疗效后减量维持。

34.C **解析**：来曲唑片能用于诱发排卵-多囊卵巢综合征。治疗从月经第2~5天开始连续用药，2.5mg/d持续5天。监测无排卵则每周期剂量增加2.5mg，最高可增加至5.0~7.5mg/d。

35.C **解析**：对于孕28周内胎死宫内、胎儿畸形且有子宫瘢痕的孕妇，可给予（200~400）μg/（6~12）h剂量的米索前列醇引产，并不增加并发症的发生率。但尚需进一步研究来评价其疗效、安全性、最佳给药途径及剂量。

36.B **解析**：中华医学会妇产科学分会妊娠期高血压疾病学组，《妊娠期高血压疾病诊治指南》（2020）。常用的降压药物有肾上腺素能受体阻断剂、钙离子通道阻滞剂及中枢性肾上腺素能神经阻滞剂等类药物。常用的口服降压药物有拉贝洛尔、硝苯地平或硝苯地平缓释片等。片剂口服方法为5~10mg，3~4次/日，24小时总量不超过60mg。缓释片30mg口服，1~2次/日。

37.A **解析**：硝苯地平缓释片能用于20周后的妊娠期高血压。

38.D　**解析**：舍曲林能延迟射精从而治疗早泄，射精延迟可能出现在用药几天后，但通常须给药1～22周才能起效，因为受体脱敏需要时间。

39.A　**解析**：内分泌治疗可优化伴睾酮水平低的少弱精子症患者睾丸内睾酮水平。首选药物为合成的抗雌激素药物克罗米芬和他莫昔芬。他莫昔芬用于治疗少精引起的不育症，用法用量为10mg，qd或bid，口服。

40.C　**解析**：推荐 α 肾上腺素能受体阻断剂用于大于5mm的输尿管结石（强推荐）。有证据表明，α 受体阻断剂联合URS能改善结石的通过，可使一些输尿管远端小结石（小于10mm）和输尿管近端结石（10～20mm）的患者疼痛减轻。

41.D　**解析**：注射用两性霉素B须先以灭菌注射用水溶解，再用5%葡萄糖注射液稀释，不可使用其他种类溶媒，以免产生沉淀。

42.C　**解析**：吗啡可用于镇痛、心源性哮喘、止泻等。对心源性哮喘患者，吗啡的镇静作用可减轻患者的烦躁恐惧、对呼吸中枢的抑制作用可减慢呼吸，减轻心脏负担。对急性心肌梗死患者，不仅止痛，还可减轻焦虑情绪何心脏负担。而由于呼吸抑制作用，禁用于肺源性心脏病。

43.C　**解析**：阿司匹林、吲哚美辛、布洛芬的解热、镇痛、抗炎作用都比较强；而对乙酰氨基酚解热镇痛作用强，抗炎作用弱。

44.D　**解析**：阿昔洛韦主要经肾脏代谢，肾功能不全者需要适当减量使用。

45.D　**解析**：微弱致吐性化疗药所引起恶心与呕吐可不需治疗，必须时每天于化疗前应用5-HT$_3$受体阻断剂，化疗后不需应用。

46.A　**解析**：青霉素、头孢菌素一旦发生严重过敏反应，需应用肾上腺素、糖皮质激素、抗过敏药、吸氧或其他紧急措施进行救治。

47.B　**解析**：抗酸剂中的碳酸氢钠与碳酸钙服用后易出现呃逆、腹胀和嗳气，甚至引起反跳性胃酸分泌增加。

48.B　**解析**：异烟肼拮抗维生素B$_6$，二甲双胍减少维生素B$_{12}$的吸收，广谱抗菌药物减少维生素K合成。

49.A　**解析**：使用奥沙利铂后最需要关注的典型不良反应为神经毒性。

50.A　**解析**：BMI 26.5kg/m^{2}属于超重，二甲双胍主要用于肥胖的2型糖尿病患者。

二、多选题

1.ABCD　**解析：** 在一些接受血管紧张素转换酶抑制剂（包括卡托普利）治疗的患者中观察到血清钾升高。

2.ABCD　**解析：** 他克莫司的治疗窗较窄，药动学个体差异大，给予同样剂量的他克莫司会出现不同的血药浓度，因此他克莫司血药浓度的监测是十分必要的。他克莫司的治疗窗较窄，药动学个体差异大，给予同样剂量的他克莫司会出现不同的血药浓度，因此他克莫司血药浓度的监测是十分必要的。他克莫司空腹时经胃肠道吸收，空腹时吸收速率和程度最大，高脂食物降低其生物利用度，但胆汁不会影响其吸收；用药 1～3 小时血药浓度达峰值。生物利用度：成人 32%，儿童 55%，平均口服生物利用度 20%～25%。他克莫司在血液中与红细胞高度结合，全血/血浆浓度分布比 20：1。在血浆中，98.8% 与血浆蛋白结合（主要是血清白蛋白和 α_1–酸糖蛋白）。低血细胞比容和低蛋白水平导致游离药物增加，使药物清除率升高。

3.ABC　**解析：** 天然的雌激素激动药有雌酮、雌二醇、雌三醇。

4.ABD　**解析：** 艾塞那肽、利拉鲁肽、阿格列汀均有胰腺炎的不良反应报告。

5.ABC　**解析：** 主要成分 IgG 含有针对各种正常人群易感病原微生物的调理性和中和性抗体。

6.ABCD　**解析：** 糖皮质激素的"三抗一抑"包括抗炎、抗过敏、抗休克和免疫抑制作用。

7.ABD　**解析：** 利妥昔单抗是一种人鼠嵌合性单克隆抗体，能特异性地与跨膜抗原 CD20 结合。CD20 抗原位于前 B 和成熟 B 淋巴细胞表面，利妥昔单抗与 B 细胞上的 CD20 抗原结合后，启动免疫反应介导 B 细胞溶解。B 细胞溶解的机制可能包括：补体依赖的细胞毒作用（CDC），抗体依赖的细胞介导的细胞毒作用（ADCC）。

8.ABCD　**解析：** 阿片受体激动剂，有强大的镇痛作用，同时也有明显的镇静作用，并有镇咳作用（因其可致成瘾而不用于临床）。对呼吸中枢有抑制作用，使其对二氧化碳张力的反应性降低，过量可致呼吸衰竭而死亡。本品兴奋平滑肌，增强肠道平滑肌张力引起便秘，并使胆道、输尿管、支气管平滑肌张力增加。可使外周血管扩张，尚有缩瞳、镇吐等作用（因其可致成瘾而不用于临床）。

9.ABC　**解析**：ACEI阻断肾素–血管紧张素–醛固酮系统（RAAS），减少醛固酮的生成。

10.BCD　**解析**：糖皮质激素在眼部抗感染制剂中的作用，具有抗菌、抗炎、加速感染治愈过程的优点，但有诱发真菌或病毒感染、延缓创伤愈合、升高眼压等风险。

三、案例题

1.案例

【**处方分析**】在无禁忌证情况下，有蛋白尿的高血压合并肾功能不全的患者应首选ACEI或ARB作为抗高血压药，福辛普利为抗高血压药，同时具有减少蛋白尿和延缓肾脏病进展的作用，选药合理。美托洛尔为选择性 β₁ 受体阻断剂，可减少肾血流灌注，对肾性高血压的控制不利，遴选药品不适宜。建议改为CCB或 α 受体阻断剂等。

2.案例

【**处方分析**】沙格列汀超适应证用药。NMPA药品说明书指出该药用于2型糖尿病的单药及与盐酸二甲双胍或胰岛素的联合治疗。但美国FDA和欧盟EMA均已批准沙格列汀用于成人2型糖尿病单药或联合用药的治疗（批准与磺脲类、噻唑烷二酮类、SGLT-2抑制剂联用）。在国内指南里也提出了相关论据。故具有较充分的证据支持超说明书用药，建议做好患者知情告知。

3.案例

【**处方分析**】超适应症用药。1型糖尿病的发病机制是体内胰岛素绝对不足，必须使用胰岛素治疗才能缓解病症。而二甲双胍及格列吡嗪均用于2型糖尿病，不宜使用。故建议更改治疗方案。

4.案例

【**处方分析**】骨化三醇与阿法骨化醇重复用药，建议根据年龄和肝肾功能选择其中之一；左甲状腺素钠用法不正确，要1天晨起顿服，可增加疗效。

5.案例

【**处方分析**】患者诊断为婴幼儿血管瘤，普萘洛尔为非选择性竞争抑制肾上腺素 β 受体阻断剂。阻断心脏上的 β₁、β₂受体，拮抗交感神经兴奋和儿茶酚胺作用，降低心脏的收缩力与收缩速度，同时抑制血管平滑肌收缩。药物的膜稳定作用及抑制血小板膜Ca^{2+}转运有关，有明显的抗血小板聚集作用。

同时需注意支气管哮喘患者禁用。

6.案例

【处方分析】Prader-Willi综合征（PWS，OMIM 176270）又称肌张力低下–智能障碍–性腺发育滞后–肥胖综合征、普拉德–威利综合征。患者诊断为Prader-Willi综合征，重组人生长激素注射液具有与人体内源生长激素同等的作用，刺激骨骺端软骨细胞分化、增殖，刺激软骨基质细胞增长，刺激成骨细胞分化、增殖，引起线形生长加速及骨骼变宽。美国FDA批准重组人生长激素注射液用于Prader-Willi综合征。

7.案例

【处方分析】本品在体外无抗癌活性，进入体内被肝脏或肿瘤内存在的磷酰胺酶或磷酸酶水解，变为活化作用型的磷酰胺氮芥而起作用。其作用机制为与DNA发生交叉联结，抑制DNA的合成，也可干扰RNA的功能，属细胞周期非特异性药物。本品抗瘤谱广，对多种肿瘤有抑制作用。《NCCN临床实践指南：急性淋巴细胞白血病》（2021.V4）指出，异环磷酰胺可用于儿童急性淋巴细胞白血病。

8.案例

【处方分析】患者术后出现持续疼痛，纳布啡是一种强效镇痛剂，以质量单位计，盐酸纳布啡的镇痛效果与吗啡基本相当。受体研究显示，纳布啡能与μ、κ和δ受体结合，而不与σ受体结合，纳布啡为κ受体激动剂/μ受体部分阻断型镇痛药。美国FDA批准纳布啡用于术前、术后镇痛，中华医学会外科学分会，《加速康复外科中国专家共识及路径管理指南》说明纳布啡适用于术后镇痛。

9.案例

【处方分析】本品适用于非霍奇金淋巴瘤、复发或化疗耐药的滤泡性淋巴瘤和慢性淋巴细胞白血病的治疗。《EULAR（2019）指南》指出在器官威胁性疾病难治性或对标准免疫抑制剂不耐受/有禁忌证时，可考虑利妥昔单抗。

10.案例

【处方分析】中华医学会妇产科学分会产科学组，《早产临床诊断与治疗指南》（2014），用于关节炎，可缓解疼痛和肿胀；软组织损伤和炎症；解热；其他：用于治疗偏头痛、痛经、手术后痛、创伤后痛等。《昆士兰临床指南：用于早产临产和分娩》（2020），用于抑制宫缩的前列腺素抑制剂吲哚美辛，主要用于妊娠32周前的早产。